땀방울로 꽃피운
해외 건설 이야기

사막에서
정글까지

신현호 지음

지식공감

사막에서 정글까지

땀방울로 꽃피운
해외 건설 이야기

추천사

친구가 책 한 권 분량의 육필 원고를 보내왔다. 해외 토목 건설 현장에서 젊음을 보낸 자신의 이야기를 쓴 글이라 했다. 나에게 읽어 볼 기회를 준 것에 고마운 마음과 기쁨을 갖고 읽기 시작했다. 아마도 내가 학생 시절부터 소소한 문필쟁이로 살아온 터라 내게 보여주려 했나 보다.

나는 먼저 본문을 읽기 전에 글쓴이의 의도를 알고 싶었다. 책머리에 저자의 말이 실려 있었다. 짤막하지만 이 글을 쓴 이유가 분명하였다. 그것이 마음에 들었다.

나는 가벼운 마음으로 글을 읽어 내려가기 시작했다.

이야기는 1978년 중동 사우디아라비아로 파견 나가는 때로부터 시작되고 있었는데, 중동 건설 이야기에 무슨 할 말이 많다고 이렇게 긴 글을 썼나 싶은 생각이 들었다. 그러나 한 번 글을 읽기 시작하자 나도 모르게 일사천리로 읽어 내려갔다. 이런 종류의 책은 틀림없이 지루하리라고 단정했던 것이 너무나 커다란 착각이었다는 것을 알았다. 나로서는 내 평생 처음으로 접해보는 건설 현장의 일들을, 흔한 말로 흥미진진하게 두근대는 가슴을 안고 단숨에 읽어내려갔다.

친구는 글솜씨는 없지만, 그것이 오히려 이 책에서는 글맛을 더해주고 있었다. 다시 말해 글과 표현과 마음이 하나가 되어 맛을 내고 있었다. 기교나 세련미가 전혀 없는 어색하고 서툰 것이 오히려 그의 진솔한 마음을 더 잘 표현해내고 있었다.

나는 그의 날것 냄새가 나는 표현이 마음에 들었다. 그것은 마치 들판에 저 혼자 피어 이슬을 머금고 있는 싱싱한 야생풀 같은 향기를 뿜어내고 있었다.

앞에서 말한 대로 중동 건설 현장에 무슨 할 이야기가 있을까 싶었는데 이 책을 읽다 보면 참으로 다양한 토목 공사, 해양 건설 공사 이야기가 있고, 같은 한국인끼리의 갈등, 외국인들과의 관계, 그 나라의 다양한 지형과 동물들의 이야기 등을 비롯하여 수도 없이 쏟아져 나오는 다양한 이야기에 놀라움을 금할 수가 없었다. 어느 책이 이렇게 이야기를 사방팔방으로 쏟아 낼 수 있단 말인가. 한 이야기가 끝나면 그 뒤를 이어 연속적으로 펼쳐지는 이야기보따리는 마치 마르지 않는 샘에서 한정 없이 뿜어져 나오는 샘물과도 같았다.

물론 이야기의 주류는 토목과 건설이지만, 독자가 그 분야에 전혀 문외한일지라도 전혀 걸림돌이 되지 않는 이야기들로 가득 차 있어서 그대로 술술 읽어 내려갈 수 있었다. 만일 그런 부분이 걸린다면 그대로 건너뛰어도 무방할 것이다.

　나는 이 책을 읽으면서 크게 세 가지를 느꼈다.

　첫째, 재미있다는 것이다. 사실 솔직히 말한다면 이 책은 재미있게 쓴 소설보다 더 재미있다. 책을 펼쳐 서너 페이지만 읽어 내려가 보시라. 당신은 나보다 더 이 책의 재미에 빠져들 것이다.

　둘째, 이야깃거리가 매우 많다는 것이다. 이렇게 다양한 이야기를 풍부하게 한 권에 모은 책을 만나기는 쉽지 않을 것이다. 책을 읽어 내려가다 보면 동물의 왕국으로도 들어가고, 인간 요지경 속으로도 빠지고, 자연과 인간의 협력도 보게 될 것이다.

　셋째, 저자에 대해 생각하게 된다. 책을 다 읽은 뒤에 느끼는 첫 감정은 책 자체보다는 이 글을 쓴 저자의 인격과 그가 사람을 바라보는 따뜻한 시선과 관계, 그리고 자신이 세운 계획에는 한 치의 오차도 없이 완성하려고 애쓰는 모습, 일을 밀고 나가는 추진력에 저절로 고개가 끄덕여졌다.

　우리는 이 책을 통하여 우리들의 삶 속에서 만나지 못했던 새로운 사람을 만나게 된다. 그 사람이 나에게 감동으로 다가올수록 그는 그 순간 나의 친구가 된다. 책으로 만나는 진정한 친구가 된다.

　내가 이 책을 다 읽었을 때는 늦은 오후였다. 책을 읽은 오늘 하루를 가장 보람차게 보냈다는 생각이 들었다. 좋은 책을 만난 즐거움으로 이 책을 여러분 모두에게 추천한다.

2020년 10월
미국 LA 내 작은 필방에서
작가의 오랜 친구 이성균

PROLOGUE

　먼저 이 글을 쓸 수 있도록 동기를 부여해 준 친구들에게 감사의 마음을 전한다. 지금 나는 친구들에게 여행 중 그림엽서를 쓰는 느낌과 심정으로 펜을 들었다.

　현재 나는 이미 퇴직하였고, 건강도 썩 좋지 않은 상태라 오랜 시간 책상 앞에 앉아 있기가 힘들다. 그러나 일단 쓰기 시작하고 보니 그 당시 함께 일했던 선후배와 동료들이 너무나 선명하게 기억 속에 떠올라 처음부터 끝까지 기쁜 마음으로 써 내려갔다. 글을 써 내려가는 도중, 근로자 신분으로 멀고 먼 나라까지 와서 열심히 일한 그분들의 노고가 새삼 가슴에 사무쳐와 무엇보다 먼저 그들 모두에게 경의와 찬사를 보낸다.

　나는 1978년에서 1980년 사이에 동아건설 소속으로 사우디아라비아 고속도로 현장에 현장 토목 기사로 다녀온 바 있다. 그 후 1983부터 1991년까지는 인도네시아, 브루나이 등 동남아에서 항만과 발전소, 화학 플랜트 건설 현장에 근무한 바 있다. 이어서 2010년에서 2012년까지 인도네시아 포스코(POSCO) 제철소프로젝트 현장을 끝으로 은퇴했다.

우리 근로자들은 돈을 벌기 위해 사랑하는 처자식과 헤어져 섭씨 50도가 넘나드는 열탕 같은 이국의 '사막'과 '정글'로 달려갔다. 그 당시 모든 처지가 내 나라와는 판이해 이루 말할 수 없을 정도로 힘들었던 고난의 행군이었다. 하지만, 그 건설 현장에 있던 우리는 힘들었던 모든 일을 고생으로 느낄 여유조차 없었다. 솔직히 말해서 개인적으로는 돈을 벌기 위해 간 것이지만 국가적으로는 GNP 10% 정도의 오일 달러를 몰고 와 국가 발전에 크게 이바지한 결과가 되었다. 이 장한 일꾼들의 이야기를 지금의 젊은이들에게 전해주고 싶은 마음이다.

오늘날의 국부는 누가 가져다준 것이 아니다. 서독 광부와 간호사들의 엄청난 노고와 월남 전투병들의 피 흘림, 더불어 눈물과 비지땀을 흘린 우리 같은 건설 역군이 있었기에 가능한 일이었다. 나도 그들과 함께 피땀 흘려 조국 발전에 작은 주춧돌을 보태었음에 조금이나마 긍지와 보람을 가져 본다.

주위를 살펴보아도 지금까지 중동 근로 현장과 해외 건설 현장을 주제로 한 어떤 책자도 발간된 것이 없는 것 같다. 그러니 더더욱 해외 건설과 내가 겪은 현장에 대한 생생한 이야기와 경험을 기록으로 남겨야 하지 않을까 하는 생각이 들었다.

현장 기술자로만 일했던 나로서는 글을 써 본 경험도 없기에 길고 긴 여러 사건을 글로 엮어나가기란 결코 쉽지 않았다. 하지만 주변 친구들의 권유로 용기를 얻어 일단 시작하니 내 머릿속의 수많은 기억이 실타래 풀리듯 쏟아져 나와 거침없이 써 내려갈 수 있었다. 창작이 아닌, 내 가슴에 깊이 각인된 소중한 경험이기에 이처럼 폭포처럼 터져 나오지 않았나 싶다.

 혹시 이 글의 독자 중에는 그 당시 해외 건설 경험을 같이한 분들도 있을 것이다. 그분들께는 추억의 이야기가 될 것이고, 후배 토목 기술자께는 그때 선배들이 그런 열악한 환경 속에서 언어 장벽, 국내와는 판이한 시공 환경을 극복하면서 악전고투한 결과 지금의 한국 건설 기술이 세계적인 수준까지 오게 되었음을 알게 될 것이다. 또한 이제라도 중동 지역이나 동남아에 진출하는 분, 또는 이미 그곳에 가 계신 분들 모두에게 부족하나마 생활의 지침이 될 수 있었으면 하는 마음이다.

 덧붙여 중동에서 삶의 상당 시간을 보낸 나로서 이슬람교를 바라보는 우리의 다문화적 관용과 배려가 필요함을 당부한다. 이해가 부족한 사람들의 시선에는 다소 못마땅할 수도 있다. 하지만, 이슬람인들은 그들만의 종교를 믿으며, 그들의 땅에서 이천 년을 살아온 사람들이라는 것을 인정하고 존중해주어야 마땅하다.

끝으로 이 글을 읽으시는 모든 독자에게 감사의 인사를 드린다. 무엇
보다 미국에 살면서 바쁜 시간을 쪼개어 이 글을 읽고 많은 시간과 노력
을 들여 가꾸고 다듬어준 아주 오래된 친구, 재미 시인 이성균 선생에게
감사의 마음을 전한다.

2020년 여름 가을 겨울,
코로나19 팬데믹 대환란기에 수락산 자락에서
글쓴이 신현호

목차

제2장
자바의 서쪽

제3장
칼리만탄의 동쪽
(KALITIM3 암모니아, 우레아 비료 공장)

제1장

/

사막의 추억

중동 사우디아라비아
고속도로 건설 현장

열사(熱沙)의
나라로

/

출발 준비

지금이야 누구든 신청만 하면 받을 수 있는 게 여권이지만, 내가 여권을 받을 시절(1978)만 해도 우리나라에는 복수 여권과 단수 여권이란 것이 있었다. 복수 여권은 아주 특별한 사람들에게만 주어졌고, 단수 여권은 한 번만 해외에 갔다 오면 사용이 중지되는 '일회용 여권'이었다. 나는 중동(사우디아라비아) 파견 근무 목적으로 단수 여권을 받았다.

1978년 1월, 나는 토목 전공 대학 졸업 예정자로 동아건설에 입사했다. 28세에 대졸자로서 대기업에 입사한 토목직 사원(회사 내에서 기술직의 호칭은 '기사'라고 불림)이 된 것이다. 그 당시 토목과나 건축과를 졸업하면 취업은 거의 100%였다. 중동 건설 붐 때문에 일자리가 많이 창출되었기 때문이다.

한편으로 요즘 젊은이들이 취업이 안 되어 애쓰는 걸 보면 참 안쓰럽다. 우리 세대는 전쟁의 폐허를 딛고 힘겹게 살아남은 부모 세대를 이어서 선진국을 향해 성장 발전하는 사회에 살아왔다는 생각이 든다.

내가 4학년 2학기가 되었을 때 국영 기업체(한전 수자원 공사, 주택공사,

도로공사, 토지공사 등)와 대형 건설회사, 유명 엔지니어링 업체들의 인사부 직원들이 학교를 찾아왔다. 수업이 끝나고 교수님이 교실을 나서기가 무섭게 그들이 들어섰다. 입사지원서를 나누어주면서 무조건 주소, 이름, 전화번호를 적으라고 권유했다. 그때 우리는 취업을 앞둔 졸업생으로서는 참으로 감사한 일임에도 불구하고 "흥! 또 왔어?" 하며 건방진 반응을 보이곤 했다.

이런 쉬운 조건을 모두 마다하고 공무원 고시를 지원해서 당시 3급(기좌직)으로 진출한 몇몇 친구들이 있었는데, 그 당시 공무원 급여는 일반 기업체 수준에 비해 약 1/3 수준밖에 되지 않았다. 나는 그것이 별로 마음에 안 들어 급여가 많은 건설회사를 택했다. 긴 세월이 흐른 지금에 생각하니 당시 공무원으로 진출한 친구들이 어쩌면(?) 유리한 선택을 한 게 아닌가 싶다. 당장 손에 들어오는 높은 급여가 유혹의 대상임은 틀림없었지만, 청춘과 인생을 다 소진하고 퇴직 후에는 퇴직금 몇 푼이 전부이고, 남는 것은 달랑 집 한 채와 간신히 굴러가는 자동차 한 대가 전부였다.

반면 공무원 퇴직자 친구들은 후한 연금과 각종 예우성 후대를 누리는 것을 보니 그런 노후 생활이 부럽게 보여서이다. 그럼에도 내가 또다시 청년이 되어서 다시 인생을 선택하라면 나는 망설임 없이 기업인의 길을 선택할 것이다. 왜냐하면 특히 나 같은 건설 기술자에게는 어느 분야에서도 경험해 볼 수 없는 신세계에 도전할 기회가 있었다. 그리고 국제화를 외치던 그 시대에 누구보다 가장 앞서간 것을 자랑스럽게 생각하기 때문이다.

우리 건설업계는 중동 붐에 편승하여 당시 국가 GNP의 10%가량의 몫을 맨몸과 맨주먹으로 소금 땀을 흘려가며 벌어들였다. 설계도면이나 시방서, 내역서 모두가 영어로 쓰인 것들인데, 영어 한마디도 못 하던 우리에게 별로 대단한 것 없는 사람들이 감독관이 되어서 우리를 마냥 비웃고 홀대하는 환경이었다. 이런 환경 속에서 우리는 하나씩 배우고 견디어 내며 국제 계약, 입찰 서류 등을 익혔다. 그리고 불과 몇 년 뒤 국제적으로 대단한 위상을 이끌어 올려놓은 직업군이 바로 해외 건설 역군들임을 우리는 안다.

출국하기 며칠 전, 우리는 '해외 여행자 소양 교육'을 받았다. 그 시기에 영화배우 최은희 씨가 홍콩에서 이북으로 납북된 사건이 있었다. 따라서 해외여행 시 마주칠 수 있는 이북 사람과 대사관 출입 시 태극기가 게양되어 있는가를 확인하라는 등의 주의사항이 이 교육의 주요 내용이었다. 이 교육의 이수증을 받아야 출국이 가능했다.

이윽고 출발 당일이 다가왔다. 나는 회사에서 지급한 헝겊 가방에 옷가지들과 필수 품목을 집어넣고 김포 공항으로 갔다.

공항에서의 소동

출국자의 대부분은 중기 운전원과 건설 기능공(목공, 철근공 등)이 대부분이고, 몇몇 정직원(관리직 : 자재직, 총무직, 경리직 등이고, 기술직 : 토목직, 기계직, 건축직 등)으로 구성되었다. 출국을 위한 총인원 점검을 하는데, 그 방법이 마치 신병 훈련소에 입소했을 때와 흡사하였다. 그곳에 모인 모든 사람은 너 나 할 것 없이 촌사람들이었다. 외국에 일하러 나간다고 식구, 친척, 이웃 사람까지 모두 출영 배웅을 나온지라 매우 복잡하였다.

송출부 직원들이 인원 파악에 들어갔다.

"자! 동아 사람들 이쪽으로! 횡대로 열 명 뒤로 '앉아 번호!' 하나, 둘, 셋, 18번 3결입니다. 음! 177명 맞구먼. 그 자리에 앉아서 휴식! 움직이지 말아요!"

출영 나온 식구들은 그 대열 옆에 가져온 돗자리를 깔고 "야! 아범아 일루 와. 김밥 먹어라." 이런 풍경이었다. 지금도 눈에 선하다. 출발하는 아저씨들도 그 자리에 신문지를 깔고 모두 털썩 주저앉아 담배를 피웠다. 옆으로 지나다니는 외국인 여행객들이 이해되지 않는다는 표정으로 우리 일행을 훑어보았다. 창피하다고 느꼈다. '그래도 나는 정직원인데 이렇게 근로자 아저씨들하고 똑같이 취급하다니' 하는 생각이 들었다. 하지만 송출부 직원들에게는 전체가 모두 몇 명인가 이것만이 중요한 모양이었다. 송출부 직원들이 부지런히 왔다 갔다 하면서 짐 부치고 탑승권 받아 오고 하여 개인에게 나누어 주었다.

"지금 나누어준 탑승권 잃어버리면 못 나갑니다. 여권 사이에 꼭 끼워 가지고 있다가 탑승구 들어갈 때 보여줘야 합니다. 알겠습니까?"

"네!"

복창 소리가 우렁찼다. 도착하는 지점별로 조 편성을 했다. '담맘' 지점으로 가는 우리 팀은 나를 포함해 기능원 아저씨들 20명과 토목 기사 한 분까지 나에게 여권 22개를 맡겼다.

"신 기사, 당신이 담맘행 22명 인솔자입니다. 이것은 호텔 숙박권, 이것은 식권, 기착지마다 인원 점검 잘하시고 목적지까지 잘 인솔하셔야 합니다."

나는 임무가 무겁다고 느꼈다.

비행기에 탑승하다

나는 해외여행을 한 번도 해 보지 않아 이것이 첫 여행이었다. 영어도 시원치 않은 내가 21명을 이끌고 두 번의 숙박이 있는 첫 여행을 하게 된 것이다. 당시에는 중동 가는 사람이 너무 많아서 대한항공 직항을 탈 수가 없었다. 홍콩 항공(CX), 싱가포르 항공(SQ), 일본 항공(JAL) 할 것 없이 항로만 연결되면 무조건 태워 보냈다. 우리 일행은 홍콩(1박)과 싱가포르(2박)을 거쳐 사우디아라비아 '다란' 공항까지 가는 일정이었다.

우리가 타는 비행기는 싱가포르 항공(SQ)이었다. 수없이 인원 파악을 하면서 드디어 비행기 탑승을 하였다. 우리 일행은 좌석 번호를 찾느라 아우성들이었다. 아저씨들 목소리는 왜 그렇게 큰지 승무원이 안내하려 해도 말이 통하지 않았다. 자리 배열도 몰랐다. 엄청 긴 시간을 이리저리 왔다 갔다 하면서 장터 같은 소음이 지나고서야 간신히 자리를 찾아 앉았다. 뒤늦게 어느 외국인 승객이 "여기는 내 자리입니다." 하니 "이 사람 지금 뭐라카노? 아무 데나 앉으면 되는 거 아이가? 저리로 가라!" 막무가내로 손가락질이었다. 승무원이 다가와 설명을 해 주었다. 여기는 이 사람의 자리라고 했지만 우리 아저씨들이 알아들을 리가 없었다.

이 항공사(SQ)의 여승무원들은 말레이계이거나 중국계의 늘씬한 미녀들이 많았는데 영어를 똑 부러지게 잘 구사하고 있었다. 내가 옆에서 들어보니 이 승무원들도 슬슬 화가 나는 것 같았다. 한 여승무원이 성깔 부리는 목소리로 톤을 높였다.

"여기는 이 사람 자리야! YOU는 저리로 가!"

이런 식이었다. 내 귀에는 상당히 신경질적으로 들렸다. 꽤 긴 시간이 지나서야 정리가 되었다. 다음은 기내식이 나왔다.

"오믈렛, 닭고기, 생선, 무엇으로 드릴까요?"

아저씨들 가운데 제대로 자기가 먹고 싶은 것 말할 수 있는 사람은 한 명도 없었다. 처음에는 승무원들이 매뉴얼대로 묻다가 급기야는 아무거나 손에 잡히는 대로 집어주었다. 그래도 우리 아저씨들은 아무 소리도 안 하고 열심히 먹었다. 승무원들 말투는 시간이 지날수록 점점 거칠어졌다. "아! 창피하다. 나는 적어도 이들하고는 다르다."라고 말하고 싶었지만 부질없는 짓이었다.

어느덧 시간은 흘러 홍콩에 도착했다. 이 비행기는 우리 일행을 홍콩에 내려놓는 것까지였다. 내리기 전에 난 할 일이 있었다. 22명의 입국 카드를 모두 내가 써주어야만 했다. 조그만 기내 테이블에 여권 22권을 쌓아놓고 한 장 한 장 써서 김 아무개, 박 아무개 불러가며 주어야만 했다. 보통 일이 아니었다. 그래도 내 영어는 이 정도는 쓸 수 있어 얼마나 다행이었는지 몰랐다.

홍콩에서의 첫날

홍콩에 내려섰다. 날씨는 몹시 더웠다. 해외에 나온 것이 생전 처음이 아닌가? 나도 흥분되었다. 나는 내가 인솔하는 21명을 한 명이라도 잃어버릴까 봐 한 명 한 명 통과시키며 모두 성공적으로 밖으로 나오게 하였다. 첫 해외여행인 내가 이 인원을 끌고 우리가 예약한 호텔을 찾아가야만 했다.

"자! 여러분 흩어지지 말고 나를 잘 따라오세요. 얼마 전 배우 최은희 씨가 납북된 곳이 바로 여기입니다. 서로서로 감시하고 여기서 다른 곳 가지 말고 기다리십시오. 나는 호텔 가는 길을 알아 올 테니 꼭 여기서 기다려야 합니다. 알겠습니까?"

"네!"

복창 소리가 시원했다. 나는 여권 스물두 개가 들어있는 가방을 들고 고민에 빠졌다. 중고교 시절에 배운 영어가 전부인 내 실력을 총동원하여 누군가에게 물어봐야 했다. 시원치 않은 영어로 섣불리 여자에게 말 걸었다가는 무슨 수작이나 부리는 줄 알까 봐 남자를 택하기로 했다. 그리고는 머릿속으로 물어볼 말을 생각했다.

"미라마 호텔을 가려면 어떻게 가야 합니까?"

의문사, 먼저 'How', 그리고 '주어+동사'하면서 말을 만들어 보고는 마침내 대상을 찾았다. 내 또래쯤 된 잘생긴 청년이 공항 유니폼을 입고 지나가고 있었다. 나는 슬쩍 다가서서 "익스큐스 미 써!" 하였다.

"Yes! What can I do for you?"

이 정도는 나도 알아듣는다. 얼마나 반갑고 나 자신이 대견한지, 먼저 준비했던 질문을 하였다. "How Can I go to Mirama Hotel?" 하니까 눈을 끔벅이면서 잠시 생각에 잠긴다. 내 말을 알아들은 것 같았다. '오! 하느님 저 입에서 내 갈 길을 알려주시길.' 하며 잠시 속으로 기도까지 하였다.

"Go to down stair. 그곳에 가면 버스 정류장이 있어요. 많은 Hotel 가는 버스가 거기서 대기하고 있습니다."

"Oh! 땡큐! 땡큐 베리 마치!" 하며 나는 허리를 굽혀 인사를 했다.

"여러분 짐 챙겨서 저를 따라오세요."

우리 일행들은 나 신 기사만 믿고 우르르 가방을 들고 몰려왔다. 희망에 찬 마음으로 일 층으로 내려가니 지상층이고 수많은 버스가 줄지어 서 있었다. 호텔 투숙객을 기다리는 셔틀버스가 주종을 이루었다. 천천히 하나씩 하나씩 확인을 해가며 마침내 우리가 타고 갈 버스를 찾았다.

'호텔 미라마(Hotel Mirama)'라고 표지가 달려있었다. 반가운 마음으로 다가서니 문을 열어주었다. 운전기사가 얌전히 앉아 우리를 기다리고 있었다. 반가웠다.

"이 버스 미라마 호텔 갑니까?" 하고 물으니 버스 기사는 "Are you Dong-Ah?"라고 물었다. 와! 이렇게 기쁠 수가! 아마도 회사에서 우리를 데려가려고 보낸 차량이 틀림없었다.

"자! 모두 이 차를 타세요"

승차를 마친 후 다시 인원을 점검하니 나까지 22명. 이상 없었다. "출발!"을 외쳤다. '나 신 기사, 이만하면 인솔 소대장 잘한 것 맞지?' 하며 혼자 뿌듯해하기도 했다.

내 일행 중에는 토목 직원 정 기사가 한 명 더 있었다. 나와 동갑내기였다. 나보다 7년이나 빠르게 고졸 사원으로 입사한 사람이었다. 출국하면서 처음 봤는데 전혀 도움을 주지 않는다. "어이! 신 기사 대충햐~! 설마 길에서 얼어 죽겠어? 날씨도 더웅께!" 이런 식이었다. 군대도 안 다녀왔으니 군대 3년, 대학 4년 하면 꼭 7년 차가 났다. 어찌 되었든 나에겐 선배 사원이었다.

"정 기사님, 내가 이것저것 알아보러 다닐 때 인원 단속이나 잘해 주세요." 하면 하는 대답이 늘 그러했다.

2인 1조로 방을 지정했다. 키 한 개씩을 주어 방으로 올려보내며 "6시에 이 자리로 오세요. 저녁 식사합니다. 다른 곳에 가지 말고 짐 내려놓고 간단히 씻고 내려오십시오. 그때 뵙겠습니다." 하고는 모두 엘리베이터를 태워 올려보냈다. 정 기사와 나는 한방을 쓰기로 하고 다소 안도하는 마음으로 호텔 로비에 잠시 앉아 한숨 돌리고 있었다. 그런데 조금 전 올라갔던 아저씨들 모두 되돌아오는 게 아닌가?

"방을 못 찾겠시유."

이런! 나는 다시 한 조씩 데리고 층마다 올라가서 방문을 열고 한 명한 명 일일이 들여보냈고, 그제야 나의 일이 일단 끝이 났다. 나도 내 방으로 들어가 대충 씻고는 가벼운 복장으로 내려와 식당으로 갔다. 식당은 호텔식 뷔페인데 너도나도 이런 식당은 처음인지라 아저씨들은 우왕좌왕하면서 "야! 큰 접시 없나? 이건 뭐꼬?" 하며 또 시끄러워졌다. 다 먹지도 못할 음식을 접시에 곱빼기로 담다가 카펫에 흘리는 모습이 말씀이 아니었다. 호텔 직원이 "헤이! 동아! 어쩌구 저쩌구" 하기에 가만히 들어보니 너희들 자리는 저쪽 무대 뒤라고 그리로 가란다. 이곳은 밤에 나이트클럽으로 사용하는 장소였다. 그들의 태도가 몹시 거슬려 내가 그들에게 말했다.

"나 여기에 앉고 싶다."

그랬더니, "동아! 당신들 테이블은 저기가 예약석이야."라고 손가락질을 하였다. 창피하고 분했지만 어쩔 수 없었다.

"자! 여러분 저쪽으로 자리를 옮기세요."

아저씨들은 "아! 그 새끼들 왜 저리로 가라는 거야?" 하면서 투덜거렸다.

음식이 뭔지도 모르고 담아온 아저씨 한 분이 "야! 이거 '빠다'잖아? 에이, 퉤퉤!" 하며 바닥에 뱉는다. 그래도 시간은 지나 이런 소란을 떨면서 식사가 끝났다.

식사 후 방으로 가는 아저씨들에게 다시 한번 당부하였다.

"외출하지 마세요. 여기서 밖에 나가면 우리 잡아가려고 이북 사람들이 기다리고 있어요. 최은희 납북 후에 이곳은 비상시기입니다. 제발 아무 일 없이 가서 돈 벌어 집에 갑시다. 방에서는 문 꼭 잠그고 쉬세요."

그런데 이미 사고가 생겼다. 두 명이 안 보이는 것이다. 식당 입장할 때 분명히 인원이 맞았는데, 어느 사이에 빠져나간 것이었다. 방을 확인해 보니 없었다. 어디로 갔단 말인가! 이 일을 어쩌지? 나와 정 기사는 없어진 두 명을 찾으러 낯선 거리로 나섰다. 이리저리 다녀 보았지만 찾을 수가 없었다. 우리는 등에 땀을 흠뻑 흘리며 미친 듯이 돌아다녀 보았지만 헛수고였다. 밤 11시였다.

정 기사는 나에게 "그 새끼들 알아서 하겠지." 하며 돌아가자고 하길래 그냥 호텔로 돌아왔다. 그들 방에는 그때까지도 아무도 없었다. 인솔 책임자로서 너무 걱정되어 밤잠을 못 자고 기다렸는데, 새벽녘에서야 그들이 돌아왔다. 어디에 다녀왔는지는 능히 짐작이 갔다. 이미 그들은 중동 경험이 2~3년 있었고, 이번이 세 번째라고 했다.

다음 날 아침 식사는 어제저녁보다 훨씬 쉽게 끝났다. 그래도 한번 해본 뷔페 경험이 아저씨들에게 다소 숙달이 된 것 같았다. 일행 모두는 식사 후 떠날 준비를 하고 로비에 집합하였다. 싱가포르행 비행기에 전원 무사히 탑승하는 것으로 소란을 피웠던 홍콩에서의 일박은 이렇게 끝이 났다.

쿠알라룸푸르 공항 활주로에서의 뜀박질

홍콩에서 싱가포르는 비행기로 약 세 시간 정도의 거리다. 이 구간에서 이번에는 내가 사고를 쳤다. 이륙 후 약 세 시간쯤 되었을까, 기내 방송이 들렸다.

"앞으로 30분 후 착륙하겠습니다."

창밖을 통해 하늘 아래를 내려다보니 빨간색 기와가 덮인 큰 도시가 한눈에 펼쳐져 보였다. 나는 '아! 싱가포르에 도착했구나!'라고 생각하였는데 이것이 바로 실수였다. 얼마 후 비행기가 착륙하고 문이 열렸다. 아무 생각도 없이 나는 비행기에서 내렸다. 지금처럼 보딩 브리지(Boarding Bridge)가 없었고 트랩 계단을 내려오는데 엄청 덥다고 느꼈다. 버스도 없었다. 사람들은 공항 건물을 향해 걸어갔다. 나도 그들을 따라서 땀을 뻘뻘 흘리며 부지런히 걸어갔다. 공항 청사 앞에 거의 다 왔을 때 무심코 청사를 올려다보았다. 앗! 이게 웬일인가? 그 공항 청사에는 'Kuala Lumpur Airport'라고 큼직한 글씨가 붙어있는 게 아닌가? 아차! 순간 황급히 뒤돌아보니 우리 일행은 한 명도 없었다. 내가 타고 온 비행기는 활주로 저쪽 끝 편에 서 있었다. 그제야 깨달았다. 싱가포르 도착 전 KL에 잠시 착륙하고 다시 간다는 사실이 떠올랐다. 나는 여기가 싱가포르려니 하고 생각 없이 내렸던 것이다.

나는 내가 타고 온 비행기를 향해 필사적으로 뛰기 시작하였다. 그때의 내 복장은 양복에 넥타이 차림이었다. 회사에서 기능공 아저씨들까지도 양복에 넥타이를 매고 오라는 지시를 따른 것이다. 당시만 해도 우리 같은 일행들이 여행길에서 지나치게 무시당하는 경우가 많았기 때문에 복장이라도 제대로 갖추고 가라는 뜻이었다. 그런데 사실은 이것이 더욱 우스운 꼴이 되기도 한 것이었다.

어쨌든 나는 정장 차림으로 적도의 나라에서 비행기 활주로 옆으로 땀을 비 오듯 흘리며 뛰었다. 내가 다시 타야 할 비행기에서 트랩 차가 떨어져 나가고 있었다. 나는 "Stop! Stop!" 고래고래 소리치며 뛰었다. 그 계단차 운전자는 뭔가 상황을 알아차렸는지 다시 후진하여 비행기 출입문에 대어 놓았다. 비행기 출입문이 다시 열렸다. 나는 그 계단을 우당탕 소리 내며 단숨에 뛰어올라 섰다. 온몸은 땀으로 뒤범벅이 되고 벌게진 얼굴로 황급히 뛰어 들어오는 나를 기내 승무원들이 어이없이 쳐다보았다.

"어이! 신 기사 워디 갔다 오능겨?"

정 기사가 묻는 말에 대답할 겨를도 없이 자리에 앉자마자 비행기는 이륙하였다. 국제 미아가 될 뻔한 순간이었다. 그로부터 약 30분 후 우리 비행기는 싱가포르 공항에 착륙하였다. 홍콩에서보다는 훨씬 수월하게 호텔도 찾아가고, 납북이니 하는 그런 것으로부터 다소 안전한 지역이라 안도하면서 잠시 외출도 하는 여유를 부렸다. 항구가 보이는 재래시장까지 택시를 타고 가서 양고기 꼬치(사떼)에 싱가포르 맥주(Tiger)도 한 잔 하고 마치 외국 여행을 하듯 평온한 저녁 시간을 보냈다.

열사의 나라 '다〜흐란'에 도착하다

싱가포르에서 다음 기착지인 사우디아라비아 '다흐란'까지는 약 4시간 비행거리였다. 이곳에서는 모두 별문제 없이 잘 탑승하였는데, 승무원들의 태도는 역시 불량스러웠다. 우리 아저씨들은 그들의 불친절에도 개의치 않았다.

낮 시간에 출발하니 오후 늦은 시간에 '다흐란'에 도착했다. 이 비행기는 이곳에 우리를 내려놓고 다시 이륙하면 '스톡홀롬'까지 간다고 기내 방송을 하였다.

마침내 열사의 나라에 도착했다. 가방을 챙기고 내릴 준비들을 하고 있으니 드디어 비행기 문이 열렸다. 으훅! 갑작스러운 뜨거운 공기에 숨이 막혔다. 마치 한증막 가마 문을 열고 들어가는 것과 똑같았다. 우리는 내리면서 또 새로 탑승하는 승객들과 마주쳤는데 그들의 손에는 두꺼운 겨울 코트가 저마다 들려 있었다.

'그렇구나! 스톡홀롬은 춥겠지, 나도 언젠가는 북유럽도 가 보리라.'

생각하며 공항 청사로 들어섰다. 실내라서 다소 시원하다고 느껴졌다. 나는 또 할 일이 있었다. 기내에서 일행들의 입국카드를 절반밖에 작성을 못 했으므로 공항 로비 의자에 앉아 가방을 무릎에 올려놓고 쓰고 있었다.

갑자기 누군가가 "Hey! Mr!" 하며 내게 다가왔다. 군인 같기도 하였고 혹은 경찰, 아니면 공항 경비원 같은 그런 복장을 한 사람이었다. 빨간 베레모를 쓰고 얼굴이 검은 건장한 사나이가 나에게 손가락질을 하면서 "헤이 미스터! 저기를 봐!" 하였다. 그곳을 보니 조그만 안내판이 붙어있었다. '이 로비는 유럽인과 일본인을 위한 곳'이라고 영어로 쓰여 있었다. 순간 울컥 화가 났지만 어쩔 수 없는 분위기였다. 지금도 그 팻말이 붙어있는지 확인하고 싶다.

자리를 옮겨가며 입국카드를 작성하고 한 명 한 명 입국 절차를 밟아 드디어 모두 출국 대합실로 나왔다. 게이트를 나와 보니 눈에 익숙한 동아 유니폼을 입은 직원들이 우리 일행을 기다리고 있었다. 무척 반가웠다. 이제 나는 이곳까지 인솔자의 임무를 마치고 그 임무에서 해제되는 순간이기도 하였다. 담맘 지점의 직원 한 분이 말하기를 이번 코스는 2박씩이나 숙박하는 어려운 코스였는데 무사히 잘 와 주어서 고맙다고 칭찬해 주었다.

공항에서 우리는 회사 마크를 달고 있는 말끔한 버스에 올라탔다. 다란 공항에서 담맘 지점까지 약 30분 동안 사우디의 한 도시 풍경을 바라보며 지점 사무실에 도착했다. 그곳은 어느 한 작은 초등학교 같은 분위기의 마당에 자갈이 정갈하게 깔려있었다. 지점의 총무과장인가 하는 분이 우리를 맞이해 주었다. 비행기에서의 식사가 맞지 않았을 터인데 수고 많이 하였다며 식당으로 안내하였다. 그곳에는 칼국수가 준비되어 있었다. 며칠 만에 우리는 즐겁고 맛있게 한국 음식을 먹었다. 편안한 마음으로 커피도 한 잔 마실 수 있었고, 담배도 한 대 여유 있게 피우고 나니 적당한 포만감과 피곤함이 스르르 몰려들었다.

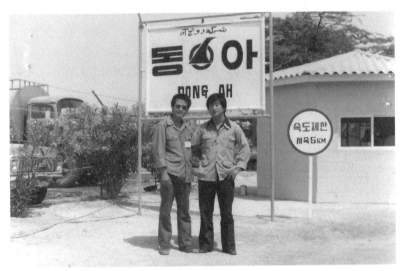

동아건설 담맘 지점 정문 (우측필자)

총무과장은 우리를 임시 숙소로 안내하였다. 그곳은 지점 직원들이 조회하는 강당이었다. 1인당 매트리스와 베개 한 개씩을 주었다. 우리 일행은 피곤함에 이리저리 아무렇게나 깔고 누워 휴식을 취하였다. 적어도 나에게는 직원 숙소 방을 따로 주어야 하는 것 아니냐고 항의하고 싶었지만, 그 순간 옛날 생각이 났다.

신병 훈련을 마치고 용산역 용사의 집에 도착했을 때 잠자리가 없다며 로비 바닥에서 더플백에 기대어 하룻밤을 '전투식'으로 가침을 취했던 기억이었다. 마치 그때와 똑같았다. 그래도 '맨바닥보다는 훨씬 좋구나.' 하며 깊은 잠에 빠졌다.

다음 날 아침에 우리는 마치 군 보충대처럼 한두 명씩 팔려(?)나갔다. 현장별로 인솔자가 와서 아무개 씨는 이쪽으로, 저쪽으로 하며 데리고 나갔다. 현장에서 온 사람들은 한눈에 봐도 지점 직원하고는 확연히 달랐다. 검게 탄 피부에 야전군 같은 복장들이었다. 대부분이 보충대를 떠난 오후 늦게야 내 이름이 불렸다.

"신현호 씨!"

현장 직원이 나를 데리러 온 것이다. 그런데 내가 아는 사람이 아닌가? 이곳에 오기 얼마 전, 나주 현장에 실습 갔을 때 만났던 총무계장님이었다. 그분도 나를 알아보았다. 참으로 반가웠다. 밖으로 나오니 사무실 앞 주차장에는 미군 군용 지프 같은 헝겊으로 씌워진(일본식으로 호로차) 차가 먼지를 뿌옇게 뒤집어쓴 채 서 있었다. 이 차에 회사 짐까지 빼곡하게 싣고 거기다 내 짐까지 실으니 간신히 나 하나 탈 자리가 나왔다. 운전은 총무계장님이 하였고, 경리 주임과 나는 뒷자리에 끼어 타고는 드디어 내가 근무할 호푸프(Hofuf) 현장으로 출발하였다.

호푸프(HOFUF)
현장으로

/

    나를 태운 차는 약 3시간여 동안 사막 한복판을 가로지른 2차선 포장도로를 따라 달렸다. 중앙 분리선도 없고 가로등, 가로수도 없고 그냥 외줄기 길이었다. 국내 기준으로 본다면 포장된 '지방도로' 정도였다. 왜 그렇게 졸린지 짐 가방에 기대니 정신없이 잠이 쏟아졌다.

    얼마를 달렸을까? 자동차가 멈춰 섰다. 잠깐 쉬었다 가자며 내리란다. 정신을 차리고 차에서 내리니 이미 사방은 어두워졌고 안개가 자욱하였다. 사실은 이것이 안개가 아니고 기름(원유)의 분진이었다. 매캐한 석유 냄새로 입안까지 떨떠름했다. 군대 시절 경유 난로에 불을 피우느라 기름통에 호스를 꽂아 입으로 빨아 당겼다가 실수로 입안에 한 모금 경유가 흘러들어 왔을 때 맛보았던 바로 그 떫은맛이었다.

    여기는 담맘에서 호푸프 현장까지 가는 길 중간지점쯤 되는 곳인데 미국 석유 회사 아람코(Arabia America Oil Company) 지역이다.

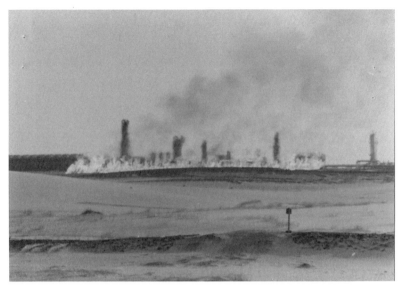
아람코(Aramco)유전지대

얼마나 기름이 많이 생산되는 곳인지 유전에서 올라온 석유가 분진이 되어 공기를 타고 흐르는 것이 꼭 안개 같았다. 코와 입에 아리한 석유 냄새가 밴다. 서무계장님은 아람코(AramCo) 지역 어느 조그만 매점에서 콜라 한 병을 사 주셨다. 여기는 유대인계의 코카콜라(CoCaCola)가 없다. 오로지 펩시(Pepsi)콜라뿐이다. 강력한 회교도국인 사우디에는 오로지 펩시만 있다고 했다. 역시 출국 전 교육 받은 대로다. 여기는 세계에서 가장 강력한 이슬람교 국가다. 매사를 여기 식으로 생각하고 행동해야만 한다는 생각을 다시 한번 되새겨 보았다.

자동차는 다시 출발하여 엄청난 속도(보통 130㎞ 이상)로 달려갔다. 차량 천막 덮개가 무섭게 펄럭이고, 밖에선 숨도 못 쉴 만큼 뜨거운 열기가 얼굴을 때렸다. 어둑해진 사막 길을 이렇게 달려 어느 현장 사무실로 들어섰다. 사방이 황량한 이 벌판에 건물 몇 채, 이곳이 내가 근무할 호푸프(HOHUF) 현장 사무실이었다.

현장에서의 첫 출근

사무실 현관 앞으로 우리가 탄 차가 다가서니 귀에 익은 목소리가 들렸다.

"여! 신 기사 왔냐?"

이곳 현장 소장인 동 이사님이다. 반가웠다. 이분은 내가 동아에 입사했을 때 첫 근무 부서였던 토목부 부장으로 계셨었다. 신입 사원으로 약 4개월을 상사로 모셨던 분이었다. 부장님이 사우디 호푸프 현장 소장으로 내정되었을 때 내가 먼저 말씀을 올렸었다.

"부장님 저 데려가 주세요. 중동에서 근무하고 싶습니다." 했더니 "너 이제 막 입사했는데 현장 근무를 해내겠어? 생각보다 힘들 텐데." 하시기에 "예! 저는 할 수 있습니다." 해서 이 현장까지 오게 되었다. 그래도 전혀 모르는 분들만 있는 곳보다 부장님이 계신 곳이 나로서는 사뭇 마음이 푸근했다. 게다가 동 소장님은 나의 고교 선배님(배재고)이고, 또 대학교 직속 선배님(한양대 토목과)이므로 나를 막냇동생처럼 대해 주셨다.

"신 기사! 이 계장 따라가서 숙소 배정되면 피곤할 텐데 내일은 하루 푹 쉬고 모레부터 사무실 출근해라."

너무나 고맙지 아니한가?

방은 2인 1실인데 다른 동기 한 명은 나중에 오기로 되어 있었다. 그래서 우선 나 혼자 들어가 짐 정리를 하고, 출근 준비도 한 후 다음 날까지 실컷 잠을 잤다. 이틀째 되는 날 현장 복장을 단정히 입고 안전화 단단히 신고 출근했다.

사무실에 계신 총무부장님, 공사부장님 등을 차례로 돌면서 군대식

거수경례와 함께 "토목 기사 신현호, 호푸프 현장으로 근무 명받고 부임했습니다."라고 부동자세를 취했다.

"어, 그래 잘 왔다. 이리 앉아."라며 벨을 눌러 차를 가져오게 했다. 나는 마치 손님처럼 소장님실 소파에 앉아 커피를 마셨다.

"내가 본사에 있을 때부터 말했지만 여기 근무가 쉽지는 않을 거야. 잘할 수 있겠지?"

"예! 잘할 수 있습니다."

나는 너무 씩씩하게 대답했다. 그다음부터 일어날 일들은 생각지도 못한 채 말이다. 소장님은 나를 바로 옆방으로 데리고 갔다. 그곳은 설계실이었다. 설계실장은 김성경 계장님인데 가운데 가르마를 얌전하게 가른 머리를 하고 조용한 미소로 나를 맞이해 주셨다. 어쩌면 충청도 분일지도 모른다 싶었다.

"그려 어서 와. 신기사라 했지? 여기 앉아. 이제부터 여기는 신기사 자리야. 일거리는 차차 내가 일러 줄게."

아마도 신출내기에게 무엇부터 일을 시켜야 할지 몰랐을 것이다. 며칠이 그렇게 지났다. 나는 눈치껏 설계 자료를 이것저것 꺼내 놓고 들여다보면서 괜스레 재보기도 하고 계산기도 두드려 가면서 뭔가 일하는 듯 애를 썼던 기억이 난다.

설계실에는 김 실장 말고도 이OY 대리도 있었는데, 이 분은 만나자마자 "아따, 오느라고 고생했지야? 니는 이제부터 내 조수랑께. 일 똑바로 해라~ 잉?" 이런 식으로 나를 단방에 제압했다.

"예예, 대리님 많이 가르쳐 주십시오."

약간은 굴종적 인사를 주고받았다.

실장님이 "이 대리! 이 사람이 동 소장님이 말하던 그 신 기사야?" 그

제서야 이 대리는 "아하 자네가 그 신 기사라냐? 그래, 니 말 내가 많이 들었다. 잘 지내자 잉?"이라며 금방 태도가 바뀌었다. 나는 "아이고 아무것도 모릅니다. 이제 첫 현장 근무인걸요." 하며 매우 겸손을 떨었다.

설계실 밖 큰 사무실에는 림(林) 차장님(공사부장)이 계시고, 장 총무부장님, 서무 이 과장님, 경리 박 과장님, 자재(심) 계장님, 공무 이춘근 계장님, 토목직 문 주임님 등 많은 분이 계셨다.

임 부장님은 서울공대 토목과 출신이라고 했다. 임 부장님은 이곳 감독관과 대화하는 걸 들어보니 영어를 정확하게 하신다. 전 직원 중에 영어를 제대로 하는 분은 동 소장님과 임 부장님밖에는 없는 듯했다. 하루는 임 부장님께서 나에게 물으셨다.

"신기사 우리 공사 시방서 봤어?"

"못 봤는데요."

임 부장님은 이 공사의 계약 서류 중 특별 조항과 기술 시방서를 내어주면서 당장 한 부를 복사하라 하더니 그 복사 부분에 붉은색 볼펜으로 밑줄을 그어 나에게 주면서 그것을 공부하라고 하셨다. 전체가 빼곡히 영어다. 읽어 보니 절반도 이해가 안 갔다. 그때부터 영어사전 찾아가며 그 시방서와 특별계약서를 쥐 잡듯 읽어 나갔다. 모르는 것은 임 부장님께 여쭈어보면서 많은 공부를 했다. 이 공부는 내게 피와 살 같은 중요한 공부였다.

에어컨이 시원하게 돌아가는 설계실에서의 근무는 서울에서 본사에 근무하는 것과 크게 다르지 않아서 중동에 왔다는 사실을 잊게 했다. 그러나 이제 정말 뜨거운 모래사막으로 나갈 일이 다가오고 있었다.

이제부터의 이야기 속에는 토목 공사의 전문 용어가 등장하게 되는데, 쉽게 풀어보려 노력하겠지만 어쩔 수 없이 그 용어를 사용할 수밖에 없음을 밝혀둔다. 토목 기술자가 이 글을 읽는다면 아무런 문제가 없겠지만 기술자가 아니어도 계속 읽다 보면 자연스레 이해되기도 할 것이다.

호푸프(Hofuf)
지역

/

　사우디아라비아의 호푸프라는 소도시는 전 국토에서 중부 내륙에 속하고 사막으로 둘러싸여 있다. 그런데 신기하게도 이 지역에는 대규모의 오아시스가 몇 군데 있었다. 내가 본 오아시스는 대략 축구장 절반 정도의 크기인데 돌 쌓기와 콘크리트 둑으로 주변이 무너져 내리지 않게 보호된 작은 호수 모양이었다. 그 주변으로 대추야자 나무가 빙 둘러쳐져 있으니 이 나라에서는 보기 드문 휴양지이고 민물 수영장 역할을 한다. 이 호수 바닥 어디선가 끊임없이 물이 용출하는 것 같았다. 호수 전체가 부글부글 끓는 것 같고, 물이 크게 맴돌이했다. 물속에 발을 담그니 작은 송사리 떼가 달려들어 발가락 사이를 간지럽혔다. 나중에 안 것이지만 아마도 이놈들이 '닥터피시'가 아니었을까 싶다.

　수심이 제법 깊어 보여 수영하기가 살짝 두렵다고 느껴졌다. 뚝방 한쪽에는 흘러넘치는 물넘이 웨어가 있는데 폭포같이 흘러넘치는 유량이 엄청났다.

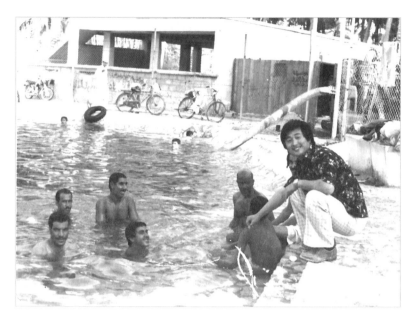

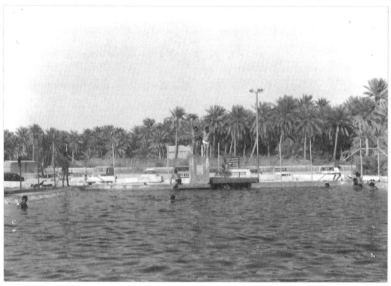

오아시스 사진

이만한 유량이 지하에서 용출한다는 얘기가 되는데, 이 물을 이용하려고 아주 오래전에 관개수로를 만들어 놓은 흔적이 아직도 남아있었다. 관개수로는 독일인들이 만들어 놓은 것이라고 한다. 물넘이 아래에 깊은 집수정을 만들고 그 옆에 매우 큰 고가 수조로 물을 펌핑한다. 그 물을 U자형 콘크리트 수로로 높은 곳에서 낮은 곳으로 흘려보내어 이 지역의 넓은 곳을 모두 수로로 연결되게 해놓았다.

이 지역을 찍은 항공 사진을 보았는데 꼭 나뭇잎의 잎맥같이 빽빽한 그물망으로 되어 있었다. 이 물을 이용하기 때문에 이 지역은 사우디에서 보기 드문 농장 지대가 많이 분포해 있었다. 주로 재배되는 작물은 대추야자이고, 드물게는 박하, 상추 비슷한 채소밭도 보였다. 수로는 이런 고가 수로가 주를 이루지만 더러는 우리나라 농촌에서 볼 수 있는 지상 농수로(폭 : 약 10m, 깊이 : 약 3~4m)가 여기저기 흘러갔다.

우리네들은 이 개수로 옆에다 취수탑을 세우고 물 트럭에 물을 받아와서 캠프 내에 목욕물, 세탁수, 청소, 화장실 용수 등의 허드렛물로 사용했다. 공사용수(공사 다짐용 살수)는 사브카 지역을 조금만 파 내려가면 진한 소금물이 고이는데, 이 물로 성토 흙에 뿌리면 소금기가 말라붙어 하얗게 소금꽃이 피었다.

'사브카sabkha' 지역이란 옛날에 바다 해저 지형이 융기하여 육지가 된 곳인데 완전 수평이다. 레벨 측량기를 차려놓고 함척을 세워보면 수백 미터를 가도 1㎝도 다르지 않은 완전수평이다. 이 지역에는 바다 조개 화석도 많이 나오고 산호초 화석도 덩이가 되어 굳어있다. 소금의 결정체도 많다. 어떤 것은 조각품인 양 모양새가 멋지고 신비하다. 색깔은 모래사막과 다르게 갯벌 같은 색깔을 하고 있어서 한눈에 알아볼 수 있었다. 경차가 달리면 빠져서 들어가지 않는데, 중장비는 빠진다. 한번 빠지면 여간해서 꺼내기가 힘든 늪처럼 변했다.

지상 농수로를 밤에 가보면 누군가가 돌을 던져 물에 떨어지는 듯한 풍당풍당 소리가 났다. 나는 이 소리가 무엇인지 몰라서 이리저리 관찰해보았는데 도대체 정체를 알아낼 수가 없었다. 어느 날 천천히 내천변을 걷는데, 걸어가는 앞쪽에서만 풍덩거리고 이미 지나온 뒤쪽은 조용하다는 사실을 깨달았다. 이게 뭘까? 나는 궁금한 것은 못 참는다. 커다란 플래시를 들고 앞쪽을 관찰하던 중 뭔가가 수로 옆 비탈면을 타고 굴러서 떨어지는 걸 보았다.

"데굴데굴~ 풍덩!"

방금 떨어진 자리로 발 빠르게 가서 플래시를 비춰 보니 정체가 나타났다. 오! 이건! 거북이다. 이것들이 사람 오는 소리에 놀라 도망치려다 발걸음이 늦으니까 옆으로 굴러서 물속으로 도망가는 것이었다. 굼벵이도 구르는 재주가 있다더니….

이놈들은 민물에서 사는 거북 종류로서 크기는 우리나라에서 보는 자라 크기 정도인데 등껍질이 두껍고 육각형 무늬가 선명하다. 나는 이것들을 '남생이'라고 혼자 결론지었다.

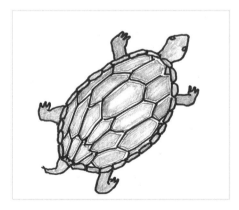

남생이

이놈들을 잡아봐야지 하고는 뚝방 아래쪽에 말뚝을 양쪽으로 박고 측량천을 길게 잘라 현수막처럼 그물을 쳐놨다. 그날 저녁 뚝방 길에 가 보니 굴러떨어지다 천에 막혀 두 마리가 허둥대고 있었다. 준비한 통에 얼른 담아서 내 방에 준비한 커다란 대야에 물을 부어 집어넣어 두었더니 별 저항 없이 여유롭게 수영하며 잘 놀았다.

어릴 때 먹던 '센베이 과자' 문양이 선명하다. 내 방에서 한동안 같이 살던 이놈들이 아마도 암수 한 쌍이었나 보다. 알을 낳더니 새끼도 나왔다. 요즘 기르는 애완 거북과 너무나 닮았다. 얼마 후 이 녀석들을 그 수로에 다시 방생했다.

또 한 가지 신기한 것은 석회석 동굴이 지상에 올라와 있는 것이다. 우리나라 석회 동굴은 보통 지하에 있는데, 여기는 융기 지역이라 그런지 틀림없이 석회석 동굴인데 산 모양을 하고 있다. 종유석은 누가 깨어 갔는지 하나도 보이지 않고 동굴 천장이 뚫려서 하늘이 보인다. 습한 곳은 없고 그냥 건조한 석회산이다. 아마도 그랜드캐니언의 지형이 이렇게 생겼을까 짐작했다. 아무것도 없는 이 석회산은 그나마 명소여서 휴일이면 많은 사람(특히 한국인)이 일부러 찾아와서 사진을 찍고 갔다. 이곳에서는 '호푸프 동굴'이라면 나름 명소로 되어 있었다.

뜨거운 맛
현장 근무

여기서 우리가 해야 할 공사는 아직 설계가 완성되지 않은 상태였다.
설계 및 감리는 '사우드 컨설트'란 회사였는데 그 회사의 구성원은 이집
트인, 파키스탄인, 필리핀인, 인디아인 등 우리네와는 별로 인연이 없는
국적인들이 대다수였다.

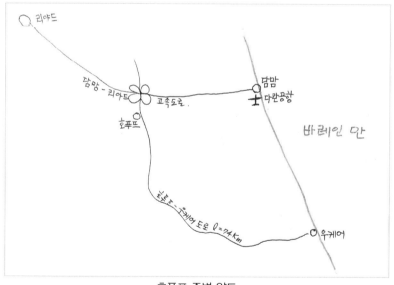

호푸프 주변 약도

당시 본사(동아)가 수주한 공사는 담맘–리야드 간 4차선 고속도로였는데 호푸프–우케어 간 2차선 준고속도로가 추가 수주되었다. 그러면서 동아는 사우드–컨설트와 설계 과정부터 합동으로 수행하게 되었다.

사우드–컨설트는 갑의 위치로서 시공사인 동아에 기본 좌표(IP점)만 주고 중심선 측량과 종횡단 측량 등의 설계측량을 동아에 위임했다. 그와 함께 F.L(계획고)이 주어지면서 시공 물량을 산출하여 내역서(B.Q)까지 작성하게 됐다.

이 작업의 주관팀은 내가 소속된 설계실팀이 맡게 되었다. 당시 동아건설은 측량직이 따로 없었고, 토목직이 필요한 측량 업무를 동시 수행했으므로 설계실은 졸지에 설계측량팀이 되고 말았다. 김 실장님은 IP점에서 BC, EC점 등 중심선 측량을 선봉으로 해 나갔다. 그리고 이 대리님은 김 실장님 팀을 따라가면서 종·횡단 측량을 시행한 후, 나는 이 측량 성과를 가지고 종·횡단도를 작성해 이것으로 절성토량을 산출해 내었다.

도로 법면은 1:6 경사이므로 포장도로 폭은 노견 포함 10m도 안 되는데 노체 저부의 폭이 100m가 넘는 횡단도가 나오기도 했다. 횡단상 단면적을 계산하는 방식은 '배횡거법'으로 하고 토적표는 우리가 흔히 하는 방식으로 합의했다.

자! 여기서 또 다른 문제가 자연스레 발생했다. 컨설트 직원들과 이러한 기술 업무 회의 및 협의를 누가 어떻게 할 것인가인데, 설계실 김 실장님과 이 대리는 영어를 거의 못했다. 감독관들과 마주 대하면 뒷머리를 긁적거리며 쭈뼛쭈뼛거렸다. 내 생각으로는 이런 정도의 협의라면 나 정도의 영어로도 설명할 수 있을 것 같았는데, 신입 사원 주제에 나서기가 민망하여 참았다. 그러다 보니 임 부장님만 분주히 왔다 갔다 하면서 결론을 도출하여 설계실에 설명해 주곤 했다.

이렇듯 눈치만 보면서 약 2주가 지날 무렵, 내 졸업 동기이며 입사 동기이자 절친인 김기모 기사가 도착했다. 너무도 반갑고 좋아서 방도 같이 쓰기로 했다. 나는 2주 먼저 도착했다고 여기저기 데리고 다니면서 인사를 시켰다. 김 기사도 역시 설계실로 배정받아서 그동안 나 혼자 하던 단면적 계산과 토량 계산 등을 종일 계산기 두드리며 함께했다.

그 당시 함수계산기는 일제 카시오(Casio)가 주류를 이루었는데 메모리(Memory) 기능이 아홉 개나 있고, 삼각 함수, 로그(Log) 지수 등 제법 고성능 기능이 탑재되어 있어서 숙달만 되면 어렵다고 생각되는 계산 업무를 아주 단시간에 해낼 수 있었다. 당시 선배 기사들은 우리가 손가락이 안 보일 정도로 계산기를 다루는 모습에 감탄을 금치 못했다. 아마 요즘 젊은이들이 컴퓨터 조작을 능숙하게 하는 걸 바라보는 심정과 같지 않을까 생각된다.

그렇게 지내던 어느 날이었다. 공사과장인 이해주 과장님이 "설계실 직원 모두 나와." 하셨다. 측량 업무가 너무 커서 이 과장님 혼자서는 도저히 안 되겠단다. 그 일은 우리가 시공해야 할 두 노선이 합치는 지역에 크로바형의 대형 인터체인지를 설계하기 위한 예비 설계 측량이었다. 이것 역시 컨설팅 측은 우리에게 일을 위임했으므로 이 과장님이 선두로 이 일을 하게 되었다. 인터체인지는 그 규모가 엄청나게 커서 가로 세로가 약 3km씩 되는 넓은 지역이었다.

나와 김 기사는 드디어 터번을 쓰고 냉수 물병을 들고 사막 한복판으로 나갔다. 50m 간격으로 바둑판 형태로 말뚝을 박는 일부터 시작됐다. 김 실장님이 트랜싯을 놓고 수신호를 하면 나와 김 기사는 말뚝을 등에 한 짐 지고 줄자로 50m씩 당겨가며 말뚝을 박아 나갔다.

모래밭이라 말뚝이 잘 박힐 것 같지만 그렇지가 않았다. 사막 모래는 석회질과 소금 성분이 섞여서 함께 굳어있어 아주 단단한 지역이 많았다. 어느 지역은 갯벌이 말라붙은 듯 수평 상태로 매우 고른 지역(사브카 지역)도 있었다. 석회질과 함께 굳어진 이곳은 절대로 나무 말뚝을 망치로 때려서는 들어가지 않았다.

중기 공장에서 D22 철근을 약 60㎝ 정도 잘라서 끝을 뾰족하게 만든 도구(일본식 현장 용어로 '노미'라 했다)를 가지고 말뚝 박을 자리에 먼저 박아 넣고 망치로 좌우를 때려 어느 정도 구멍을 넓힌 후 힘껏 뽑아내면 구멍이 뻥 뚫린다. 여기에 나무 말뚝(1치 각목을 뾰족하게 깎아서 만든 것)을 밀어 넣고 중해머에 긴 자루를 달아 도리깨질하듯 망치질을 하는데, 말뚝을 잡은 사람이 더 위험하다. 그러나 일하다 보면 요령은 생기는 법, 망치질도 홱 돌려 내려치면 말뚝 머리에 정확히 '딱'하고 맞아떨어졌다.

잡는 사람도 철근으로 집게를 만들어서 안전하게 잡아준다. 만약 망치가 빗나가서 손등이라도 내려치면 틀림없는 중상이다. 가로세로 3㎞에 50m씩 방안지 형태로 말뚝을 박으려면 60×60=3,600개가 필요했다.

김 기사와 나는 온몸이 땀으로 범벅이 되도록 말뚝을 박아 나갔다. 그리고는 함척(스타프)을 들고 이미 박아놓은 말뚝에 스타프를 세워갔다. 기계수를 맡은 김 실장님도 같이 뛰었다. 사막이 평평한 것 같아도 스타프 높이 5m 이상으로, 고저 차가 심하면 시준이 되지 않으므로 T.P를 잡아가며 전진했다. 김 기사와 나는 서로 한 체인씩 각각 맡고, 측량 보조자는 스타프를 쥐고 함께 뛰었다.

지금 이 측량 보조자는 인부가 아닌 정직원 기사이다. 몇 달 전 명문(?) 공대를 졸업하고 동아에 공채 4기로 입사한 엘리트 직원이다. 군 복무를 마친 지 얼마 되지 않아 아직도 군기가 살아있어서인지, 혹은 가난한 학생 시절을 겪으면서 고생에 단련되어서인지, 우리는 아무튼 이런 혹서도 잘 이겨 나가면서 불평도 못하고 열심히 뛰고 걷고 또 뛰었다.

사우디에서 흘리는 땀은 특징이 있다. 분명 땀은 나는데 흐르지 않는다. 땀은 나오자마자 증발하고 소금기만 피부와 옷에 남아 얼룩이 진다. 오전 중에 현장에서 지치도록 움직이다가 점심시간이 되어 식당에 들어와 거울을 보면 얼굴 전체가 분가루를 바른 듯 소금 가루가 얼룩얼룩하고 등가죽이 뻣뻣하다. 소금이 엉겨 붙어 피부가 당겼다. 학창 시절 운동 시합 나간다고 체중 조절할 때 쏟는 땀은 아무것도 아니었다. 그렇게 소금 땀을 흘려 내보내니 체중이 엄청나게 줄어들었다. 무언가 영양 보충을 해줘야 했다.

이슬람 국가이니 돼지고기는 없고 소고기 파는 곳에 가면 이곳 사람들이 먹지 않고 버리는 부분(꼬리, 머리, 선지, 내장 등등)을 싸게 살 수 있단다. 이것으로 주방에서는 일종의 보양식을 만들어 직원들에게 식사로 제공한다. 내가 먹성이 좋으니 주방장 아저씨가 나만 보면 "신 기사님 많이 잡숴." 하면서 꼬리곰탕을 곱빼기로 주었다. 그러면 나는 밥을 그득히 한 그릇 담아와서 퍽퍽 말아서 김치와 더불어 다 먹었다. 닭고기가 나오는 날은 더 좋았다. 나한테는 통으로 한 마리를 담아주었다. 나는 이것 역시 다 먹었다. 선배 동료들이 내가 먹는 것을 보면서 하는 말, "와! 신 기사는 사우디 생활이 체질에 맞나 봐. 저렇게 잘 먹을 수가 있나!" 하면서 신기해했다. 그분들은 밥맛이 없다며 냉수에 밥을 말아 몇 술 뜨는 둥 마는 둥 하는 정도였다. 또한 현장에 나갈 때는 얼음물이 가득 들어있는 들통 크기의 보온병을 가지고 가는데, 목이 타니까 물 마시면 담배 피우고, 담뱃불을 끄면 또 찬물 마시고 한다. 이런 생활이 반복되니까 중동 생활 3년만 하면 잇몸 버리고, 시력 버리고, 위 버리고 건강이 아주 나빠져서 몇 푼 벌어 병치레하느라 고생하는 사람이 많았다.

다시 현장 일 이야기를 하자면 그로부터 약 4~5일, 인터체인지 지형 측량 성과물을 지고 들어와서 내업을 시작했는데, 가로세로 3㎞ 지역의 '등고선'을 그리는 일이었다. 이 등고선을 자료로 하여 토량을 계산하여 우리 계약 내역서에 물량 표시를 할 것이다.

김 계장님과 이 대리, 김 기사, 그리고 나까지 네 명이서 우리가 맡은 지역을 네 등분하여 방한지 전지 한 장 가지고 등고선을 그려 넣기 시작했는데 처음 해 보는 일이지만 그렇게 어렵지는 않았다.

나는 먼저 학창 시절 배운 것을 생각했다.

1. 등고선을 반드시 폐합한다.
2. 겹치는 곳은 절벽이다.
3. 간격이 멀면 경사가 완만하다.
4. 교차하는 곳이 나오면 오버행이거나 동굴 형태의 지형이다.
5. 동등고는 동등고 선상이다.

이런 내용을 머릿속에 생각하면서 널따란 테이블 위에서 모눈종이에 작업을 시작했다. 소장님은 작업한 이것을 가지고 내일 오후 리야드에 있는 '사우드 컨설팅' 본사로 가져간다고 했다. 그러므로 내일 오전 중에 는 반드시 끝내야 하는 작업이었다.

저녁 식사를 부지런히 끝내고 바로 야간작업에 들어갔는데 김 계장님 도 "이거 만만치 않은 작업이다. 실수 없이 하거라." 하신다. 이 대리, 김 기사, 나…, 우리는 서로 도와줄 수도 없이 서로 각자가 맡은 일에만 열 중했다.

이 주임은 말이 많았다. "어이, 두 기사님들, 혈만 한겨?"라고 물었지만 나는 "예, 할만합니다."라고 대답만 하고는 쳐다보지도 않고 내 도면 작성에만 집중해 나갔다.

밤 2시쯤 됐으려나, 거의 끝나갈 때였다. 김 기사를 슬쩍 넘겨다보니 거기도 거의 다 돼 갔다. 이 대리는 그렸다 지웠다 하며 얼굴이 벌게져 있었다. 내가 일부러 커다랗게 물었다.

"야! 김 기사야, 다 돼 가냐?"

"응, 거의 다 돼 간다."

"30분만 검토하면 끝난다."

이런 대화를 들은 이 대리는 더욱 벌게져 갔다. 김 계장님이 "어? 벌써 다 돼 간다고? 이 사람들 대단하네. 어디 보자. 야! 잘했는데? 그래, 마저 끝내고 들어가 자자, 졸리다."

"네!"

약 30분 후 내가 먼저 일어나 도면을 둘둘 말아 내일 소장님이 가져가기 편하게 테이프로 붙였다.

"아! 다 했다."

김 기사도 일어섰다.

"나도 다했다."

그때 김 계장님이 "아직 펴두어라. 내 것하고 모두 연결부가 맞아떨어지는지 대봐야 한다."라고 말했다.

"아! 그렇구나!"

나는 다시 도면을 펼쳤다. 3매의 도면이 그럴 듯이 맞아주었다.

"어이, 이 대리 빨리 맞춰보자"

이때 이 대리는 발끈 화를 내면서 "아이고 나는 모르겠다. 잡아먹든지 맘대로 하라지."라며 막말을 하고는 휙 숙소로 들어가 버렸다. 김 계장님은 역시 양반이다. 이 대리가 작성한 1/4 도면을 가져다 맞추어 보았다.

"아이고, 이거 안 되겠네. 하나도 안 맞아 이걸 어쩌면 좋으냐, 시간도 없는데…"

우리 둘도 이 대리가 작업하다가 그만둔 도면을 들여다보니 실로 한심했다. 등고선이 X자로 교차를 하지 않나, 가다 말고 뚝 끊어지질 않나, 어쨌든 이건 쓸 수 없었다. "계장님, 아침까지 우리 둘이 해놓겠습니다. 걱정하지 말고 들어가 주무세요." 하니 "이 사람들아 내가 어떻게 자네들만 두고 들어가냐?" 하셨다. "여기 안 계신다고 우리 게으름 피우지 않고 모두 끝낼 테니 염려마세요."라며 우리는 계장님을 떠다밀었다. 김기사와 나는 이 대리가 작성하다 만 도면을 지우개로 확 지우고 반씩 나누어서 다시 작업을 계속했다. 졸리고 지루했지만 참고 견뎌냈다. 아침 해가 뜰 때쯤 완성했다. 아침 먹고 다시 한번 검토하고 측량 성과표까지 봉투에 챙겨놨다.

계장님하고 이 대리가 출근을 했다.

"어이! 다 됐냐?"

"네! 다 했습니다."

"아이구, 수고했다. 어디 보자."

김 계장님은 전체 도면을 펼쳐서 검토하고는 접속부에 몇 군데만 수정하라고 했다. 그런데 이 부분을 정리하느라 오전이 거의 다 지나갔다. 점심 식사도 제때 하지 못하고 모든 서류와 도면을 소장님 책상 위에 단정히 올려놓고 늦은 점심을 먹으러 갔다. 이미 딴 직원들은 중식을 끝내고 두 시간의 오침 시간이었다.

현장 사무실 주변은 아무도 없고 조용하기만 했다. 식사를 끝내고 막 식당을 나서는데 나는 이상한 현상을 발견했다.

떼도둑을
잡다

식당 문 앞에서 왼쪽을 보면 사무실이 있고 그 건너편에는 품질 실험실이 있는데, 이 조용한 시간에 어떤 현지인 몇 명이 실험실 문을 열고 들어가는 것이 보였다.

'엇! 저 사람들은 뭐 때문에 이 시간에 실험실로 들어가는 걸까?'

나는 이제 들어가서 잠을 좀 자야 하는데, 정신이 번쩍 들었다. 궁금하기도 하고 걱정도 되기에 실험실로 다가갔다. 창문 커튼 틈 사이로 내부가 보였다.

"아! 저놈들 봐라! 도둑놈이 아닌가?"

실험 장비 중 압축 강도 시험기의 링 부분을 뽑아내어 가방에 담고 있었다. (링 부분이 가장 비싸다.)

사우디에는 도둑이 없는 것이 특징이다. 이슬람 율법으로는 도둑질하다가 잡히면 왼쪽 손목을 자른다. 나중에 알게 되었는데 손목을 도끼로 쳐내는 게 아니고 경찰 병원 의사가 외과적 수술로 손목뼈를 끊어내고 봉합 수술을 해서 내보낸다고 한다. 그러고도 또 절도하면 오른쪽 손목까지 똑같은 방법으로 자른다. 이것이 무서워서 도둑이 없는 것이다. 그런데 지금 내 눈앞에서 어쩌다가 이런 도둑을 만나다니, 이들은 만약 들키면 죽일 듯이 저항할 것이 분명했다. 잘못 잡으려다가는 내가 죽을 수도 있었다. 그런 찰나의 순간, 머릿속에 많은 생각이 지나갔다. 모든 직원은 오침에 빠져서 사방이 조용하고, 나는 혼자이고, 저놈들은 세 명이었다. 아무리 빨리 뛰어도 숙소까지 다녀오려면 적어도 5분은 걸릴 것이고, 그러면 저놈들은 저걸 들고 도망갈 텐데…. 그래서 나는 혼자 해 보기로 했다.

아직도 저들은 내가 창밖에서 저네들을 노려보고 있는지를 몰랐다. 머릿속에서 계산해 보았다. 그냥 무작정 뛰어들었다가는 내가 당할 수도 있었다. 일단 저것들이 각자 흩어지는 순간을 기다려야 했다. 그래야 하나씩 상대할 수 있을 테니까. 드디어 기회가 왔다. 한 놈은 출입구 바로 앞에서 기계를 분해하고 있고, 또 한 놈은 실험실 안쪽에 무엇이 있나 하고 기웃거리고 있었다. 또 한 놈은 뒷문 쪽으로 가 있었다. 됐다. 때는 이때다.

나는 문을 박차고 뛰어들었다. 문 앞에 있던 놈은 놀란 표정으로 뒤돌아보며 일어섰다. 나는 뛰어가는 가속도를 실어 달려가 망설임 없이 그놈 아랫배를 앞차기로 내질렀다. 내 발은 단단한 안전화다. 그놈은 '헉' 하고 앞으로 몸을 굽혔다. 이건 내겐 아주 편한 자세였다. 옆으로 빙글 반 바퀴 돌아 그놈 옆구리를 축구공 차듯 내질렀다. 이젠 더 이상 저항 불능 상태였다. 안쪽에 있던 놈이 내게 엉거주춤 달려왔다. 다가오길 잠시 기다려서 왼쪽으로 몸을 슬쩍 빼면서 오른발로 명치 부분을 홱 돌려 찼다. 이놈은 이걸로 충분했다. 두 놈이 자빠진 것이다. 뒷문 쪽에 있던 놈도 다가왔다. 그러나 이놈은 벌써 전의를 잃었다. 두 손을 휘저으며 항복 의사를 표시했다.

"어쭈! 이놈 봐라."

그렇다고 사정 봐주면 안 된다. 다가가면서 두 손을 파리채처럼 얼굴 앞에 휘저으니 겁먹고 주춤했다. 그 순간 잽싸게 달려들어 앞정강이를 엄청난 파워로 걷어차니 정강이를 두 손으로 감싸고 쪼그려 앉았다. 이때다! 옆으로 돌아가서 옆구리에 안전화 콧등이 콱 박히니 모로 쓰러졌다. 일단은 됐다.

실험실에 있는 막대 걸레를 집어 들고 옆의 탁자에다 탁 후려쳐서 걸레 부분을 부러뜨리니 내 손에는 긴 막대기, 즉 목검이 한 자루 쥐어졌다. 두 번째 놈이 꿈지럭거리며 일어나려 했다. 사정없이 머리통을 빡!

"억!"

그놈이 앞으로 고꾸라졌다.

"움직이지 마!"

첫 번째 놈이 또 꿈지럭거렸다. 역시 머리통을 빡!

"Don't move! 너 이리로 와. 일렬로 앉아! Seat down hear! Don't move!"

그리고는 나는 이놈들 등 쪽으로 왔다. 이것들이 언제 갑자기 내 발목을 걸어 넘길지 몰랐다. 그러면 난 죽는다. 앞으로 직원들이 오침을 끝내고 오후 출근을 할 때까지 한 시간 반 동안 이놈들을 어떻게든 장악하지 않으면 안 되었다. 적당히 봐서 등짝이나 어깻죽지를 한 대씩 돌아가면서 팼다. 이놈들은 오늘 몹시 일진이 나쁜 날이다. 왜 내 눈에 띄어서 이 고초를 당하게 되었을까?

실험실장인 배 계장님과 서 기사가 문을 열고 들어왔다.

"어! 서 기사! 마스킹테이프 가져와 이놈들 손을 묶어요!"

나는 뒤에서 몽둥이를 들고 서 있고, 배 계장님과 서 기사는 이놈들을 모두 묶었다. 옳지 이젠 끝났다. 난 그놈들에게 물었다.

"야! 너 영어 할 줄 알아?"

두 놈은 못하고 한 놈은 간신히 몇 마디 했다. 그들은 무릎을 꿇고 빌었다.

"Please, please"를 연발한다.

"뭐, Please? 도둑놈이 뭔노므 Please야? 경찰서로 가자!"

"서 기사 카메라 가져와 이놈들 찍어요."

실험실에는 항상 카메라가 있다. 그놈들이 담아놓은 가방을 앞에 놓고 "얼굴 들어 임마!" 하면서 그들을 사진으로 찍었다.

"됐다 경찰서로 가자."

그놈들은 경찰이란 말이 나오니 정말로 와들와들 떨었다. 바닥에 머리를 찧으면서 "Sorry, Sorry Please!" 한다. 손목이 잘릴 생각을 하니 아찔했겠지. 세 놈 다 머리에서 피가 주르르 흐른다. 조금 미안하기도 했다. "내가 너무 심하게 다루었나?" 하는 생각도 들었다.

"배 계장님, 이놈들 어떻게 할까요?"

"글쎄, 신 기사가 잡았으니 자네 생각대로 하게나." 했다. 나는 풀어주기로 마음먹었다. 그러나 그냥 돌려보낼 수는 없었다.

"일어서! 책상에 두 팔 짚어 이렇게!"

"자! 맞아 봐!"

나는 몽둥이로 10대씩을 힘껏 내리쳤다.

"집에 가! 다시 또 오면 그땐 너희들 죽는다. 알았어?"

모두 그러겠다고 다짐을 받고 테이프를 풀어주었더니 "땡큐! 땡큐!" 하면서 도망가듯 떠났다.

'저것들이 나중에 언제라도 시내에서 마주치면 내게 앙갚음을 하지 않으려나?' 질 좋은 놈들이 아니기에 슬쩍 걱정도 됐다. 사건은 이렇게 끝이 났다.

그런데 이 사건을 전해 들은 직원들은 아마도 의아해했을 것이다. 혹시 "신 기사는 무슨 싸움의 기술이 있었나?"라며 어리둥절했을 것이다. 그렇다. 나는 그 당시 태권도 공인 4단이었고 학생 시절 영등포 일대 싸구려 극장에서 당시 유행하던 하춘화, 김추자 쇼가 공연될 때는, 극장 기도를 '알바'로 하면서 영등포 일대의 제법 논다는 아찌들하고 시장 골목에서 혈투를 벌이기도 했던 길거리 전사였다. 이 무용담은 시험실 배계장님을 통해서 소장님께 보고되고 자연스레 전 직원이 알게 되었을 뿐 아니라 감독원들까지 알게 되어 갑자기 영화배우 이소룡 같은 스타 대접을 받게 되었다.

영문직
과장님들

/

　설계와 공사를 병행하면서 진행하다 보니 감독관과 협의해야 할 일들이 상당히 많아졌다. 영어 능력이 확실히 필요한 실정이었다.

　"굿모닝, 헬로, 오케이!" 정도로는 될 일이 아니었다. 그 당시 불행히도 그 많은 직원 중에 감독관과 영어로 업무 협의를 할 수 있는 사람은 동 소장님과 임 부장님 두 분뿐이었다. 그러나 그 두 분이 모든 현장에 일일이 참견할 수 있는 것이 아니므로 상황은 참으로 딱하게 되었고, 감독관들은 우리를 노골적으로 무시하는 경우가 다반사였다.

　하나의 예로 공사부에 정 차장이란 나이 드신 분이 있었는데 우리는 그분을 'OK 차장'이라고 별명 붙였다. 왜냐하면 그는 감독원이 "Good morning Mr. 정?"하면 그분 대답은 늘 "OK"였기 때문이다. "Where are you going?" 해도 역시 대답은 "OK"였다. 그러니 그들도 웃고 우리도 웃었다.

　회사 차원에서는 이런 문제(의사소통)를 해결해 보려고 영어 하는 사람들을 경력 사원으로 채용해서 현장별로 한 명씩 보내왔는데 이분들을 '영문직 과장님'이라고 했다. 우리 현장에 부임한 분은 엄씨 성을 가졌기 때문에 '엄 과장님'이라고 불렀다. "아! 이제는 감독관과의 대화는 어려움이 없겠구나."하고 다소 안도가 되었다.

그런데 그분이 대화하는 것을 옆에서 들어보니 엄청 유창한 영어를 구사했다. 그런데 내가 듣기에는 약간 동두천의 기지촌 냄새가 났다. 너무 과장된 굴림발음, 억양, 어깨를 으쓱하는 제스처와 표정 등에서 그런 느낌이 강하게 다가왔다.

어느 날 설계실에서 감독관과 실무 협의 건이 생겼다. 설계 실장님과 나는 시방서와 도면 초본을 들고 감독관 회의실로 가면서 부탁했다.

"엄 과장님, 지금 회의하러 가는데 우리 좀 도와주세요." 하니까 "어, 그래. 같이 가자!" 하며 함께 참석하셨다. 회의가 시작되었다. 우선 내가 엄 과장님께 우리말로 말했다.

"Sub-grade preparation work에 대하여 이야기해야 합니다. 현재 시방서에는 그 두께를 10㎝로 해야 한다고 되어 있는데, 현실적으로는 이 드넓은 사막에서 10㎝ 두께로 포설 다짐한다는 것은 불가능하다고 생각됩니다. 그래서 이분들께 두께를 20㎝로 했으면 좋겠다. 당신 의견은 어떠냐 하는 이런 내용입니다. 말씀 좀 전해주세요."

그러자 엄 과장님은 갑자기 몹시 당황한 모습으로 이렇게 말씀하셨다.

"이거 봐, 신 기사 나는 그런 건설 용어는 잘 몰라요. 미리 용어라도 내게 알려 줘야 하는 거 아냐?"

"하! 이러면 곤란한데…."

할 수 없이 내가 영어 반, 한국말 반으로 엄 과장님께 설명을 다시 했다. 그런데 그때 내가 설명하는 이야기를 듣고 있던 이집트인 주 감독 미스터 가지(우리는 그를 감독소장이라 불렀다.)가 나에게 손짓을 했다.

"헤이, 미스터 신! 당신이 설명해 봐." 그러는 게 아닌가?

나의 짧은 영어가 이 사람에겐 오히려 듣기가 편했나 보다. 그 감독관도 기술자이니 어쩌면 건설 용어만 늘어놓아도 그런대로 대화가 될 것 같았다. 용기를 내어 천천히 말했다.

"I have suggestion to you. According the spec, the thickness of Sub-grade preparation work is 10㎝ only, but this condition is impossible in this wide site. Please change the thickness 20㎝. What's your opinion?"

대충 이 정도로 더듬거리며 말했는데 미스터 가지는 "그래 이해했어. 그렇게 설계를 바꾸도록 하자."라고 쉽게 승낙하는 것이 아닌가?

"그럼 이 내용을 문서로 보낼 테니, 문서로 대답해 주세요."

"OK!"

양측은 그렇게 합의를 봤다. 회의실에서 나오는데 미스터 가지가 나를 부른다.

"앞으로 이런 문제는 미스터 신이 직접 핸들링(Handing)하시오."

김 실장이 나에게 물었다.

"저 사람 지금 뭐래?"

"앞으로 이런 일은 저보고 설명하라고 하네요."

"어쩌면 신 기사는 영어도 잘하냐? 허허!"

김 실장은 즉각 이 사실을 소장님께 보고했다. 소장님이 나를 불러 하시는 말씀,

"앞으로 공사 감독실 관계는 신 기사가 맡도록 해!"

이래서 엄 과장님은 유명무실하게 되었다. 이런 현상은 중동에 나와 있던 거의 모든 현장에서 비슷하게 발생했다고 한다.

그로부터 얼마 후 본사는 모든 영문직 과장님들을 본사로 송환시켰다. 본사 귀국 후 그분들이 어찌 되었는지는 나는 모른다. 단지 들리는 바로는 다른 해외 현장에서도 신입 사원들이 공사 감독 관계 코디네이

터(Coordinator)를 맡게 되는 일이 많았다고 한다. 이 일은 크게 기대받지 못했던 신입 사원인 내가 점차 중요한 위치의 직원으로 떠오르는 계기가 되었다.

Mr,
아바씨

감독관 사무실과의 코디네이터로 일을 바꾸게 된 이후 나의 카운터파트너로서는 '아바씨'란 분이 있었다. 이 사람은 외모는 얼핏 보면 유럽인 같이 생기고 키가 컸으며 이슬람 종교를 가지고 있는 파키스탄 사람이었다. 영어도 잘하는 편인데 인디아 쪽 사람들의 영어 발음 특징인 똑또구르르 구르는 듯한 언어 습관이 있었다.

그 당시 본 공사는 노체 성토를 시작하고 있었는데 사막 지역에서 자라나는 식물(이름은 모르겠으나 우리가 알고 있는 회양목 비슷한 모양의 굉장히 억세고 빳빳한 키 작은 나무들)을 먼저 제거하는 작업으로, 성토 전 본바닥의 벌개제근(clearing and gruffing) 작업을 해야 한다. 모터 그레이더(Motor Grader)로 죽 밀고 나가면 되겠지 했는데, 그것은 우리의 착각이었다.

아바씨는 벌개제근이 끝났는지를 현장 검측을 하면서 그레이더 타이어에 밟힌 작은 나뭇가지 조각도 모두 치우라 했다. 이 넓은 사막에 흩어진 나뭇가지들을 일일이 주워내라는 얘기인데, 이걸 누가 할 것인가? 우리 현장 대부분의 근로자는 주로 중장비 운전원이거나 철근공, 목공 등의 기능공이 주로 있을 뿐, 잡역 인부는 취사장에 몇 명 있을 뿐이었다. 이런 경우에 동아라는 회사에서는 전통적으로 해치우는 능력과 방법이 있다. 그것은 사무실 직원들을 동원하는 것이다. 동 소장님의 '직원 전원 현장으로 집합!' 명령이 떨어졌다.

"자, 일렬횡대로!"

모두에게 두꺼운 가죽장갑이 지급되었다.

"지금부터 떨어진 나뭇가지들을 모두 집어내어 양쪽으로 치운다. 실시!"

잡역에 동원된 직원들은 어느 누구도 거역하지 못하고 땀을 비 오듯 흘리며 나뭇가지 줍기 작업을 오전 내내 했다. 이곳의 온도는 실제로 몇 도인지 모른다. 왜냐하면 모든 온도계의 눈금은 50도까지밖에 없다. 언제 봐도 수은주는 50도에 머물러 있다. 더 이상 올라갈 곳이 없다는 것이다. 생각해 보라. 도로 아래 폭이 평균 50~60m이고 연장이 120㎞이다. 그나마 현장 직원(토목직)들은 이 뜨거운 현장에 어느 정도 적응되었다 해도, 사무실에서 시원하게 앉아 있던 경리, 총무, 자재직 직원들은 단 몇 시간 만에 혀가 빠질 듯 괴로워했다. 그러면서도 아무도 불평하거나 반발하지 않았다.

나 자신도 속으로는 '이거 못 견디겠다. 제기랄! 이딴 짓 하려고 대학까지 나와서 이 꼴이 뭔가? 당장 때려치우고 귀국해 버릴까?'라는 생각을 해 보다가 '아니야, 그럼 그다음은 어쩌려고?' 하는 생각에 이르면 아무 소리 못 하고 소금 땀을 쥐어짜며 푸석푸석 발이 빠지는 사막을 삽삽이 훑어 정리했다. 감독관들은 멀리 자동차를 세워 놓고 우리가 하는 짓을 바라보며 빙글빙글 웃고 있었다. 마치 우리의 모양은 사탕수수밭 노예와 다를 바 없었다. 저들이 손에 가죽 채찍만 들고 있지 않았을 뿐이다.

우리의 정서 같으면 "그만하면 됐어요, 이젠 성토 작업을 해도 좋습니다." 할 것 같은데 이 아바씨라는 놈은 우리 뒤를 따라오면서 한두 개

나뭇가지를 주워들고 우리에게 보라는 듯 흔들며 "No good! No good! Again." 하면서 처음부터 다시 하란다. 이 악질 노예 감독! 이 인간을 어쩌면 좋단 말인가? 아닌 말로 죽이고 싶을 정도로 감정이 솟았다.

기술자적 의견으로도 이 위에 성토고가 적어도 7~8m가 되고 그 위에 보조 기층, 포장층이 올라가는 곳인데 이까짓 회양목 한두 뼘짜리 나뭇가지가 성토층에 깔려 부식한다 해도 토공 구조물에 아무런 영향이 있을 수 없다. 큰 통나무라면 몰라도. 그러나 이건 어디까지나 내 생각일 뿐이고 아바씨는 티끌 하나 없이 그 사막을 청소해 내라는 주문이었다.

"아! 앞으로 이 넓은 사막에서 120㎞나 되는 이 도로를 이런 식으로 공사해야 하나? 이건 내 문제가 아니고 회사적 문제다. 공사를 포기하고 돌아가야 할 것 아닌가?"

이런 생각으로 내 머릿속은 부글부글 끓었다. 주변을 살펴보니 이렇게 분노하고 있는 건 신출내기인 나 하나뿐인 것 같았다. 동 소장님이나 선배 직원들의 표정을 보자 하니 이 정도는 당연히 극복해야 할 과정이라 생각하는 듯했다. 해내야 한다는 그런 의지가 결연해 보였다.

아마도 지금 세대에는 이런 식으로 공사를 해보겠다는 생각도 할 수 없고 할 사람도 없을 것이다. 그러나 그 시기엔 모두가 가난과 고생에 숙달된 사람들이고, 특히 동아라는 회사의 분위기는(회사의 저력이라고도 할 수도 있다.) 그러했다. 어떤 난관도 뚫고 나가야 한다는 의지가 정말 대단했다. 당시 28세인 나도 점점 그러한 회사 풍조에 젖어들면서 다소 무식하게 밀어붙이는 동아인의 정신 무장이 되어가고 있었다. 그로부터 먼 훗날(내가 성장해서 대형 현장 소장직을 역임하면서) 그 당시의 그 기초 다지기가 얼마나 소중한 경험이었는지 알게 되었다. 이런 과정을 겪으면서 드디어 첫 구간 첫 성토 작업이 시작되었다.

현장 소장 당시 내 밑에서 일하던 젊은 직원들은 지금도 나를 가끔씩 찾아온다. 그 친구들 왈, "아이고 신 소장님 밑에서 일할 때가 참 힘들었는데 지나고 보니 참 좋은 경험과 추억이었습니다."라고 말은 좋게 해준다. 그러나 그 친구들은 실로 운이 나빴던 사람들이다.

'왜 하필 나 같은 소장한테 걸려가지고. 생고생들 많이 했지'

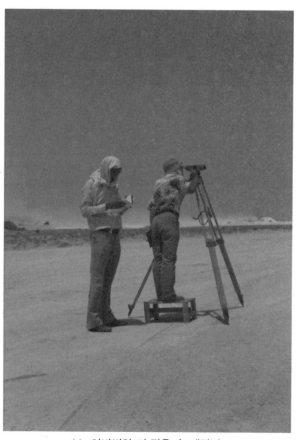

Mr. 아바씨와 키 작은 숲 계장님

노체층 다짐
검측

그 당시 도로 공사의 개념은 이러했다.

> - 측량 성과로부터 원지반과 계획고를 포함한 횡단도를 작성한다.
>
> - 이로부터 도로 폭과 법면(Slop) 끝점(Toe)을 산출한다.
>
> - 이 횡단도의 절성토 면을 계산하여 토량 계산을 한다.
>
> - 측량반은 법면 끝점에 규준틀(일본 용어로 야리가다)을 설치한다.
>
> - 시공 1단계는 벌개제근 후 원바닥을 살수하여 그레이더로 밭 갈기
>   식으로 편편하고 촉촉하게 만든다.
>
> - 2단계는 성토 재료를 운반하여 깔고 살수하고 고루 펴서 다짐한다.

다짐의 1단계는 진동롤러, 2단계는 탠덤롤러, 3단계는 살수 후 타이어 롤러를 사용한다. 이런 단계별 작업은 그 당시 국내에서는 있을 수 없는 귀찮은 절차였다.

한국 내 시공 환경에서 겪어보지 못한 어려움이란 이렇다.

▶ 성토 재료는 노선 바로 옆 사막 모래와 석회질토를 퍼내서 바로 성토에 사용하는데 토취장이 가까워서 좋을 수도 있지만, 이 재료로서는 절대로 다짐도 95%까지 다져질 수가 없다. 입도가 너무 균등하고 커서 내부 공극이 크게 발생할 수밖에 없다.

▶ 노체 성토의 두께는, 시방서에 명시되기를 "다짐 상태로 40㎝를 넘지 않아야 한다."인데 다짐 두께 40㎝를 지키라는 공사 규정은 동아 체질에는 절대 맞지 않는 조건이다. 당시 한국적 건설 공사 현장에 숙달된 현장 시공팀은 층다짐 40㎝라는 지침을 너무나도 쉽게 간과하고 말았다.

"야들아, 40㎝가 뭐꼬? 미쳤나? 두툼하게 부어라!"

그래서 덤프트럭이 흙을 싣고 성토장(스테바)에 들어오면 덤프가 쏟아 놓는 간격 조정을 흙무더기가 이루는 경사 끝이 닿을락 말락 할 정도로 해야 하는데 현장 십장은 "오라이, 오라이, 스톱, 올려!" 했다.

확 흙이 쏟아져 내렸다. 한 대의 트럭이 쏟아내는 흙의 양은 약 7~8㎥쯤 되었는데, 이 흙무더기를 얼마나 붙여서 쏟아붓느냐에 따라 성토 두께가 결정되는 게 현장의 기술이다. 두께 40㎝는 안중에도 없다. 덤프가 후진할 만큼 유도해서 두툼하게 받아서 다지면 그 두께가 60~70㎝는 되었다. 흙을 붓고 다지는 것까지는 우리 자유지만 성토와 다짐이 끝나면 다음 층을 올리기 전에 검측을 받아야 했다. 아바씨가 레벨기를 들고나와서 성토 두께를 측정하면 우리가 얼마나 두껍게 깔았는지가 확연히 계산으로 나타났다. 그의 결론은 간단했다. "깎아 내어라!"이다. 확실히 40㎝로 맞추어 놓고 다시 검측하자고 했다. 동아맨들은 대꾸했다. (한국말로)

"개새끼 웃기네. 그냥 다시 부어! 2층 성토해!"

우리는 검측에 불합격됐음에도 불구하고 그 위에 또다시 흙을 붓고 다지고 또 검측해 달라고 했다. 이번에는 검측 결과 1~2m 되는 곳까지도 있었다. 아바씨는 아연한 표정으로 나를 쳐다보았다.

"헤이, 미스터 신, 동아는 미친 거 아냐? 너희들 왜 이래? 내가 그냥 넘어갈 것 같아? 처음 상태로 돌려놔!" 하고는 감독 사무실로 돌아갔다.

그는 다음날 문서로 지시해 왔다.

"현시점에서, 컨설팅 측에서는 당신네 공사 진행을 중단할 것을 지시한다. 소장을 포함해서 전 직원은 우리가 진행하는 교육 프로그램을 이수하고 공사 재개할 것, 만약 지금 같은 방식으로 일을 계속한다면 이 공사는 계약이 파기되거나 기성금 지급을 절대로 하지 않겠음."

우리는 이럴 때 한국 분위기가 그리워진다. 한국에서는 이런 문제가 생기면 하는 방법이 있다. "봐 달라고". 봐달라는 구체적 다른 방법도 있다. 어떻게?- 요정, 룸살롱, 봉투, 등등. 그런데 여기서는 통할 방법이 없었다. 영어로 봐달라고 하면 뭐라고 해야 할까? "Help me!"라고 한다면 이렇게 대답하겠지?

"그래 우리는 당신들을 돕고 있는 거야, 그러니 제발 기술 시방서를 공부하고 그것대로 해, 그렇게 하면 우리는 너희들에게 이런 식으로 안 해요, 이해가 갑니까?"

우리 동아맨들은 조금씩 조금씩 국제적 규칙에 눈이 떠갔다. 옳다! 시방서대로(정말 귀찮고 성가셔도) 해가는 것만이 이 공사를 제대로 빨리하는 지름길이란 것을 깨달아 갔다.

성토된 흙을 깎아 내기로 했다. 지금까지 흙을 퍼서 날라 정성껏 퍼서 다져놓은 노체 구조물을 다시 불도저의 리퍼(Ripper)를 깊이 넣어 갈아서 긁어냈다. 노체 성토장이 반대로 토취장이 되었다.

휠 로더(Wheal/Looder)와 트랙로더(Track/Looder)가 또다시 덤프트럭에 흙을 싣고 도로 밖 100m 지점에 흙을 퍼다 버리기를 며칠간 하여 겨우 다시 원지반(G.L)까지 내려갔다. 이제부터는 레벨링(Leveling)을 해야 하는데, 성토고 확인을 아바씨와 내가 층마다 같이 해야 한다. 전 구간을!

성토고 확인 작업

1) 레벨기 한 대를 세워 놓고 측량 보조 세 명이 먼저 TBM(높이기준점) 후시 해서 기계고를 만들어 놓고 체인마다 좌우 노견점, 중심점까지 3점을 시준하여 지반고를 계산한다. 두 사람이 번갈아 시준하여 각자 자기 야장에 적어서 대조한다.

2) TBM은 측점 한쪽으로 100m 간격으로 설치되어 있다.

"후시(Back Sight)하고, IH(기계고) 잡고. 자, 앞으로!"

측조들 세 명은 각자 자기 위치로 뛰어간다. 이걸 지금 말로 표현하자니 이 정도인데 이 뜨거운 사막에서 한 지점을 두 명이 번갈아 보고 독치를 각자 기록해서 서로 확인한다는 것은 무척이나 짜증나는 일이었다.

시공팀에서도 이제는 무리하지 않고 성토고 40㎝를 맞추려고 애를 쓴 덕분에 대략적으로 검측에 통과할 수 있는 수치가 나오고는 있지만, 미스터 아바씨는 40㎝에서 10㎝만 높아도 재시공하라고 하는 바람에 너무 속이 상했다.

"헤이, 미스터 아바씨, 이 넓은 현장에서 어떻게 10㎝ 이내에서 맞춰 낼 수 있나? 그 정도는 넘어가 주라." 했더니 "그건 당신 회사가 시공 능력이 없다고 하는 소리다. 나는 눈감아 줄 수가 없다."라고 단호히 말했다. 그때부터 나는 아침 출근하자마자 그날 검측 장소에 대해 내가 먼저 예비 검측을 했다. 그러면 어느 점이 얼마나 높이 되었는가를 판단하고 측점에 빨간 댕기 표시를 해 놓고 그보다 몇㎝ 낮은 곳을 찾아 스타프를 세우면 아바 씨는 속아 넘어갔다.

'아! 이거구나.'

이제 아침 일찍 예비 검측하는 것이 나의 일과가 되었다. 어떤 측점은 너무 평평해서 스타프를 옮겨 세울 자리가 없을 때가 있다. 이때는 스타프를 몇 각도 정도를 뒤로 눕히면 독치가 위로 올라가기 때문에 현 G.L이 낮게 판단된다. 나의 측량 보조원과 얼마를 기울여야 되는지를 공터에서 연습해서 스타프 뒤쪽에 표를 붙였다. 예를 들면 12㎞+550 지점 우측 점은 10㎝가 높다 해주면 숙달된 나의 보조원은 10㎝에 맞게 슬쩍 기울여준다. 또한 높혀야 할 때도 있는데 이때는 보조원 안전화 구두코에 올리거나 알맞은 돌멩이를 준비해서 바닥에 떨어뜨려 놓고 올려서 아바씨를 속여 나갔다.

그런데 한 번은 들켰다. 아바씨가 레벨기를 들여다보더니 킬킬 웃는다. "미스터 신 이거 한번 봐라. 웃긴다." 해서 내가 들여다보니 보조원 구두코에 스타프 올려놓은 것이 훤히 보이는 것이다. 아바씨가 하는 말이, "헤이, 신, 이거는 내가 못 본 것으로 한다. 속이려면 제대로 해라!" 하고 말하였다. 나는 부끄러워서 얼굴이 빨개졌다.

"미스터 아바씨! 미안합니다. 그리고 부끄럽습니다. 그런데 나는 너무 힘들고 피곤합니다. 조금만 이해해 주세요."라고 공손히 말하니 그 일은 없는 것으로 넘어갔다.

아마 그분은 내가 자기를 속이고 있다는 것을 벌써 눈치채고 있었던 것 같다. 그런 중에서 이미 성토해 놓은 구간을 다시 깎아 내고 재시공하는 구간이 여기저기서 나타났는데 시공팀 직원들은 마치 내가 검측을 잘못 받아서 재시공된 양 엄청나게 불만을 내게 쏟아냈다. 나도 속상하긴 마찬가지였다. 물론 그 시공팀 기사들도 검측을 잘못해서 이런 결과가 되풀이된다고 생각하지는 않지만, 그러나 누구라도 정성껏 시공해 놓은 것을 허물고 다시 만드는 일은 화가 나기 마련이었다.

누가 이런 시험을 했단다. 어느 잡역 인부에게 땅파기 가로 1m×세로 1m에 깊이 1m를 파라고 했다. 인부는 그 일이 끝나고 하루 노임을 받아 집에 갔다. 다음날 그 인부에게 오늘은 그 구덩이의 흙을 메꾸라고 했다. 인부는 지시대로 흙을 메웠다. 그리고 노임을 받고 퇴근했다. 그러기를 3일째, 그 인부는 더 이상 인내하지 못하고 그 현장을 떠났다 한다.

어쨌든 하루 일당 받는 것은 무슨 일을 하든 똑같다. 사명감이 필요한 일도 아니다. 그러나 똑같은 일을 되풀이한다는 것은 그 일을 해내는 사람에게는 인내할 수 없다는 심리적 실험이었다.

우리 현장의 상황이 그랬다. 그러나 우리 직원과 기능원들은 참으로 신통할 정도로 잘 참고 견디어 냈다. 그러면서 우리는 한국식으로(특히 동아식으로) 무턱대고 퍼부어서 모양을 만들어내는 그런 건설 문화에서 설계대로 시방서를 따라서 공사하는 것만이 이 일을 끝내는 지름길이란 걸 깨달아 갔다.

실험실
서 기사

/

　성토가 완료되면 성토 두께를 레벨 측량 기법으로 검사받고 이 검측에서 합격되면 실험실로 넘어가서 '다짐도'를 측정하게 된다. 그리고 다짐도 측정에서 합격하면 그 상태까지 완성분으로 인정되고 거기까지 공사비(기성금)를 신청하게 된다. 또한 그 위쪽으로 또 한 층의 성토 작업을 허가받게 된다.

　지금부터의 이야기는 다짐도 검사를 받는 우리 실험실 이야기다. 흙의 다짐도라 함은 흙과 자갈이 섞어진 토공 구조물이 얼마나 완벽하게 다져졌는지를 밝혀내는 실험 방식이다. 실험실 실내에서 표준적 방법으로 다짐 실험 틀 속에서 완벽하게 다져진 상태를 100%라 기준하고, 현장에서 다져진 흙을 동일 부피를 채취하여 완벽 다짐된 것과 현장채취 시료의 무게를 비교하는 것이다.

　현장 시공은 주로 모래로 이루어진 성토 재료를 롤러(Roller)로 눌러 다짐을 한다. 실험실에서의 다짐 경우에 비하여 무게의 비가 95% 나오기 사실상 어렵다. 그렇다고 롤러 다짐을 더 무겁게 더 많은 횟수로 다진다고 다짐도가 좋아지는 것이 아니다. 토질 공학을 공부하신 분이라면 공극을 거의 제로(zero)화하고 함수비가 적절하여 과다짐 되지 않은 상태가 최적의 다짐도란 것을 잘 아실 것이다.

우리 공사의 감독관 측은 이런 설명은 들으려고 하지도 않았다. 오로지 "시방서에 명시된 들밀도(Field density) 95%를 만들어내어라."이다. 이 기준에 못 미치면 재공사 또는 공사 중지를 명한다. 상황이 그러니 층다짐 두께 검측을 어렵게 합격했어도 다짐도 시험에 합격이 안 되면, 이미 시공된 토공 층을 다시 철거하고 재시공해야 한다. 이렇게 까다롭게 공사해 나가자면 이 공사는 몇십 년이 걸릴 것이다.

이 시점에서 우리 실험실 서 기사는 절묘한 기술적 속임수를 쓰기 시작했다. 그 실험실 인부들이 현장에서 시료 채취할 때 대추알 만한 돌멩이 두세 개만 시료에 넣으면 무게가 충족되어 실험 결과에 합격하는 것이다.

실험실 감독원(Inspector)은 이런 걸 아는지 모르는지 조금 떨어진 장소에서 자동차에 걸터앉아 서 기사와 어쩌구저쩌구 잡담하는 사이에 우리 실험실 아저씨들은 소매 끝에 미리 준비한 돌멩이 몇 개를 아주 자연스럽게 시료통에 넣고 실험실로 돌아온다. 그 시료를 오븐에 넣어 건조시키고 그 무게를 계측하면 틀림없이 합격 점수(95% 이상)가 나왔다. 현장에서 시료를 채취하는 동안 시료 통에 돌멩이 몇 개 넣으면 이미 합격은 확실한 것이다. 이렇게 해서 '다짐도' 검사는 계속 통과되니 '높이 검측'은 신 기사가 '다짐 검사'는 서 기사가 맹활약하는 태평성대가 다가왔다.

하지만 이 기간이 꽤 길어지니 감독관들도 서서히 의심하기 시작했다. 급기야는 시료 채취할 때 바로 코앞에 털썩 주저앉아 우리가 작업하는 손놀림을 일일이 감시했다. 그러나 실험실로 돌아오는 차 안에서 시료 통을 몰래 열고 잽싸게 돌멩이를 넣는다. 또 합격이었다.

그러자 그들도 더욱 단수를 높였다. 현장에서 닫은 시료 통 뚜껑에 마스킹테이프를 붙이고 매직펜으로 사인해서 봉인했다. 실험실에 도착해서는 뚜껑 사이를 확인하여 건조 오븐에 직접 넣고 오븐 문짝에도 테이프를 붙여 사인하여 봉인했다. 다음 날 아침 봉인 확인하고 오븐을 열고 건조 시료를 꺼내어 자기가 보는 앞에서 무게 측정을 했다. 이쯤 되니 또 다시 불합격 사태가 시작됐다. 현장은 다시 올스톱됐고 감독원들은 본격적으로 우리를 의심했다.

그런데 우리 실험실 서 기사는 정말 대단했다. 이제부터는 더욱 한 수위로 올라갔다. 깜깜한 한밤중 실험실 문을 열쇠로 열고 서 기사는 실험실로 잠입했다. 작은 플래시를 들고 오븐 문짝을 조심스레 열어 돌멩이 세 개를 던져 넣고 살그머니 숙소로 돌아왔다. 다시 합격이 나오기 시작했다. 그러던 어느 날 감독자들은 실험실 출입문까지 봉인하였는데, 우리의 용감한 서 기사, 퇴근 시 창문 한 개를 걸지 않고 퇴근했다가 한밤중 창문 넘어 실험실로 잠입하기를 몇 주간이나 했다. 또다시 합격이 나오기 시작한 어느 날, 서 기사는 어두운 실험실 창문을 열고 잠입했는데 그 안에 잠복 중이던 감독관 두 명과 기가 막힌 해후를 하고 말았다. 주 감독은 노발대발하며 동아 같은 큰 회사가 이런 소매치기 수법까지 쓴다며 서 기사를 당장 해고하라고 지시했다. 이때 우리의 호프 120㎏ 체중의 거구 동 소장님은 주 감독(미스터 가지)에게 가서 너털웃음과 능숙한 영어로 말했다.

"아, 이놈들이 내가 공사 진행이 안 된다고 야단을 치니까 어찌해 보려 하다가 이런 짓까지 한 모양이오. 미안합니다. 나는 전혀 몰랐다니까. 어쨌든 미스터 서는 해고하겠소이다."

이래서 서 기사를 약 100㎞쯤 떨어진 다른 현장에 임시 유배를 보내고 이 사태는 이쯤에서 마무리되었다. 원칙대로 시행하는 다짐 시험이 합격될 리가 없으니 현장은 다시 올스톱 되고 말았다. 이쯤 해서 실력파임 부장님이 한 가지 건의를 했다.

"Field Density 방식은 사질토에 적합하지 않다. 그러므로 '상대 밀도 방식'으로 바꾸어야 한다."

끈질긴 설득과 문서, 기술 싸움으로 결국 사우드 컨설트로부터 상대 밀도 방식으로 승인이 났다. 그 이후로 속임수 쓸 일도 없이 평화롭게 다짐도 합격이 나오니 이쯤 해서 서 기사는 조용히 제자리로 돌아왔다. 이런 난관을 헤치고 현장 작업이 어느 정도 정상 궤도에 진입하고 있을 무렵 첫 '라마단' 시즌이 다가왔다.

라마단

/

　'라마단' 기간이란 이슬람 국가에서 우리식 월력으로 하자면 늦은 봄 쯤 약 한 달간 금식, 금욕, 금연하는 기간이다. 대부분 상가는 오전까지만 영업하고 오후에는 모두 철시하여 온 도시가 썰렁해졌다. 직장도 오전 근무만 한다.

　그들의 금식 규칙은 이렇다.

　"흰색과 검은색을 구별할 수가 없을 때(밤 시간)는 먹어도 좋다. 노인, 임산부, 환자, 10세 미만의 어린이는 먹어도 좋다."

　이것이 그들의 일반적 규칙이다. 이런 규범은 '히디스'라고 하는 마호메트 언행록(마호메트가 성장하고 결혼하고 살아온 기록)에 기록된 내용을 실천하는 이슬람 신도들의 필수 생활 지침이라고 했다.

　나는 이 기간 그들을 약간 의심스러운 생각으로 관찰했다. 인간이 약한 달간을 먹지 않고 견딜 수 있을까 하고 말이다. 라마단이 시작되니 감독원들은 전원 휴가를 떠나고 현장에는 동아 사람들만 남았다. 이 시기에는 원칙적으로 우리도 일하면 안 된다. 그러나 우리 정서로서는 한 달간 밥만 먹고 놀 수는 없었다.

　그러던 어느 날 나는 감독관 사무실이 궁금하여 별생각 없이 문을 열고 들어가 보았다. 주 감독관인 미스터 가지의 방이 빼꼼하게 열려 있는 것을 보았다. 가까이 가보니 미스터 가지가 자리에 혼자 앉아 있었다. 웬일이지 하고 노크를 '똑똑!' 하자, 미스터 가지는 황급히 뭔가를 감추었다.

"하이 미스터 가지! How are you? Why you here?" 하며 들어섰다. 아마도 그 사람은 무슨 할 일이 있어서인지 휴가를 제때 떠나지 않고 있었던 것 같은데, 남몰래 빵과 물, 과일을 먹다가 나에게 들킨 것이다. 그는 황급히 책상 서랍을 닫고 입을 닦으며 내게 "I'm sorry!" 했다.

나는 "왜 당신이 나에게 미안해하냐? 배고프면 먹는 게 당연한 게 아닌가? 미안할 것 없으니 마저 드시라." 했더니 그는 나를 빤히 바라보면서 "정말 그렇게 생각하느냐?"라고 물었다. "그래, 나는 그렇게 생각한다. 그리고 지금 내가 본 것은 아무에게도 말하지 않겠다." 하니까 그는 "고맙다."라고 대답했다.

그런 일이 있은 후 그는 휴가를 떠난 것 같았다. 현장은 조용했고 우리는 뭔가 일을 해야만 했는데, 이런 시점을 맞이하여 골수까지 동아인이신 우리 소장님의 명령이 떨어졌다.

"자! 이제 마음껏 가져다 붓고 공사를 해봐. 내가 책임진다. 특히 계곡 부분같이 어려운 지형에 집중해서 공사를 끝내버려! 지놈들이 와 보면 놀라겠지. 괜찮아, 마음껏 해봐!"라고 지시하였다. 우리는 소장님의 말씀이 곧 신의 명령이라 생각하고 성토 두께 40㎝에 울고 웃던 일도 다 잊어버리고 덤프트럭, 스크레이퍼 모두 동원해서 정말 마음껏 미친 듯이 노체 시공을 했다. 이런 식으로 퍼붓는 공사는 실로 동아의 대단한 특기였다. 한 달 정도 이런 식으로 퍼부어 놓으니 도로 모양이 거의 완성된 듯 보였다.

드디어 라마단 휴가가 끝나고 감독관들이 돌아왔다. 그들의 표정은 정말 아연하게 놀라고 있었다.

"어때? 그동안 우리 일 많이 했지? 보기에 어때?"

자랑스럽게 말하였다. 그런데 아바씨의 생각은 달랐다.

"당신들 미쳤어?(Are you crazy?) 먼저 검측 받았던 형태로 모두 허물어 버려! 왜 또 이런 짓을 했을까? 이해가 안 되네."

소장님과 몇 명이 합의도 해 보고, 봐달라고도 해 보고, 배짱 싸움도 해 봤지만 어림도 없었다.

"자! 내일부터 다시 파내서 밖으로 옮겨라!"

한 달 동안 죽어라 하고 움직였던 중기비, 인건비 모두 헛것이 되었다. 이미 거의 만들다시피 한 도로를 다시 부수려니 참으로 기가 막힐 일이다.

내가 입사하기 전 동아는 대규모 토공사(예 : 장성댐, 여의도 매립 공사 등)에서는 성토 두께라든가 다짐도라든가 그런 것에는 염두에 두지 않고 엄청난 물량을 날라다 쏟아부어서, 기적 같은 결과를 이뤄내는 "전설의 용사들"이었지만 여기서는 형편없이 날개가 꺾이는 아픈 경험을 겪는 순간이었다.

그때부터 하는 해체작업도 전쟁같이 해치웠다. 야간작업은 밤 10시에 끝나는데 숙소에 들어오는 시간이 10시가 아니라 맹렬히 움직이는 장비가 딱 멈추는 시간이 10시였다. 정각 10시에 장비를 스톱한 후, 한켠으로 일렬로 줄 맞추어서 운전실 문 잠그고 운전자들은 개인용 물통을 들고 하차한다. 곧이어 퇴근 차에 승차해서 숙소로 돌아오면 10시 반, 씻고 잠자리 들면 11시였다. 다음 날 아침 기상 시간은 5시였다.

이러한 근무 형태는 동아건설 어느 현장을 막론하고 오래전부터 내려오는 회사 풍습(회사문화)이었다. 장비 운전원도 그렇고 현장 기사도 그렇고 수중 잠수부도 그랬다. 잠수복 갈아입고 물속에서 머리만 내놓고 담배 한 대 피우다가 6시 땡하면 잠수경을 내려쓰고 마우스피스를 물고 물속으로 들어간다. 이런 게 '동아'였다. 이런 식으로 일하고 2주에 1일 씩 휴일을 주었다. 나 자신도 정말 죽고 싶을 정도로 피곤했다. 누군가 이런 소리도 했다.

"이북에서 했다는 천리마 운동도 이 정도를 능가하지 못했을 것이다."

2주에 하루 노는 날 전야는 밤 10반에 숙소에 와서 다른 날보다 샤워도 길게 하고, 2주간 밀린 빨래도 해서 널고, 어영부영하다 보면 12시였다. 또 괜스레 옆방도 놀러 가고, 누군가 감춰 놓은 술이 있으면 한잔 얻어 마시고 핑 돌아서 쓰러진다. 나는 내 동기이자 룸메이트인 김기모 기사와 숙소 앞에 세워 놓은 트럭 위에 올라가 어두운 사막 하늘을 쳐다보며 담배 한 대씩 피웠다. 그렇게 젊은 시절을 불태운 동아건설은 실로 내게는 모교 같은 존재였다. 그 후 다른 회사를 몇 군데 옮겨 다니면서도 나는 내가 '동아인' 출신이란 걸 자랑스럽게 생각했다.

도로 해체작업도 놀랍게 빨리 진행되어 이전에 승인받았던 형태까지 눈부시게 해치웠다. 또다시 노면 정리하고, 살수하고, 진동 롤러로 다지고, 마카담 롤러로 다지고, 다시 살수하고, 타이어롤러로 다짐하고, 레벨 검측 받고, 다짐도 검사받고 해서 감독관들이 휴가 가기 전까지의 모습이 되었다. 참 안타깝고 한심하고 이게 뭔 짓일까 회한도 들었다. 기능직 아저씨들의 월급을 만들어주기 위해서라도 야간작업을 돌려야 했다.

측량 보조원들은 밤에 사무실에서 측량 성과 정리도 일부러 가르치면서라도 시켜야 했고, 그나마도 일이 없으면 식당에 보내서 식재료 다듬기라도 시킨다든가, 혹은 화장실 청소라도 시켜야 불만이 없었다. 야간작업을 쉬게 하는 것은 그들을 쉬게 하는 것이 아니라 국내로의 송금액이 줄어드는 고문이 되었다.

아침에 현장 출근하면 운전원들은 어젯밤 일렬로 세워둔 장비에 올라가서 보닛을 열어 "엔진오일! − 이상없음!"을 복창한다. 꼭 기계화 군부대의 훈련 장면과 같았다.

중기 조장이 명령했다. "탑승!"하면 "탑승!" 복창하고 운전석으로 들어갔다. 부릉부릉, '로더(Leader)'의 첫 삽을 번쩍 들어 올리는 시각이 정각 6시였다.

사막의
일상

/

점심시간이 되면 로더(Loader)의 버킷을 바닥에 내려놓는 시간이 낮 12시다. 장비 정렬은 하지 않고 모두들 아침에 타고 온 자동차로 다시 캠프 식당으로 향했다. "빨리 가서 점심 먹고 쉬어야지!" 하는 생각에 차는 속도를 낼 수밖에 없다.

경험 있는 사람들은 잘 알겠지만 차 사고가 가장 많이 나는 시간대가 바로 이때다. 사우디 도로에서 사고가 나면 부상이 없다고 한다. 전원 사망이기 때문이다.

원유 탱크 트레일러나 송유관을 가득 실은 대형 차량들이 150㎞ 이상의 속도로 달리면 옆으로 교행하는 경량차나 버스 등은 차체가 휘청한다. 핸들을 놓치거나 하면 그대로 참사가 일어난다. 운전도 서툰 사람들이 차량을 몰고 1분이라도 빨리 가려는 그 틈바구니에서 우리들은 목숨 걸고 달리는 것이다. 나도 일본산 토요타 랜드크루저 지프형 사륜 구동차를 지급받았다. 성능이 좋았다. 지붕은 없고 천막 천으로 덮인(일본식 명칭으로 '호로차') 차였는데 이 차에 나의 일을 돕는 측량 보조원 네 명과 중기 운전자 몇 명이 더 타면 제법 차량이 묵직해진다.

이들을 태우고 현장 캠프 식당까지 갈 때면 신경을 바짝 세우고 운전을 했다. 앞에 대형차가 마주 오면 교행 간격을 가급적 멀리 띄우고 조심스레 스쳐 갔다. 그럼에도 핸들대가 휘청, 아찔함을 몇 번이나 경험했다. 중식 시간은 12~2시까지이므로 오후 2시에 다시 작업을 시작한다. 그러므로 재빨리 점심을 먹고 방으로 들어간다. 오전 내 켜져 있는 에어컨 때문에 방안은 싸늘한 냉장고에 들어가는 것 같다. 우선 시원한 것이 너무 좋아서 온몸에 소금이 버석버석 하는 것도 잊은 채 침대에 쓰러져 잠시 꿀맛 같은 오침을 즐긴다. 더러는 이렇게 급하게 준비 없이 휴식을 취하다가 '냉방병'에 걸린 사람이 부지기수다. 무지하게 부지런한 사람은 냉방병에 잘 걸리지 않는다. 아무리 낮잠의 유혹이 있어도 일단 발가벗고 간단히 맹물 샤워라도 한 후 담요를 덮고 잠깐이나마 여유 있게 휴식을 취하는 사람들이다.

오후 2시 10분 전, 숙소의 복도 한복판에 걸린 전기 종이 사정없이 울려댄다. 따르르르릉!

"자! 일어나세요. 일터로 나갈 시간입니다.!!"

잠결에 멀리서 목소리가 들려온다. 현장 지휘자 정 차장(OK차장)님 목소리였다.

"아! 졸려…. 죽고 싶다"

모두가 똑같은 심정들이었다. 그러나 일제히 기상해서 작업복 추슬러 입고 안전모를 들고나온다. 약 두 시간을 옥외 주차해 놓은 차량은 문을 열고 들어가기가 겁난다. 사우나도 이보다는 덜 뜨거울 것 같다. 그러나 모두는 아무 소리 않고 체념한 듯 다시 자동차를 탄다. 핸들은 뜨거워 맨손으로 잡을 수가 없다. 장갑 끼고 소매가 긴 옷을 소매 끝의 단추까지 채우고 머리에는 중동인이 쓰는 흰 헝겊을 덮고, 안전모 쓰고, 들통만큼 커다란 물통을 들고 자동차에 올랐다. 선글라스를 써도 눈이 부시고 벗으면 앞이 안 보였다.

직원들 차에는 에어컨이 없었다. 그러나 창문을 모두 닫아야 한다. 창문을 열면 밖에서 들어오는 공기가 훨씬 더 뜨거워 숨이 턱턱 막힌다. 이렇게 약 30분을 달려가 현장에 도착하면 중기원은 장비로 가고, 나는 측량기를 세우고, 측조원들은 '스타프'를 들고, 모두 자기 위치로 가서 다시 일을 시작했다. 현장은 다시 윙윙거리는 중장비의 엔진 소리로 가득해졌다.

덤프트럭, 스크레이퍼, 불도저, 물차, 롤러, 그레이더들이 기막힌 규칙을 따라 일사불란하게 움직인다. 모래언덕 위에서 이 광경을 내려다보면 '롬멜의 전차 군단이 이랬을까? 남자 직업 이만하면 천군만마를 움직이는 대장군 못지 않느냐?' 이런 생각도 실없이 해 보았다.

이미 쌓아놓은 노체를 해체하는 것은 검측도 실험도 없으니 일사천리로 해체해 나갔다. 불과 2주 만에 라마단 이전 상태로 돌아왔다. 이제부터는 해체에서 성토로 작업을 전환해야 하는데, 아바씨가 나에게 말하기를 "이제는 정말 정확히 시공하고 검측도 정확히 할 테니 잘 따라오라!" 이렇듯 선전 포고와도 같은 말을 하는 것이다. 이 시점에서 우리 소장님은 나에게 '밀명'을 내렸다.

"이제부터는 자네가 레벨링으로 기술적 눈가림을 해보라."라는 것이다. 나는 이런 계획을 세웠다.

첫째, 아바씨에게 검측 신청을 하기 전에 내가 먼저 모의검측을 한다.

둘째. 모의검측 결과를 판단하여 높여야 할 측점과 낮추어야 할 측점을 미리 계산하여 측량 보조원에게 그 수치를 알려 준다.(스타프 뒤쪽에 쪽지를 붙여서)

셋째. 숙달된 나의 측조원은 스타프를 기울이거나 조금 낮은 자리에서 세우거나 안전화 구두코 위에 세우거나, 또는 준비한 돌멩이 위에 올리거나 하는 수법으로 내가 주문한 높낮이를 스타프의 조작으로 맞추어 낸다. 하지만 이런 방법으로 속일 수 있는 것은 10㎝ 미만의 고저 차이고 어떤 경우는 오늘 검측 받아야 할 전 구간(보통 4~5㎞)이 40㎝ 이상 60㎝ 정도를 웃도는 이미 과성토된 구간에서는 써먹을 수가 없었다.

이럴 때는 TBM(높낮이기준점, 200m 간격으로 도로 옆에 설치되어 있음)을 50~60㎝씩 높이는 것이다. 그러면 후시하는 순간 기계고는 그만큼 높아지게 된다. 이것도 아침 출근하자마자 예비 검측하고 판단하여 TBM을 옮기거나 다시 만든다.

기존에 있는 진짜 TBM은 모래로 파묻어서 '위장'도 해야 했다. 이런 식으로 나와 아바씨는 검측 작업을 시작했는데 나의 눈부신 속임수로 잘도 속아 넘어가 주었다. 그 사람을 속일 준비를 모두 끝내고 검측 청구서를 만들어 들고 그의 사무실에 갔다.

"헬로! 미스터 아바씨, 굿모닝? 현장 나갑시다." 하고 리퀘스트 페이퍼(Request paper)를 내밀면 그이도 명랑하게 굿모닝 미스터 신! 오케이 현장에 갑시다." 하면서 내 차에 오른다.

그와 나는 서로 미워하면서도 점차 친해져 갔다. 지금 생각하면 그는 내가 자기를 묘하게 속인다는 것을 알면서도 슬쩍 속아 준 것이 아닌가 하는 생각이 든다. 내가 그 시절을 생각하면 그가 생각나듯이 아마 그 사람도 지금쯤 자기네 나라에서 엄청 노인네가 되어 그 옛날 사우디에서 나와 일하던 기억을 할 것 같다.

측량 검측은 나의 이런 노력으로 잘 진행되었고, 다짐도 실험은 "상대 밀도 방식"으로 전환된 상태이므로 모든 일이 별 탈 없이 잘 진행되었다. 이제야 이 현장이 개소된 지 약 6개월 만에 다행스럽게도 정상적 궤도에 진입하여 효과적인 시공이 진행되어 갔다.

매일 돌아눕는
낙타 사체

/

　우리가 생활하고 있는 현장 캠프는 사무실, 숙소, 식당, 강당, 실험실 등이 널찍한 부지에 여유롭게 자리 잡고 있다. 큰 정문(Main Gate)은 캠프 앞을 지나는 포장도로 방향 쪽으로 만들어져 있었다. 매일 아침 이 게이트(Gate)를 나가서 좌회전하고 포장도로를 한참 가다가 삼거리에서 또 좌회전하면 일하는 현장으로 향하게 된다.

　그런데 이 도로 옆에 언젠가부터 차에 치여 죽은 것 같은 낙타 한 마리가 사체가 되어 버려져 있는 것을 보았다. 그런데 참으로 이상한 것을 우연히 발견했다. 어제 보았을 때는 분명히 오른쪽으로 고개를 두고 엎드린 자세였는데, 오늘 보니 왼쪽으로 고개가 돌아가 있는 것이 아닌가? '야! 이건 정말 이상한 일이다. 확인해 봐야지 지금은 출근길이니 퇴근길에 확인해 봐야겠다.'하고 마음먹었다.

　퇴근 시간이 되었다. 내 보조원들은 나보다 훨씬 더 궁금해하였다. 도로를 내려서 천천히 죽은 낙타 옆으로 차를 몰았다. 이 낙타는 이곳에 죽어 버려진 지 며칠이 지난 것 같았다. 동물이 썩는 냄새가 진동했다. 그래도 궁금하여 가까이 가서 죽은 낙타를 자세히 들여다보았다.

　'어? 이거 왜 이렇지?'

낙타의 눈꺼풀이 위아래로 오려져 있었다.

'아! 이거였구나!'

낙타의 속눈썹은 참으로 길고 예쁘게 생겼다. 이건 우리 아저씨들의 소행이 틀림없을 것이다. 낙타의 속눈썹 고리(링)는 한국인 아저씨들이 좋아한다. 암 여우의 성기를 오려 말리듯 낙타 속눈썹 고리를 오려 말리면 오징어포 비슷하게 빳빳해지지만, 이것을 물에 담가 놓으면 아주 부드럽게 퍼진다. 이것을 남자 성기 귀두부에 끼우고 섹스를 하면 여성 파트너가 이 새로운 자극을 그렇게 좋아한다고 한다. 당시 중동에 있던 모든 분에게 이걸 물으면 말을 안 해서 그렇지 이런 내용을 다 알고 있다.

내 보조원들도 금방 알아차렸다. 그리고 달라붙어 낙타 머리를 반대로 홱 돌렸다. 아! 이쪽도 잘라갔구나, 또 누군가가 이렇게 반대로 뒤집어 놓겠지? 우리들은 허허 웃으며 돌아왔다. 이 낙타 속눈썹 고리는 중동 지역 공항 면세점에서도 살 수 있었는데 전문가의 손으로 예쁘게 포장되어 과히 비싸지 않은 가격이었던 것 같다. 그것은 귀국길에 선후배 친구들에게 좋은 선물이 되었다.

그 낙타의 시체는 그로부터 며칠간 더 좌로 우로 도리도리를 하더니 약 10일 후엔 하얀 백골만 남은 꼴이 돼 버렸다. 이 건조한 사막에서는 큰 동물의 사체가 분해되어 뼈만 남는 기간이 그렇게 짧다는 사실도 알게 되었다.

청마 유치환 시인의 '생명의 서'가 생각나는 대목이다.

입사 동기생
김기모 기사와 헤어짐

/

　이때쯤 우리 현장이 1차적으로 수주한 담맘-호푸프 구역 4차선 고속도로 공사 외로 호푸프-우케어 간 2차선 고속도로 74㎞가 추가로 수주됨에 따라 나는 A 분소로, 김 기사는 B 분소로 근무지가 확정되었다. 졸업 동기이자 입사 동기이고 이곳에 와서 본소 캠프에서 룸메이트로 쭉 같이 지내던 김 기사와 이 사막을 건너 저편 해변에 있는 우케어 B 분소로 서로 헤어지니 몹시 섭섭했지만, 나나 김 기사나 모두 씩씩했다. 김 기사는 자기 차에 짐을 싣고 혼자 사막을 건너갈 때 "어이! 신형 잘하소!" 간단한 인사말 한마디를 남기고 출발하였다.

　'우케어'란 도시는 도시랄 것도 없는 사멸된 동네로서, 그 옛날 아라비아 대상들이 머물렀던 숙소 건물 하나가 덜렁 유적으로 남아있는 바레인만 바닷가의 조그만 촌락에 불과한 곳이다. 옛 아라비아 상인들이 낙타를 몰고 통과했던 그 사막길에 이제 우리가 현대식 도로를 뚫는 작업을 할 것이다.

　착공 전 노선 답사할 때 사륜구동차 한 대에 물과 비상식량, 담요, 삽 등을 싣고 끝도 보이지 않는 사막을 횡단하여 우케어에 당도했다. 이 험하고 긴 노선을 우리가 고속도로를 만들어내야 한다고 생각하니 막막하기도 하고 한편으로는 어떤 의미의 기대감에 가슴이 뛰기도 했다.

본소가 담당하는 호푸프 도로는 기존 도로 옆으로 공사를 하므로 깊은 오지라는 생각이 들지 않았다. 하지만, 이쪽(우케어) 분소 노선은 완전히 아무것도 없는 모래언덕(샌드둔)과 사브카(사막 평지)를 가로질러 가기 때문에 이 열사의 나라 중에서도 최고의 오지라고 봐야 한다. 분소 설치와 장비들은 A, B 분소 공히 비슷하게 분배받았는데 사무실용 20ft 컨테이너 한 개, 식당 컨테이너 20ft 한 개, 직원 숙소 컨테이너 한 개, 기능공 숙소 컨테이너 두 개, 스크레이퍼 한 개조, 덤프트럭 한 개조, 푸시(push) 도저 두 대, 물차 한 대, 모터 그레이더(12G) 한 대, 바이브레이션 롤러 두 대, 발전기 750kVA 두 대, 타이어롤러 한 대, 기름차 한 대, 지프차 두 대, 이 정도였다.

사무실 자리는 공사 지점에서 10㎞쯤 되는 곳에 터를 만들어 컨테이너를 ㄷ자로 배치하고 기름 탱크도 설치하여 주유기도 달아 놓았다. 그 후 발전기도 설치하고 물탱크를 올려놓으니 제법 현장 캠프다운 모습이 나왔다. 사무실 앞에 설치해 놓은 주유기에는 지나가는 현지인이 주유해도 무방했다. 기름값이 물값보다 싸다. 지나가는 나그네 물 한 바가지 주는 거나 마찬가지였다. 배당받은 컨테이너로 모자라는 부분, 즉 장비 정비고와 발전기 보관 창고 등은 파이프(Pipe)와 앵글(Angle), 그리고 함석으로 널찍하게 지었다. 사무실 앞에는 국기게양대도 세우고 태극기와 동아건설기를 게양했다.

단 한 가지, 이 나라는 워키토키 등 무전기 사용을 못하게 하는데, 관리 부장님이 어떻게 섭외를 잘했는지 중파 무전기가 설치됐다. 이 무전기로 본소와 A 분소, 그리고 B 분소가 통화할 수 있었다. 송화 키를 누르고 "호푸프, 호푸프 여기는 A 분소 호푸프 통화 요망, 오버!" 하고 키를 놓으면 심한 잡음과 함께 "여기는 호푸프, A 분소 나와라 오버!"
했다.

"오늘 아침 물차 출발했습니까? 오버."

"아직 출발 못 했습니다. 오후 2시 출발 예정입니다. 오버."

이런 식으로 간신히 통신이 되었다. 내가 있던 A 분소는 하루에 물차
가 한 번 오는 것이 외부 세상과 통하는 유일한 통로였다. 그 물차가 민
물을 싣고 와서 물탱크에 올려주면 그 물로 샤워하고 밥하고 빨래할 수
있을 뿐 아니라 그 물차는 한국에서 오는 편지도 같이 갖다주었다. 그러
니 우리는 고작 하루 한 번 오는 물차를 온종일 기다리며 산다.

A 분소를 지나 B 분소로 가는 노선엔 김 계장님이 IP점과 중심 측량
을 하고 이OY 대리는 횡단 측량을 진행하여 나가면서 나에게 그 측량
성과를 주면 처음 설계실에서 했던 것처럼 횡단도를 그리고 법면 끝점
(Toe)을 계산하여 현장으로 나갔다.

중심 말뚝에서 Toe점까지 거리를 측정하여 법면 표지판(야리가다)을 설
치하고 그 뒤에 긴 말뚝을 박아서 성토층 두께를 빨간색 띠로 묶어주면
숙달된 중기원들은 그 표지만 보고도 성절토를 알아서 해냈다. 성토할
흙을 고르고 그레이더 작업과 살수가 끝나면 진동 롤러가 덜덜덜 지축
을 울리며 다짐 작업을 했다. 어느 정도 표면이 나오면 타이어롤러가 다
짐질하듯 노면을 살뜰히 다지고 폈다. 석회질이 많은 이곳 토질은 아직
포장하기 전이지만, 이 상태만으로도 단단한 토사도가 생겼으니 유목민
들은 이 사막을 지나다가 마구 진입해서 달렸다. 애써 다져놓은 표면이
상할까 봐 "나가라!" 해서 내쫓았다. 유목민뿐만 아니라 낙타 떼도 지나
가다가 현장 내로 들어온다. 물 뿌리고 편편하니까 그 녀석들도 좋은 모
양이다. 일렬종대로 입장한다.

맨 앞에서 무리를 끌고 들어오는 놈이 낙타 대장이다. 이 낙타떼들은 적어도 100마리가량 들어와서 측량 깃발도 걷어차고 모두 벌렁 드러누워 네 발을 버둥대며 시원한 모래 목욕을 즐긴다. 잘 다져놓은 흙 표면이 엉망이 된다. 화가 난 내가 측량 폴대를 들고 가 대장 낙타를 사정없이 후려치면 그놈은 벌떡 일어나 도망을 친다. 대장만 몰아내면 나머지는 모두 따라 나간다.

그로부터 한참 뒤에 웬 빨간색 포드 픽업트럭이 나에게 다가왔다. 운전자는 큰 덩치에 피부가 거무스름하다. 중동식 자루 옷을 입고 머리엔 붉은색 터번을 두르고 있다. 손에는 뭔가를 들고 어깨에 메었는데, 가까이 오는 걸 보니 AK 소총이다. 그는 나에게 소리쳤다.

"너 왜 내 낙타를 때렸어?"

무척 화가 난 모양이었다. 분명히 아무도 없었는데 이 사람이 주인인 것 같았다. 가슴에 놋쇠로 된 커다란 쌍안경을 걸고 있었다. 그는 "내가 이걸로 저 산 위에서 다 보았어." 하는 태도이다. 다소 위협적이었다.

"아! 잘못했습니다.(꾸뻑) 이것 보세요. 모두 망가뜨려 놨습니다."

나는 아랍어를 모른다. 이 사람은 한국어도, 영어도 몰랐다. 이럴 때는 한국말로 또박또박 표정과 동작으로 정중하게 말하면 의미는 통하게 된다고 보았다. 그 사람도 다소 화가 풀렸는지 소총을 내려 잡았다. 그러면서 뭐라고 허공을 향해 씨부리면서 돌아섰다. 이 황량한 사막에서 온종일 보내다 보면 이런 비슷한 일이 자주 일어났다.

노선을 따라서 가던 중 12㎞ 지점을 지날 때 일이었다. 여기는 샌드둔 (Sand Dune) 밀집 지역인데 오늘 넘어야 할 샌드둔은 그중 유별나게 높았다. 어쨌든 나는 정면으로 이곳을 통과해야만 했다. 모래 산을 자동차로 오르려면 보통차로는 어렵고 우리가 쓰는 차(토요타 랜드크루저) 사륜

구동으로만 그나마 가능한 편이지만 그것도 잘 보아가며 가야 한다. 모래의 자연 경사각이 30도인데 차가 올라가려면 대단한 각도다. 이젠 사막 운전에 어느 정도 숙달된 편이지만 지금 내 눈앞에 놓여있는 모래 산은 현 바닥부터 높이가 100m는 되어 보였다. 겁 없이 비탈면을 오르겠다고 차를 출발시켰다. 변속기 2단으로 출발해서 가속 페달을 힘껏 밟으면서 비탈면을 타기 시작하면 슬쩍 속도를 줄이면서 1단으로 내리고 다시 가속, 끙끙 힘을 쓰며 차는 올라갔다. 앞 유리에는 하늘밖에 아무것도 안 보였다. 이판사판 계속 가속 페달을 밟았다. 차량 성능이 좋은 탓에 이 각도를 유지하면서 힘겹게 끝까지 올랐다.

와! 놀라웠다. 여기선 차를 잘못 돌리면 틀림없이 저 아래까지 굴러갈 것이다. 차 뚜껑은 천막(호로)이고 난 혼자였다. 누구에게 도움을 요청할 수도 없다. 그러나 조심스레 능선 위에서 전진 후퇴를 반복하면서 차를 돌려세웠다. 그 길로 내려가자니 올라올 때보다 더 겁이 났다. 안 되겠다. 일단 차를 세워 놓고 사이드를 채운 뒤 내려서서 내가 올라온 반대쪽을 걸어서 넘어가 보았다.

아! 너무 편안하고 아늑한 모래 산의 계곡이 펼쳐져 있었다.

사막에 떨어져 있는
007가방

/

　A 분소에서 내 동기생 김기모 기사와 함께 지내다가 B 분소가 개설되면서 B 분소까지 가끔 왕래하던 시절이다. 사막에 임시로 만들어 놓은 도로(실제 도로가 아니라 불도저가 한 번 밀어낸 작업용 임시 통로) 옆으로 뭔가가 까만 물건이 반짝거렸다. 호기심 많은 내가 그냥 지나갈 리가 없다. 가까이 가서 보니 007가방이었다. 아직은 쓸만하게 생겼는데 모래에 반쯤 묻힌 채로 반듯하게 누워있었다. 이거 무슨 암거래하는 자들이 사막에서 비밀 거래하다가 흘린 돈 가방이 아닐까 하는 만화 같은 생각이 스쳤다.

　가방을 들어 올리려고 손을 뻗었다가 마음을 바꿨다. 이것이 '부비트랩'이면 어쩌나? 이 가방을 들어 올리려는 순간 '쾅' 폭발이라도 난다면 나는 끝이다. 나는 '부비트랩' 이런 거에 대해 잘 안다. 병기 부대 기술병 출신이 아닌가? 부지런히 B 분소로 가서 김 기사에게 이 이야기를 했더니 "그래, 가보자. 다른 놈이 주워가면 우짜노?" 하고 흥미진진해했다.

　"잠깐! 측량할 때 쓰는 나일론 로프 있지? 그걸 가져가자."

　"그런 것은 뭐 한다꼬?"

　"돈 가방이면 우짜노? 빨리 가자."

김 기사와 나는 가방이 있는 곳까지 같이 왔다. 오는 도중 차 안에서 부비트랩 이야기를 해주니 김 기사는 "그럼 어찌하면 되는데?" 하길래 나는 "생각이 있다. 한번 봐라." 했다.

드디어 가방이 있는 곳까지 왔다. 아직은 무사했다. 나는 아주 조심스럽게 가방 손잡이에 나일론 로프를 묶었다. 로프를 길게 끌고 와서 모래 언덕까지 왔다.

"어이! 김 기사 이리 와. 여기 엎드려. 이걸 내가 잡아당길게. 만약 터지더라도 여기는 괜찮아. 고개 숙여."

둘은 모래언덕 밑에 엎드렸다.

"자! 내가 당긴다."

살금살금 가방이 끌려오는 감각이 내 손에 전해졌다. 이 정도면 부비트랩은 아니었다. 고개를 쳐들고 앞을 내다보니 가방은 절반 정도 다가와 있었다. 확인 차원으로 로프를 강하게 탕탕 당겨봤다. 가방은 줄을 당기는 대로 잘도 끌려왔다. 거의 내 앞에까지 다가왔다. 이만하면 됐다. 둘은 일어서서 가방 앞에 쪼그려 앉았다. 갑자기 장난을 치고 싶어졌다.

"자! 봐라. 이거 들어낸다. 자!"

번쩍 들며 내 입으로 커다랗게 소리쳤다. "꽝이야!" 하고 뒤로 넘어졌다. 김 기사도 덩달아 뒤로 넘어졌다가 일어나면서 말했다.

"아! 놀래라. 뭡니까?"

가방 반대쪽은 뜯어져 속은 텅 빈 모습으로 뒤집어졌다. 둘은 한참 깔깔대며 모래 위를 뒹굴었다.

유목민의
천막집

/

해가 저물어가는 시각 모래 산, 그늘이 길게 늘어져 있다. 이렇게 아늑한 모래 산 계곡에 유목민이 거주하는 검은색 천막집이 보이고, 그 마당에는 검은색 '차도르'를 쓴 두 여인이 마주 앉아 뭔가를 하고 있다. 너무나 평화로워 보였다.

'나는 여기까지 죽을 고생을 하며 왔는데, 여기를 삶의 터전으로 삼은 평온한 가족이 있구나!'

참으로 경이스럽다는 생각을 하며 걸어 내려갔다. 두 여인이 마주 앉아 무언가를 하고 있는 곳까지 갔다.

"아! 쌀람 말레이쿰(안녕하세요)?"(내가 알고 있는 몇 마디 안 되는 아랍어이다.)

원뜻은 "알라신의 영광이 당신에게 있으라."라는 의미의 인사말이다. 이들은 이 고요한 모래 산그늘에 앉아 있다가 웬 이방인이 다가오며 인사를 해오니 "말리쿰 쌀람" 하고 답례 인사를 하였다. 살짝 놀래는 듯 쳐다보더니 멀쩡한 젊은이가 옷을 단정히 입고 웃으며 인사하니까 크게 경계하지는 않았다.

보아하니 이 두 여인은 마주 앉아서 중간에 굵은 목봉틀을 놓고 '고드

랫돌'을 주고받으며 돗자리를 짜고 있었는데, 이건 어렸을 때 내 집에서 어머니가 했던 행동과 똑같았다.

'참으로 신기하기도 하지, 우리네와 이들이 이렇게 멀리 떨어져 살고 있는데 어쩌면 이렇게 똑같은 삶의 방식을 가지고 있을까?'

나보고 앉으라고 손짓했다. 두 사람은 모녀였다. 신통하게도 딸이 영어를 했다. 어느 나라 사람이냐, 이름은 뭐냐, 결혼했느냐 정도는 문제없이 의사소통이 되었다. 나도 물었다.

"당신 이름은 뭐요? 언제부터 여기 살았어요?"

이들은 이동하는 유목민이 아니고 오래전부터 이곳에 정착하고 짐승을 키우며 살고 있다고 했다. 아버지도 있고 오빠도 있는데, 오빠는 얼마 전 결혼해서 이곳에 새색시도 함께 살며 여동생도 있다고 했다. 차마 나이는 묻지 못했는데 외모로 판단하기에는 약 40세쯤 되어 보이지만 여기 사람들이 겉늙어 보이는 것을 감안하면 20대 후반쯤으로 추정되었다. 여기 사람들에게 우리 한국인의 나이를 물으면 거의 10년은 어리게 본다. 그들 눈에 우리가 아주 젊어 보이는가 보다. 나보고도 "18세 아니냐?" 하는 사람도 있었으니까. 그때 나는 29살이었다.

이 딸이 말하기를 자기 아버지는 손님을 무척 좋아하신단다. 이슬람 여인은 외부인, 특히 남자와는 접촉이나 대면도 할 수 없다. 그러나 자기 아버지는 그렇지 않다고 한다. 마침 그때 저만치서 텁석부리수염 영감님이 다가왔다. 아버지란다. 나는 벌떡 일어나서 고개 숙여 인사했다.

"아, 쌀람 말레이쿰"

그 아버지는 친밀한 표정으로 다가와 악수를 청했다. 딸의 통역으로 내게 말했다.

"올해는 바람이 너무 강해서 동쪽 모래 산이 조금씩 흘러 내려와서 자기 집 마당이 많이 좁아졌으니 장비를 이용해서 흘러내린 모래를 저쪽으로 밀어내 달라."고 했다. 그 아버지는 내가 이 도로의 공사를 하는 사람이란 것을 알고 있었던 것이다. 당시 우리 회사의 방침에는 현장 주변 현지인의 민원에 대하여 대민지원을 해주라는 방침이 있었으므로, 나는 쾌히 해주겠다고 약속했다.

며칠 후 몇 대의 장비를 끌고 가서 그 영감님이 원하는 대로 시원하게 마당 정리를 해드렸다. 그분은 너무 감사해하면서 나와 동료들을 자기 집에 초청했다. 나는 분소장님에게 보고하고 B 분소 김 기사와 몇 명의 동료들과 함께 약속한 날 그 집을 방문했다.

두꺼운 모직천으로 넓찍하게 설치된 유목민 텐트 집. 그 복판에 푸근한 양탄자가 깔려있고, 그 집 아버지, 오빠, 사위 등 남자들이 나름대로의 정장을 갖추고 우리를 기다리고 있었다. 서로 상견 인사를 나누고 자리를 잡고 앉는데 그 아버지는 나보고 자신의 오른쪽에 앉으라고 권하셨다. 별 의미도 모르고 권하는 대로 앉았는데, 나중에 알고 보니 그 자리가 주빈의 자리라 했다.

먼저 아랍인 전통차 '샤이'가 나왔다. 뜨거운 샤이를 한 잔씩 오른쪽부터 돌려가며 권했다. 이 사람들은 이 차를 '아라빅 커피'라고도 부르는데, 첫맛은 살짝 단 것 같으면서 뒷맛은 생강 맛 같기도 하고 쌉쓰름한 맛도 난다. 그다음 정찬이 나오는데 이건 대단했다. 커다란 그릇(일본식으로 다라이)에 뭔가 동물 한 마리가 허공을 보고 누워있다. 새끼 낙타를 통째로 찜한 것으로 보였다. 여기선 귀한 손님을 접대할 때 이런 음식을 내놓는다고 하는데 큰 쟁반 같은 그릇에 고깃국물로 지은 밥을 약 5㎝ 두께로 깔고, 그 위에 통째로 익힌 새끼 낙타를 올린다. 더욱 특이한 것은 낙타 배 속에 작은 양 한 마리가 들어있고, 다시 그 양의 배 속에는 토끼가 들어있는 점이다. 이 대단한 음식이 나올 때 그 집 엄마와 딸이 양쪽으로 들고 왔다.

잠깐, 우리 앞에 이 큰 음식을 내려놓을 때 있었던 짧은 이야기를 하나 하고자 한다. 그곳에 근무하는 우리 한국 동료, 선배님들은 한동안 남자들끼리만 살아왔고, 나 자신도 그런 환경 속에 사는 한 젊은 남자였다. 그런데 이 음식을 내려놓는 딸의 복장이 너무 헐렁한 통 자루 옷에다 목 부분이 깊게 패인 옷이었는데, 상체를 숙인 순간 아주 잠깐이지만 나는 못 볼 것을 보고 말았다. 그녀의 커다란 두 젖가슴이 덜렁 통째로 보였다. 가슴뿐이 아니고 더욱 깊은 속까지…. 화들짝 놀라서 시선을 돌렸지만 이미 볼 것은 다 본 뒤였다.

원래 이슬람교도들은 외부인에게 부인이나 딸, 며느리들을 절대 보여주지 않는 것이 보통인데, 이 집 아버지는 마음 좋게도 그들을 우리에게 공개한 것이다. 그것도 차도르를 입지 않은 채 말이다.

그때 우리의 처지는 미모나 그런 것은 문제도 아니었다. 그저 젊은 여인의 뒷모습만 보아도 보행이 힘들어지는 상황이 아닌가? 음식을 먹으면서도 계속 머릿속에는 그 모습이 어른거려 심사가 복잡해졌다. 주인아저씨는 자기네 방식으로 최고의 대접을 한답시고 석회 모래에 부옇게 절은 맨손으로 양고기 혓바닥을 쑥 뽑아내 손에 올려주었다. 분소장님은 비위가 참으로 좋았다. 양 머리를 들어 올려 눈알을 뽑아 맛있게 드신다.

"아! 소주 한 병 있으면 참 좋겠다."

그래, 한국 남자라면 그런 생각이 왜 안 나겠냐? 그런데 이 나라에 어디를 가서 소주를 얻어먹겠느냐 말이다. 그저 그리울 뿐이었다.

어두운 사막 한복판, 유목민 천막집에서 이렇듯 융숭한 대접을 받고 자리에서 일어났다. 마당에 세워 놓은 차에 올라 시동을 걸고 있을 때

아까 보았던 그 딸이 급히 내 차로 다가왔다. 손짓으로 유리창을 내리란다. 유리문을 내렸더니 이 따님은 손을 뻗어 내 얼굴을 만졌다. 이건 큰일 날 일이다. 이 나라에선 이런 짓을 하다가는 둘 다 잡혀가서 큰일을 겪게 된다. 이 여인도 큰 경을 칠 것이다. 흠칫 놀라서 몸을 빼는데, 그 여인의 말이 "우리 아버지 걱정 말아요"("No problem. my Father")하면서 울먹거렸다. "언제 또 볼 수 있을 까요"("When I can see You again?") 하기도 했다. 나는 손가락으로 집 쪽을 가리키며 "당신 아버지 저기 있어요" ("Hey your father is there)" 하니 얼핏 뒤를 돌아다보았다. 그 틈에 차를 출발시켜 돌아왔는데, 그녀에게 미안하기도 하고, 무지 아쉽기도 하고, 무섭기도 했다. 그 여인은 남편이 있었을까, 내가 맘에 들었나 등등, 별 소득 없는 상상을 하며, 숙소에 도착했다.

사막의
동물 이야기

/

낙타

저녁 초대 이후 나는 12㎞ 지점에 있는 그 유목민 집을 지나갈 때마다 자연스럽게 들르곤 했다. 큰딸하고도 자연스럽게 악수도 하고 그런 사이가 됐다. 하루는 도착하여 마당에 들어서니 사람들이 둘러서서 웅성이고 있었다. 무엇인가 했더니 어미 낙타가 새끼를 낳는다는 것이다. 그 집 아버지의 승낙을 받고 나도 구경을 했다.

그 집 아들이 두 팔을 어깨까지 걷어붙이고 어미 낙타의 새끼 나올 곳을 손바닥으로 슬슬 마사지하고 있었다. 어미 낙타는 그곳으로 끈적하고 미끄러운 진액을 질질 흘리고 서 있었다. 낙타는 눈을 꿈벅꿈벅 하더니 움찔거리기 시작했다. 드디어 미끄러운 주머니에 쌓인 새끼가 조금씩 나오기 시작했다. 아들은 한 팔을 그곳에 쑥 집어넣어 마치 끌어내듯 새끼를 받아냈다. 아들은 이 새끼 낙타를 뜨거운 모래밭에 내려놓고 겉에 싸여있는 투명 보자기 같은 막을 찢어내고 가위로 어미 쪽과 새끼 쪽 두 군데의 탯줄을 끊어냈다.

자루 속에서 나온 새끼 낙타는 웬만한 개 크기 정도로, 눈도 뜨지 않고 온몸에 물기가 줄줄 흐르는데, 그놈을 뜨거운 모래 속에 파묻고는 그 위를 뜨거운 모래로 덮어놓았다. 덮인 모래는 새끼 낙타의 숨결 따라 오르락내리락하였다. 어미는 탯줄을 끊어 주자마자 저쪽에 모여 있는 낙타 무리 쪽으로 뛰어 들어갔다.

이 낙타 무리는 이 집 소유 가축인데, 줄잡아 200마리 정도 되어 보였다. 이놈들은 아무렇지도 않게 몰려서서 되새김질만 하고 있었다.

잠시 후 놀라운 일이 일어났다. 새끼 낙타를 뜨거운 모래 속에 묻은 지 약 10분 정도 지났을까, 새끼 낙타는 모래를 들추고 일어섰다. 잠시 비틀비틀 중심을 잡더니 곧바로 낙타 무리를 향해 뛰어갔다. 그 수많은 낙타 중에 곧바로 어미를 찾아내어 그 옆으로 가는 것이다. 어미는 새끼가 다가오자 즉시 그 녀석 몸의 젖은 털과 달라붙은 모래알을 구석구석 핥아내어 보송보송하고 노란 털의 예쁜 모습으로 만들어 놓고야 젖을 물렸다. 참으로 신비하고 경이로운 모습이 아닐 수 없었다.

여우

나는 사막에서 이렇게 야생동물이 많이 살고 있는지 몰랐다. 그중 가장 많이 눈에 띄는 것은 낮에는 들개, 밤에는 여우다. 다음날 제출할 검측서를 준비하느라 어두운 길에 본소까지 다녀오려면 깜깜한 사막 길에서 틀림없이 만나게 될 놈이 여우 떼다. 처음에는 반딧불인가 했다. 내 자동차 헤드라이트 불빛에 반사되는 동물의 눈빛은 연한 녹색이 나면서 살금살금 움직이는 것이 꼭 반딧불 같았다. 그런데 이상한 것은 바로 앞에까지 가서 브레이크를 꾹 밟으면 그제야 화들짝 놀라서 사방으로 흩어졌다. 엉덩이에 살이 통통한 여우들은 얼핏 보아 귀엽기까지 했다. 사람한테 덤비거나 해코지할 생각은 전혀 없어 보였다.

한 번은 현장에서 있었던 일인데, 해가 슬쩍 넘어가는 어스름한 시간,

토공 작업 현장을 가로질러 뛰어가는 여우 한 마리를 보았다.

"앗 여우다!"

나와 내 보조원들은 아무 생각 없이 그놈을 따라 뛰었다. 그놈은 우리가 자기를 쫓는다는 것을 알아차리고 방향을 바꿔 엄청 빠르게 도망치더니 어느 나무 밑(사막에서 자라는 회양목 비슷하게 생긴 나무)으로 쏙 들어가 숨었다. 우리가 그곳에 도착해 보니 지름 한 뼘쯤 되는 토굴 안에 숨어서 두려운 눈빛으로 이쪽을 내다보며 웅크리고 있었다. 이놈을 잡고 싶다는 생각이 들었다. 주변에 흩어진 나뭇가지를 주워 와서 굴 앞에 불을 피우고 연기를 훅훅 불어넣어 봤지만, 기침만 캑캑거리며 나오지 않았다. 측량용 폴대를 가지고 쿡쿡 찔러도 보았는데 뭉클하더니 저쪽 끝을 물고 흔들고 하면서 결사 항전을 했다.

사막의 밤은 빨리 왔다. 서쪽 지평선에 해가 넘어가기 전까지는 주변이 환하지만 해가 꼴딱 넘어가면 순식간에 깜깜해진다. 우리가 여우굴 앞에서 실랑이하는 동안 사방은 완전히 어두워졌다.

"아! 안 되겠다. 그냥 가자."

내일 아침에 다시 오기로 하고 굴 앞에 측량용 말뚝을 촘촘히 박아 가두어놓은 후 숙소로 돌아왔다. 우리 보조원 아저씨들은 여우를 잡고 싶어 했다. 그 이유는 암여우의 성기를 얇게 베어 내어서 납작하게 말린 것을 귀국할 때 지갑에 넣어 가고 싶어서였다. 그걸 남자가 지니고 있으면 제아무리 요조숙녀라도 유혹할 수 있고, 여자가 지니고 있으면 돌부처도 유혹한다는 미신이 있다는 것이다. 누군가가 완성품으로 만들어놓은 것을 본 적이 있는데 엷은 오징어포 같은 질감이고 노란 털이 가지런히 말라붙어서 생김새는 틀림없는 암놈의 그것 모양이다. 다음 날 아침, 그물망, 자루 등을 준비해서 여우굴에 갔더니 밤새 옆으로 구멍을 뚫고 도망친 이후였다. 에이! 오히려 잘됐다 싶었다.

내가 잠자는 숙소 컨테이너는 지상에서 약 40㎝ 정도 띄워서 설치되었는데, 어느 날부터 자려고 누우면 마룻바닥 밑에서 강아지가 끙끙대는 소리가 들렸다. 궁금하면 참지 못하는 나는 플래시를 들고 밖에 나가 마루 밑을 비춰 보니 웬 강아지들이 꼬물대는 게 아닌가? 즉시 작업복을 다시 입고, 마루 아래를 낮은 포복으로 들어가 여우 강아지 세 마리를 끄집어냈다. 그놈들을 안고 숙소 방 안에 갖다 놓으니 집에서 키우던 집강아지들과 조금도 다르지 않았다. 얼마나 귀여운지 상자에 수건을 깔아주고 우유도 먹이고 고기 쪼가리도 가져다 먹였다.

얼마 후 이것들이 상자에서 기어 나와 이곳저곳 돌아다니기 시작하니 귀찮은 일이 한둘이 아니었다. 숙소에서 기를 일이 아니었다. 어느 날 이것들을 숙소에서 조금 떨어진 사막에 방생했다. 어미를 찾아갔는지 아니면 어떤 놈들에게 잡아먹혔는지 나는 모르겠다.

들개

내가 만난 사막의 야생견은 대략 세 가지 종류가 있다.

첫 번째는 사냥개 포인터(그레이하운드 고속버스에 그려진) 같이 생긴 늘씬한 몸매와 축 처진 귀를 가지고 있는 종자다. 두 번째는 셰퍼드 종류인지 늑대인지 모를 시커먼 용모를 가지고 사람을 보면 멀리서 어슬렁거리다 사라지는 다소 공포스러운 놈이다. 세 번째는 우리나라에서 흔히 보는 잡종견(똥개) 비슷한데 항상 수십 마리씩 떼지어 다니고, 사람을 보면 잡아먹을 듯 이빨을 드러내고 덤빈다.

차 안으로 대피하면 보닛 위로 튀어 올라와서 앞 유리창을 발톱으로 긁으면서 으르렁대고 문밖에서도 두 발로 서서 문짝을 긁으며 심하도록 사납게 짖어댔다. 만약 문을 열고 나선다면 저놈들 떼거리한테 갈가리 찢겨 잡아먹힐 것 같았다. 차를 움직여도 보닛 위에서 안 떨어지려고 버티면서 짖었다. 밖에서는 그 떼들이 수십 마리가 짖으며 따라왔다. '기어코 너를 죽이겠다'라는 표정들이었다.

현지 유목민들은 자기네 가축을 잡아먹는 개들만 보면 총으로 쏘아 죽인다. 대부분의 우리 기능원 아저씨들은 보신탕을 좋아한다. 그런데 중동법에 의하면 돼지고기, 개고기는 법률상으로 금기시한다. 하지만 우리 아저씨들이 누군가? 세 종류 들개 중에서 그레이하운드 모양의 놈들은 사람이 부르면 따라왔다. 먹이를 주면 받아먹었다. 그래서 이놈들이 타깃이 된다.

식당 주변에 잔밥을 얻어먹으러 온 개들을 아저씨들이 불러서 다가오면 쓰다듬어 주는 듯하다가 올가미를 씌웠다. 그리고 식당 뒤로 끌고 가면 그놈은 끝이다. 한두 시간 뒤 비닐봉지에 가지런히 담겨서 냉장고로 들어갔다.

어느 날 저녁, 오늘은 특별식을 한다고 공고를 한다. (주로 목요일 저녁) 저녁 식사 시간, 큰 냄비에 전골이 끓고, 보신탕을 좋아하는 아저씨들은 그쪽으로 모였다. 보통 일주일에 한 번 정도는 이런 특식을 즐겼다. 회사로서는 다소나마 식대가 절감되지 않았을까 생각되었다. 여기서 아쉬운 것이 있다면 소주 한 잔인데 그것도 해결하는 방법이 있었다.

이 나라에서는 술을 팔지도 사지도 못한다. 그래서 휴가 갔다가 귀소하는 사람들은 누룩가루를 가져왔다. 식당에서 남은 밥을 누룩과 이스트를 섞어서 놓아두면 일주일이면 술 냄새가 폴폴 난다. 이걸 보자기로 짜서 통이나 병에 담아 식당에 가져오면 아주 진한 앉은뱅이 약주다.

기능공 아저씨들 숙소 중에는 들어가면 노골적으로 술 냄새가 훅 끼치는 방이 있는데, 아저씨들은 우리 관리직원들에게 들킬까 봐 담요와 비닐로 술을 꼭꼭 싸두었다.

"어! 이 집에 싸대기(이 술을 우리는 싸대기라 부른다.) 냄새가 나네?" 하면 "신 기사님 이번 주말에 우리 방에 놀러 오세요." 했다. 나는 못 이기는 체 넘어가 주었다. 목요일 퇴근할 때쯤 "이따가 저희 방에 꼭 놀러 오세요. 네?" 해서 술 좋아하는 김 기사와 함께 가보면 취사장에서 안줏거리를 가져와 근사하게 한 상 차려놓았다. 그 진한 진땡 한 잔 마시고 취해서 내 방까지 갈지자걸음으로 돌아왔다.

또 다른 방법은 단맛이 나는 과일(대추야자가 적격이다) 대추야자에 이스트만 넣으면 달콤하고 진한 술이 되기도 한다.

그 외에 진짜 위스키를 맛볼 수 있는 방법도 있었다. 가끔 현장 사무실 마당으로 웬 사륜 픽업트럭이 들어왔다. 운전자는 험상궂은 현지인인데 사무실 문을 빼꼼 열고 안을 살핀다. 나와 눈이 마주쳤다.

"헤이! 싸딕! 달(어이 친구 이리 와봐)!"

"예? 나 말입니까?"

"그래, 너. 이리 와 봐"

다소 겁이 나지만 사무실 밖으로 나왔다. 거기엔 성능 좋은 픽업트럭 한 대가 서 있고 그자는 나에게 "나 위스키 있다."라고 했다. 트럭 적재함은 풀잎과 천막으로 위장해서 꽁꽁 묶어놓았다. 그는 그것을 열고 그 안을 보여주었다. 세상에 있는 위스키 종류는 모두 다 있는 것 같았다. 술 냄새가 진동했다. 그런데 온통 술이 새어 나와서 흐르고 술병이 줄줄이 깨어져 있는 게 아닌가?

"왜 이래 이거?"

그의 말은 바레인에서 술을 사서 카타르 국경을 통해서 사우디 국경을 트럭으로 넘어오는데 국경수비대 군인들이 총격을 가해서 총알이 차를 뚫고 병들이 그렇게 깨졌다는 것이다. 자기도 응사하고 교전하면서 국경을 넘어왔다는 것이다. 술 팔러 목숨 걸고 다니는 자였다.

"얼마여?" 하니까 종류 가리지 않고 한 병에 300리알 달라고 한다. 아마 그때쯤의 우리 돈 90,000원 정도에 해당되었던 것 같다. 나는 돈이 없다. "너 잠깐 기다려."라고 해 놓고 소장님에게 갔다.

"그래? 어이! 관리부장 신 기사에게 3,000리알 줘(10병 값)."

"열 병만 사서 잘 보관해."

나는 그 트럭에서 좋은 위스키만 골라 10병을 샀다. 그런데 돈을 받은 그 녀석 하는 말 "너 내 생김새, 차 번호, 그런 거 기억하지마! 경찰에 고발하면 널 죽일 거야!" 하면서 운전석에서 AK47 소총을 꺼내어 탄창을 철컥 끼우면서 말했다.

"아! 나 경찰에게 말 안 할게. 그런데 그 총 나 한 번 만져보면 안 될까?"

나는 군 시절 병기 부대에서 기술병으로 근무했다. 전 세계에서 생산된 총은 거의 다 만져봤는데 AK만 못 쏴 보았으므로 참으로 궁금했다. 그런데 이 사람 위험할 수도 있는 상황인데 내게 총을 넘겨주었다. 오! 이 총은 이렇게 생겼구나. 무게는 약 2kg이 조금 더 될 듯했다. 실탄이 그 탄창 안에 가득 들어있다고 했다. 그래? 나는 탄창 멈치를 찾아 꾹 눌렀더니 탄창이 찰칵하고 빠졌다. 구리색으로 반짝이는 실탄이 가득 들어있었다. 엄지손가락으로 살짝 미니 실탄이 매끄럽게 튕겨 나왔다. 나는 다시 탄창을 철컥 집어넣고 노리쇠를 후퇴, 전진하니 일발 장전됐다. 이 사람은 이쯤 되니까 얼굴색이 바뀌면서 두 손을 휘저었다.

"안돼. 안돼!"

"걱정마. 나 얼마 전까지 한국 육군이었어!"

알아들었는지 모르겠다.

방아쇠에 손가락을 걸듯 하면서 벌판을 향해 겨누고는 "쏴 봐도 돼?" 하고 물었다. 이 사람은 못마땅한 얼굴로 "OK" 했다. 나는 소총을 허리춤에 놓고 지향 사격 자세로 사막을 향해 연발 사격을 했다.

"다다닥!"

금방 한 탄창이 다 나가고 노리쇠는 뺑 열렸다. 처음 만져보고 쏴 봤지만 이 총의 특징을 나는 안다. 우리네 총은 가스 활대가 총열 아래에 있기 때문에 연속 사격을 하면 총이 위로 튄다. 그런데 이놈은 가스 활대가 총열 위쪽에 있어서 밑에서 잘 받쳐주면 안정된 연속 사격이 가능한 돌격 소총이다. '아! 이 소총은 참으로 우수하고 강하구나.' 하는 걸 느낄 수 있었다. 갑작스러운 총소리에 놀란 직원들이 우르르 몰려나왔다. 나는 얼른 총을 돌려주고 빨리 가라 했더니 이 사람은 뒤도 안 보고 내뺐다.

그나저나 방금 사들인 위스키 열 병은 어디에 보관하고 어떻게 소비할 것인가? 이 나라에서 이 정도의 술이 발각된다면 아마도 우리 회사는 퇴출 명령을 받을 수도 있는 범죄로 봐야 한다. 그러므로 아주 안전한 곳에 숨겨두지 않으면 안 된다. 방법은, 자재 과장님에게 보관을 부탁드리는 것이다. 자재과에는 커다란 자재 창고가 있고 그 안쪽 깊은 곳에는 딴사람은 거의 알지 못하는 비밀 방이 하나 있는데, 여기가 술 창고이자 술 공장이다. 중장비 부품 박스 통에 절묘하게 감춰두면 아무리 사우디 비밀경찰이 급습한다 해도 이건 찾아낼 수가 없다고 보았다. 각자 방에서 술을 담그는 것이 걱정된 소장님은 아예 양조 기술자를 뽑아 술

만드는 곳에 배치하여 술을 담가 차곡차곡 보관하다가 필요할 때 관리 부장님에게 불출증을 받아 자재 창고에서 받아 가도록 했다. 예컨대 "부장님, 오늘 토목직 문 주임이 생일인데 술이 좀 필요합니다." 하면 불출증에 '양주 한 병'이라고 쓰고 사인해주었다. 창고에서 받은 술병은 품에 감추고 숙소까지 후다닥 뛰어왔다. 그다음 취사반에서 "취사반장님 열명 먹을 안주 좀 준비해 주세요" 하면 근사하게 음식을 준비해 주었다. 이런 준비는 당연히 제일 졸병인 나와 김 기사가 주로 해야 했다. 그런 다음 귓속말 광고를 했다.

"오늘 저녁 문 주임 방으로 꿀병 잔 가지고 오세요."

'꿀병 잔'이라니? 이러면 다 알아들었다. 꿀병 잔이란, 호주산 벌꿀 병을 일컫는데, 손잡이가 달려 맥주잔 비슷하게 생겨서 이를 술잔으로 대용하려고 방마다 거의 하나씩은 다 가지고 있었다. 이 잔으로 술을 똑같이 따라서 한 잔씩 들고 마셨다. 아까워서 혀로 핥아먹었다. 여기서는 '형님 더 드시지요, 아니 아우 더 들어요?' 이런 거 없었다. 똑같이 나누어야 했다. 못 먹던 술을 꿀병 잔으로 한 잔씩 마시면 술에 강했던 사람들도 팽 돌며 취했다.

이 소리 저 소리 하며 케이크 촛불을 끄고 놀다가 각자 방으로 돌아갔다. 이런 것이 이곳의 유일한 파티였다. 다 마신 빈 병 처리도 막내들 몫이었다. 숙소 뒤로 돌아가서 아령으로 자근자근 깨어 부순 다음에 땅속에 모래와 함께 묻어버린다.

당나귀

사막에 야생 당나귀가 떼지어 살고 있다는 것은 참으로 신기한 일이
다. 햇볕이 쨍쨍 내리쬐는 어느 조용한 모래언덕 뒤에 상당히 많은 수의
당나귀 떼가 부동자세로 모여서 있었다. 말 모양의 동물은 부동자세를
잘한다고 들은 바 있다. 영국 기마 근위병이 승마 상태로 보초를 서면,
그 말들도 부동자세로 한동안 서 있는 것을 봤다. 여기 당나귀 떼들도
반상회를 하는지 우르르 몰려서서 꼼짝도 안 하고 서 있다가 내 차가 스
르르 가까이 접근하면 그제야 조금씩 움직이기 시작했다. 아주 가까이
접근하기 전까지는 꼬리를 휘두르거나 앞발굽을 바닥에 가볍게 콕콕 찍
는 정도의 행위뿐, 또는 머리를 아래위로 조금씩 끄덕이는 정도의 움직
임뿐이다.

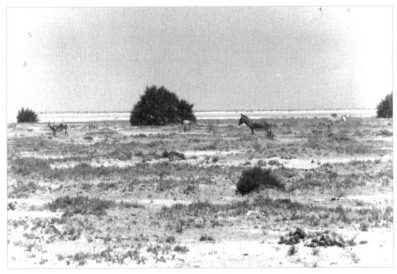

야생당나귀

한 가지 신기한 것은 거의 모든 숫놈은 이 적막한 순간에 무슨 자극을 받았는지는 모르지만, 성기가 발기되어 있다는 점이다. 무릎 높이까지 밖으로 쑥 빠져나와 있다가 몸을 조금씩 움직이면 이 잘생긴 성기는 끄덕끄덕 흔들리는데, 보기가 좋았다. 부럽기도 하고….

이곳에 사는 당나귀들의 생김새는 얼룩말 같은 줄무늬가 있는 놈, 등에서 배까지 굵은 허리띠 같은 무늬도 있는 놈 등 다양하다. 머리와 발목이 하얀 털로 덮인 놈도 있고 잿빛, 고동색, 검정색, 흰색 할 것 없이 여러 가지 색깔들을 하고 있다. 이따금 콧바람을 히잉대는 등 아주 가벼운 동작만 할 뿐 거의 움직이지 않았다. 내가 차량을 조용히 움직여 살금살금 접근해서 약 20m쯤 다가가면 도망치기 시작했다. 걸어서 접근하면 아주 가까이 손을 뻗으면 닿을 정도가 되어서야 뒷걸음쳤다. 그러나 한 마리라도 뛰면 모두 뛰어 도망갔다.

가까이서 보니 참 귀엽게 생겼다. 뛰는 동작을 보니 탐스러운 말 궁둥이가 예쁘게도 보였다. 이놈들 중 한 마리만 잡아보자 하는 그런 욕심이 났다. 내 차로 그놈들을 쫓아가기 시작했는데, 처음에는 큰 무리로 뛰다가 두 패로 갈리고, 또 더 가다가 두 패로 갈리고 하다 보니 점점 앞에 도망가는 당나귀 수가 줄어들었다. 한참을 따라가니까 이놈들도 지쳤는지 뛰면서 똥을 철퍽철퍽 싸면서 도망갔다.

첫날은 이놈들 생포에 실패했다. 그래서 다음날은 작전을 세웠다. 운전석 양옆에 보조원을 하나씩 태우고 언제든지 내려서 뛰어갈 수 있도록 연습까지 했다. 당시 나는 험한 사막 운전에 꽤나 숙달되어 있었으므로 당나귀 떼가 방향을 바꿀 때마다 액셀과 브레이크를 연신 바꾸어 밟으면서 그놈들을 따라 핸들을 뱅글뱅글 돌리며 따라갔다. 따라가기 전 한 가지 요령! 무리 중에 제일 예쁜 놈을 점찍어 놓고 무리가 나뉠 때마다 망설임 없이 그놈만 따라가는 것이다.

"자! 포획 작전 시작!"

보조원들은 포승줄도 준비했다. 당나귀들이 우르르 도망갔다. 나는 내가 선택한 녀석이 끼어있는 무리만 쫓아간다. 그런데 이 녀석이 스스로 샌드둔(sand dune) 입구로 무심코 달려 들어갔다.

"됐다! 내려!"

내 보조원들도 모두 젊은이들이었다. 신이 났다. 양쪽에서 뛰어내려 모래 산 입구를 막아섰다. 이놈의 당나귀는 도망갈 길이 막히자 모래산 언덕으로 무모하게 올라가기 시작했다. 우리도 같이 모래언덕을 기어오르며 당나귀 뒷발을 잡을 둥 말 둥 하다가 결국은 잡았다. 당나귀 뒷발의 힘은 세었지만, 모래가 흘러내리면서 야생 당나귀와 인간이 같이 굴러떨어졌다. 구르기를 멈추자 준비한 포승줄로 당나귀 목을 잽싸게 묶었다. 신기하게도 일단 묶이고 나니까 저항을 멈추었다.

"이랴!"

줄을 당기자 마치 길든 가축처럼 곱게 따라왔다. 이래서 당나귀는 사람들에게 길들여졌나 보다. 나는 차를 천천히 운전하고 내 보조원 노 씨는 당나귀 줄을 잡고 사무실로 돌아왔다. 사무실 앞에 굵은 말뚝을 박아놓고 거기에다 당나귀를 묶어놨다. 당나귀는 얌전히 묶인 채로 서 있었다. 취사반에서 무랑 배추를 가져다주니 먹기도 잘 먹었다. 사무실 마당에서 등에 올라타니 조금도 저항하지 않고 나를 태운 채 가라는 데로 잘도 갔다. 고삐를 당기는 대로 말을 잘 들었다. 나는 졸지에 승용 당나귀가 생겼다. 직원들이 모두 나와 구경을 했다. "아니 이걸 어떻게 잡아왔냐?" 하면서 신기해했다. 하지만 계속 데리고 있을 수는 없겠다 판단되어 얼마 후 아깝지만 사막으로 돌려보냈다.

이구아나

내 눈에 보이는 '이구아나'는 도마뱀같이 생기기도 하고 다소 악마같이 보이기도 했다. 옅은 녹색 몸통에 닭 볏 같은 붉은 돌기가 머리뼈 위와 몸통 위로 울퉁불퉁 흉측한 모습으로 돋아난 모양새였다. 현장에서 가끔 눈에 띄었는데 번번이 놓쳤다. 걸음걸이가 꿈적꿈적하기에 둔한 줄 알았더니, 빠른 놈이었다.

하루는 현장에서 성토장 흙무더기에 끼어있는 이구아나를 보았는데 흙더미 틈에서 못 움직이고 빠져나가려고 꿈틀대는 놈을 포승줄로 묶어서 데리고 왔다. 새장 같은 케이지에 넣어 놓고 내 사무실 책상 옆에 놓아두었는데, 성깔이 제법 있는 놈이었다. 눈만 마주치면 "카~악"하고 소리를 질렀다. 이 녀석 언제까지 그렇게 반항하려나 두고 보자 했더니 삼일 뒤 조용해졌다. 들여다보니 완전히 힘이 다 빠져서 축 늘어져 있었다. 내가 이놈에게 괜스레 몹쓸 짓을 했나 싶어서 사막에 내놓았는데, 언제 그랬냐는 듯 '주르륵' 뺑소니를 치고 말았다.

요즘 애완용으로 키우는 손바닥만 한 이구아나는 내가 사막에서 본 약 1m쯤 되는 이구아나와 생김새는 비슷한데 같은 종자인지는 잘 모르겠다.

사족사

사족사는 한눈에 보아도 큰 도마뱀이다. 색이 검고 약간 물기만 있으면 텀벙대고 돌아다닌다. 내가 본 중에 큰 놈은 약 1.5m 이상 되는 것도 있고, 작은 것은 60㎝ 정도 되는데 꼬리 부분이 몸통에 비해 크다. 아무 때, 아무 곳에서나 불쑥 나타났다가 황급히 도망가곤 해서 여간해서는 잡아볼 기회가 없었는데, 중기원 아저씨들이 한 마리를 잡았다며 이걸

로 몸보신하겠단다. 나보고 와서 한 그릇 먹어보라고 하는데 나는 사양
했다. 그때만 해도 젊은이였으므로 그런 음식까지는 먹고 싶지 않았다.
나이 든 아저씨들이 말하길 "그래도 드시면 좋을걸요." 하면서 의미 있
게 웃었다. 그날 밤 그 사족사는 곰탕이 되어서 우리 아저씨들 위장 속
으로 사라졌다.

이슬람 국가의 결혼식

중동의 이슬람 국가들은 이성 문제에 매우 심각하고 엄격하다는 것은
이미 잘 알고 있는 사실이다. 몇 가지를 열거하면, 계집아이로 태어나면
초경을 시작할 무렵 '할례'를 치르고 그때부터 '차도르'를 입힌다. 할례는
여성기의 음핵 부분을 제거하는 외과적 수술을 말하고, 차도르는 검은
색 자루 옷이다. 머리부터 발끝까지 다 가리고 눈만 볼 수 있게 한 중동
회교도 여인의 외출복으로 앞뒤를 구별하기가 힘들다.

이곳에는 아버지와 오빠, 남편 이외의 남성에게는 얼굴을 내보이지 않
는 뿌리 깊은 전통이 있다. 조금 개화된 이슬람 국가 중 일부 종파를 달
리하는 국가에서는 '차도르' 대신 '히잡'이라는 머플러 비슷한 두건을 쓰
게 하는데, 이것도 머리카락을 노출하지 않는다. 남자들에게 여인의 머
리칼을 보이게 하는 것은 음모를 보여주는 것과도 같다고 생각하는 사
람들이다. 그나마 히잡을 허용하는 나라는 비교적 개방적 국가인데, 터
키, 이란, 레바논과 동남아 국가인 말레이시아, 인도네시아 등이고, 동
유럽(구소련) 소수 국가에서 시행한다.

결혼 전에 자유연애를 하는 것은 거의 불가능해 보이고, 남자는 결혼
을 네 번, 즉 네 명의 부인을 맞이할 수 있는 중혼이 허용된다. 이것은
전쟁으로 점철된 중동 지역의 역사에서 생겨난 풍습으로 마호메트 언행

록(히디스)에 기록된 규범 등에서 하나씩 가져온 그들의 생활 방법이다.

내 사무실에서 근무하는 현지 통역사 '압두라' 씨는 외관상 흑인 같은 피부를 가진 정통 사우디아라비아 청년인데 나와 상당히 친하게 지냈었다. 미국 유학파여서인지 자부심이 대단한 사람이었다. 이미 결혼했고 부모와 별도로 독립한 가정을 가진 친구였다. 틈날 때마다 자기 부인 자랑을 했다. 무지 미인이고, 미국 유학 시절 학교에서 만났다고. 자기 부부는 이슬람 율법을 별로 중요시하지 않는다고 했다. 나는 그에게 집에 한 번 불러 달라고 했다. 그러자 며칠 뒤 자기 집에서 저녁 식사를 하자고 했다.

알고 보니 나만 초대한 것이었다. 그 친구 차에 동승하여 그 집엘 갔다. 현관 안에 들어서니 꽤 넓은 응접실이 있었다. 가구도 없고, 액자 하나 걸리지 않고, 아주 단순한 형태였다. 외부인이 들어올 수 있는 곳은 여기까지였다. 내실로 통하는 문이 딱 하나가 있었다. 압두라는 그 문을 반쯤 열고 안쪽에다 대고 뭐라고 뭐라고 큰 소리로 말했다. 아마도 "여기 손님 왔다. 차와 식사 내와라." 그러는 것이라고 생각했다.

조금 후 하늘색 홈드레스를 살랑대며 젊은 여인이 쟁반을 들고나왔다. 강력한 중동 여인의 향수 냄새가 진동했다. 이런 세련된 현대 여성을 이렇게 가까이 똑바로 보는 것은 처음이었다. 그녀는 능란한 영어로 인사말을 건넸다. 나도 정중히 인사했다. 속눈썹이 길고 진한, 큰 눈을 가진 미녀였다. 아라빅 커피가 나오고 이어서 큰 쟁반에 밥, 그리고 그 위에 양고기, 닭고기가 얹힌, 유목민 집보다는 단출했지만, 이곳 도시 가정의 정찬을 대접받았다. 거실 바닥 카펫 위에서 그 부인이 무릎을 꿇고 음식 그릇을 내려놓으니 유목민 집에서와 같은 난처한 상황은 없었다. 그저 얼굴만 흘깃흘깃 쳐다볼 뿐이었다. 음식을 다 내려놓은 부인은 내실로 들어가 버렸다. 둘이 앉아 고기 뜯어 먹고, 밥은 손으로 움켜 먹었는데, 당연히 술은 없었다. 그래도 먹을 만했다. 그래도 이 사람은 미국물 먹은 사람 아닌가? 무알콜 맥주를 내놓는 것이다. 참 맛있게 마셨다. 그런데 그 자리에서 나는 바보 같은 소리를 했다.

"당신 부인이 참 아름답다."라고 했더니 이 친구 미국 풍습 어쩌구 하다가 막상 나의 이 말에 크게 당황해하였다. 나는 그가 하는 말에 웃음이 터졌다. 자기네 풍습에는 뭔가를 칭찬하면 줘야 한단다. "내 시계를 칭찬해라. 그럼 주겠는데 마누라는 곤란하다." 했다.

이 친구가 그림을 그려가며 결혼 풍습을 설명했다. 신랑은 돈다발이 담긴 쟁반을 신부 아버지께 무릎 꿇고 바친다. 신부의 가격은 가문과 피부색, 체격, 교육 정도에 따라 이미 매겨져 있다는 것이다. 신부 아버지가 돈 액수에 동의하고 받으면 결혼은 허락된 것이고, 그 후 바로 결혼식 날짜가 정해진다. 대개 신부의 등급이 몇 등급 있는데, 자기 마누라는 상급에 해당한다고 했다. 신부 아버지는 이 돈으로 얼마간의 혼수를 사서 신부와 함께 신랑댁으로 보낸다고 했다.

그런데 정말 희한한 것을 구경한 것은 그로부터 얼마 후였다. 이 친구 '압두라'가 두 번째 결혼을 한다는 것이다. 내가 "현재 너의 부인은 이걸 동의하느냐?"라고 물었더니 동의는 필요 없고 자연스러운 것이라고 했다. 집은 어떻게 하느냐고 물으니 똑같은 걸 하나 더 산다고 했다. 부인이 두셋이면 그중 예쁜 부인 집에만 가면 어쩌나 했더니 순번대로 반드시 돌아가며 자야 한다고 했다. 병이 나서 움직이지 못하면 어찌 되느냐고 했더니, 부인들이 들것에 들어서라도 순번을 지키게 한다. 한편 우습기도 하고, 나름대로 질서는 있구나 싶은 생각이 들었다. 만약 이걸 어기면 어떡하느냐고 물었더니 부인들은 마을에 있는 종교 지도자에게 고발하고 거기에 불려가 곤장을 맞는다고 했다. 이 나라 사람에게 부인이란 당나귀처럼 돈을 주고 산 소유물과 같이 취급되는 것 같았다. 이혼을 하려면 마을 종교 지도자를 초빙하고 성인 남자 세 명을 증인으로 입회한 후 "나는 저 여자와 이혼한다."라고 세 번 외치면서 그녀와 잠자던 베개를 집어 던지는 간단한 의식으로 법적 이혼이 된다고 한다. 그러면 그 이혼녀는 그 자리에서 손바닥에 붉은 문신을 당하고 그 집에서 쫓겨난다. 친정도 못 간다. 그래서 시장터에 나가보면 붉은 손바닥으로 돈을 구걸하는 여자 거지들이 꽤 많다. 나는 그 여인네들의 정체가 뭘까 하고 궁금했는데 이 설명을 듣고 알았다. 그러고 보니 우리 한국의 부인네들은 참으로 행복하지 않은가 생각했다.

드디어 그 친구 두 번째 결혼식 날이 되었다. 사무실에서 그리 멀지 않은 조그만 동네 알윤(Al Yoon)이라는 곳이 신붓집이고 그리로 몇 시에 오라고 했다. 저녁을 가볍게 먹고 그 동네를 들어서니 어느 집이 잔칫집인지 금방 알 수 있었다. 온 집 전체에(담장에서 지붕까지) 반짝 등을 켜놓았다. 그 집 앞으로 가보니 대문 앞 골목에 돗자리를 쭉 깔고 남자 하객들이 앉아 있으며, 신랑은 그 집 대문 바로 앞 건너편 양쪽에 향로를 피워놓고 '하푸리 물담배'를 비스듬히 물고 앉아 있었다. 날 보더니 자기 옆에 앉으라고 했다.

예식은 이미 회교 성당(모스크)에서 치르고 동네를 행진해서 처갓집까지 와 있는 것이다. 동네 젊은 청년들은 꽹과리, 북, 징 등의 타악기를 저마다 손에 들고 일정한 리듬으로 두드리며, 얼쑤얼쑤 덩실대고 춤추며, 뭐라고 뭐라고 합창했다. 그들 머리 위로는 인공 눈과 향수를 찍찍 뿌려대니 그 골목은 연기, 소음, 향수 냄새 등으로 가득하고 엄청 시끌

벅적했다.

　나는 신랑 옆에 자리 잡고 앉아서 그런 그들을 유심히 흥미롭게 관찰하고 있는데, 신부의 집 대문이 활짝 열렸다. 대문 안쪽에는 '차도르'를 쓴 여인네들이 바글바글 까마귀 떼처럼 앉아 있었다. 곧이어 대문 안쪽에서 그럴듯한 아저씨가 나왔다. 신부 아버지였다. 그는 신랑을 데리고 다시 대문 안으로 사라졌다.

　집 안에는 신방이 있고, 거기서 신부와 첫날밤을 지낸다고 했다. 얼마간 시간이 지났을까, 다시 대문이 열리고 신랑이 걸어 나왔다. 모두 박수를 치고 신랑을 맞이했다. 진짜 하이라이트는 이제부터였다. 신부 아버지는 초야를 치른 신부의 하얀 침대 시트를 들고나와 담장에 걸었다. 시트 한복판에 붉은색이 확연했다!

　"나 내 딸을 이렇게 순결하게 키웠다."

　자랑하는 거였다. 모두 열광하며 기립 박수를 쳤다. 아버지는 인사하고 들어갔다. 이것으로 결혼식은 끝났다. 모두 삼삼오오 집으로 돌아갔다. 이미 늦은 밤이었다.

　나는 참 신기한 결혼식을 구경한 셈이다. 한편으로는 "아! 이거 나름대로 멋지다."라는 생각을 떨칠 수가 없었다. 요즘에도 이런 풍습이 남아있을까 궁금하기도 하다. 이렇듯이 중동 이슬람 국가의 성도덕은 이해할 수 없을 만큼 극심한 부분들이 있다. 여성이 차량 운전하는 것도 최근에야 허용했다는 소식을 들었다.

이슬람 제국의
성 문제

/

　사우디 왕족 중 촌수가 먼 왕족 여인 중 하나가(여기선 그래도 공주라 부른다.) 영국 유학 중 같이 유학하던 평민 미혼 남자와 서로 사랑에 빠졌다. 여자는 유부녀였다. 이런 사실을 인지한 정부가 두 사람의 귀국 명령을 내렸는데, 이를 지키지 않고 영국에서 두 사람은 열애를 이어 나갔다. 정부는 이것을 방치하지 않고 강제 귀국시켜 사우디 법정에 세웠는데, 판결은 둘 다 사형이었다.

　여성은 왕족임을 고려하여 총살형, 남성은 평민이므로 전통적인 방법인 참수형을 받았다. 참수형은 리야드 사거리 광장(일명 '할라스' 광장)에서 실제로 많은 사람이 지켜보는 가운데 목을 베어 사형하는 제도라 했다. 이 사형 집행일을 며칠 앞두고 얼마 전부터 신문, 벽보, 방송으로 "사형장에 나와서 이 비도덕적 인간의 최후를 눈으로 보라."라는 광고를 계속 내고 있었다. 우리 현장 사람들도 몇몇이 그 광경을 보고 왔는데, 그들이 전한 내용은 이랬다.

　그날 할라스 광장에는 굉장히 많은 사람이 모였더란다. 광장 한복판에 둥글게 공간을 만들고 그 공간까지 차량이 들어올 수 있는 통로를 만들어 놓았다. 그 공간 복판에는 멍석 한 장이 깔려 있었다. 경찰들은 스피커를 통해 "외국인은 앞으로 오라."라고 했는데, 외국인은 좀 더 자세히 보라는 의미라고 한다. 이슬람 기도문이 스피커로 크게 흘러나오고 그에 맞추어 이슬람교도들은 '모스크' 성당에 들어온 것 같은 예배를 진행했다.

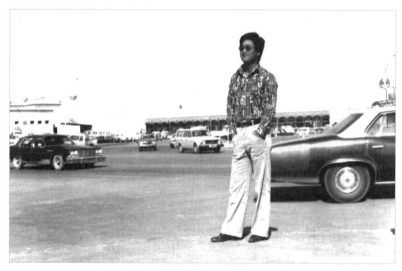

리야드 할라스 광장

"알…함두릴라…어쩌구…"

끝없이 이어지는 독송과 기도문…, 얼마나 흘렀을까? 저쪽 끝에서 죄수를 태운 앰뷸런스가 천천히 들어왔다. 광장 한복판까지 들어온 앰뷸런스 뒷문이 열리고 경찰 손에 이끌려 사형수가 내렸다.(사형수는 이미 며칠을 굶었는지 몸도 정신도 이미 죽은 사람처럼 흐느적거리며 끌려 내려왔다.) 경찰은 명석 가운데로 와서 사형수의 무릎을 걷어차 꿇어 앉혔다. 예배 소리는 더욱 커지고 사람들은 흥분했다.

"죽여라! 죽여라!"

칼잡이 경찰관(망나니)은 큰 칼을 뽑아 들어서 사형수의 자루옷 속에 넣고 옷을 좍좍 찢었다. 사형수의 상체는 모두 드러났다. 뒤로 수갑을 채우고 경찰 한 명이 사형수의 머리채를 잡아 앞으로 당겼다. 뒷목이 드러나는 순간 망나니의 칼이 사정없이 목덜미를 후려쳤다. 죄수의 목이 단칼에 베이지 않자 사형수의 머리채를 뒤쪽으로 당겼다. 칼잡이는 다시 목의 앞부분을 사정없이 내리쳤다. 갑자기 선혈이 뻗쳤다. 아직도 목은 안 떨어졌다. 옆에서 하는 말이 "저 칼잡이는 실력이 없는 놈!"이라 했다. 더 이상 칼질은 하지 않고 사형수를 옆으로 걷어차서 멍석 위로 쓰러뜨렸다. 목 주변으로 붉은 피가 주르륵 흘러 퍼졌다. 이 상태로 사흘간 방치한다고 했다.

파리가 모여들고 옆으로 다시 차량 통행을 시킨다. 이 시체를 보란 듯이 놔둔다고 한다. 이 광경을 어느 프랑스 사진 기자가 멀리 옥상에서 찍었다.

얼마 후 프랑스 잡지에 이 사진이 게재되었다. 사우디는 아직도 이런 식의 공개 처형을 한다는 기사가 나온 뒤 모든 프랑스인은 사우디에서 강제 출국당했다. 이 잔인한 공개 처형을 보고 온 우리 현장 소속 직원들은 많이 괴로워했고, 며칠째 밥을 제대로 먹지 못했다. 과연 왕족 유부녀와 사랑에 빠진 평민 남성은 그렇게 죽임을 당할 만큼 죄를 지은 것이 맞는가? 이 나라의 사정이 이 정도쯤 되니 우리 같은 사람은 감히 연애 비슷한 것조차 꿈도 꾸지 못했다.

그러나 이런 와중에도 몰래 연애하는 사람은 있었다. 상대는 사우디에 파견 나와 있는 간호사들이었다. 간호사들은 당시 사우디에 나와 있는 우리 같은 사람들을 별로 사람 취급하지 않았다. 자기네와 맞는 등급이 아니라고 생각하는지, 어쩌다 외출 길에 마주쳐서 "안녕하세요."

해도 인사도 받지 않고 휙 지나가는 것을 보면서 그렇게 생각했다.

그런데 병에 걸려 입원하면 비교적 신분이 괜찮은 관리직이나 엔지니어들은 애인을 만들어 놓고 퇴원했다. 환자 신분을 알 수 있는 간호사들이 '이 사람은 그 기업의 정직원이다. 혹은 엔지니어로구나.'라고 판단되면 그녀들도 외롭고 결혼 적령기에 있으므로 점 찍어둔 환자에게 다가오는 것이다. 그것이 너무 부러워서 '나는 아프지도 않나?' 원망했지만 좀처럼 그런 기회는 오지 않았다. 그렇게 애인을 만든 사람들은 휴일에 차를 몰고 가서 애인을 태우고 아무도 없는 사막으로 들어간다. 왜냐하면 사우디는 남녀가 호텔에 들어가려면 부부임을 증명해야 하기 때문이다. 도시락 먹고 물 마시는 것이 전부인 사막 데이트지만 두 사람은 무척 행복한 시간을 보내다가 밤이 다 돼서야 숙소로 돌아온다.

이들 중 귀국해서 부부가 된 사람도 있고, 그 후 어떻게 됐는지 모르는 사람도 있다. 옆에서 보기엔 무지하게 부러운 현상이었다. 나 같은 총각에게 기혼자 선배들이 하는 말씀은 이랬다.

"총각들은 그래도 견딜 만하지? 고기도 먹어본 놈이 고기 맛 안다고 우린 죽을 맛이다. 그놈의 돈이 뭔지 제길!"

그러면서 그들은 살아갔다. 휴가를 다녀오면 더욱 괴로워했다.

"이노무 마누라가 꽉 잡고 놔주질 않지 뭐야. 이거를 떼어 주고 올 수도 없고…."

어떤 이는 휴가 중에 마누라와 섹스하면서 나오는 신음을 녹음해서 카세트테이프에 담아왔다. 밤에 혼자 들으며 희죽대다가 룸메이트가 훔쳐 복사를 했다. 그 테이프는 2,000명에 가까운 캠프에 거의 퍼졌다 해도 과언이 아니었다. 나도 들어 봤는데 그 부인네도 보통은 아닌 것 같았다. 아마 연출이 아닐까 하는 생각이 들었다. 그러나 정작 본인은 자기 부인이 이천 명의 에로 스타가 된 것을 몰랐다.

당시 서울 본사에서는 에로 비디오 테이프를 정기적으로 보내왔다. 주말 일과가 끝나면 사무실 복판에 대형 TV를 설치하고 영상을 보여주었다. 직원들은 직위 고하를 막론하고 파자마, 혹은 트레이닝복 바람으로 사무실에 모여서 이걸 봤다. 나도 생전 처음 봤는데 주로 미국산 아니면 유럽산이었다. 내용이 너무 지독한 외설이어서 홀로 사는 중동 홀아비들에게는 참지 못할 고문이라고 봐야 했다. 그런 걸 왜 회사 차원에서 공급해 주었을까? 지금까지도 이유를 모르겠다. 그나마 위로 공연이라고 생각되기도 한다. 영상을 열심히 보던 딱한 아저씨들 하는 말 "에잇 못 참겠다." 하고는 자기 방으로 갔다가 한참 뒤에 다시 나타났다. 거의 모든 직원이 이때만큼은 동일했다.

이런 에로 비디오 한 편이 끝나면 신나는 쇼 프로를 틀어놓았다. 노래 부르는 스타 가수에게는 별로 관심이 없고, 그 뒤에서 온몸으로 율동하는 무용수들이 더 탐났다.

"아! 저노무 지지배들을 한 트럭만 여기에 부어주면 얼마나 좋을까? (침을 꿀꺽!) 아! 불쌍한 아저씨들이여!"

중동 진출 초창기에 H 건설회사에서는 여직원들도 내보냈다는데, 몇 달 못 가서 견디지 못하고 모두 철수시켰다고 한다. 우리 현장에는 서울의 명문 Y대를 졸업하고 공채 자재직으로 입사한(나보다 한 기수 선배) 잘생긴 귀공자 청년이 있었다. 이 사람의 약혼녀는 당시 프랑스에 유학 중이었는데 귀국길에 약혼남을 만나겠다고 다란 공항에 왔다. 소장님은 특별 휴가를 주고 캠프 내에 신방까지 차려 주었다. 그러나 이 친구는 신 났지만, 그날 밤 전 캠프의 불쌍한 아찌들은 허벅지를 꼬집으며 괴로워했다. 다음날 별별 놀림을 다 당한 것은 어쩔 수 없는 일이었다.

또 하나의 이상한 사건은 이랬다. 우리 현장에는 인천 소재 명문 공대를 나와 장교로 제대한 토목직 강 주임이 있었다. 그는 평소 우스갯소리도 잘하고 실력도 짱짱한 2년 정도 선배였다. 그런데 어느 날 갑자기 실종되었다가 이틀 만에 자기 차를 몰고 돌아왔는데 몰골이 아주 초췌하였다. 당시 전 직원들은 비상 상태로 그를 찾았지만 현장 어디에도 없었다. 그는 어디를 갔었을까?

그런 그가 2박을 넘기고 3일 차에 제 발로 돌아왔다. 이유를 물으니 우리 현장 사무실에서 그리 멀지 않은 곳에 마을 같지도 않은 판자촌 무더기 같은 곳이 있는데 거기에 있다가 왔다고 했다. 우리는 거기가 어떤 곳인지 알고 있었다. 그곳은 손바닥에 붉은 문신을 한 여인들끼리 모여 사는 노숙녀 집단 거주지라는 것을! 아침에 현장으로 출근하는 우리 차를 향해서 창문을 활짝 열고 "야! 꼬레아!"라고 소리소리 고함을 지르는 시커먼 차도르 차림의 여인들! 잠시 서행하면서 그쪽을 바라보면 어떤 여자는 웃옷을 벗어던지고 커다란 젖퉁이를 보여주기도 했다. 우리는 겁이 나서 얼른 지나가는 곳인데 강 주임은 혼자서 기웃거리다가 잡혀 들어간 것이다. 얼마나 혼쭐이 났는지 의무실에서 링거를 맞으며 간신히 회복했다. 큰 사고로 이어지지 않은 것이 다행이었다.

이상 소개한 아주 특이한 경우를 제외하고 당시 중동에 나갔다 온 대부분의 건설 용사들은 아무 짓도 못 했다. 아주 싱싱한 상태로 귀국했다고 봐야 한다.

이동식
트레일러 식당

/

    토공사와 구조물 공사를 거듭하면서 시공 현장은 더욱더 깊은 사막 쪽으로 이동해 들어갔다. 캠프에서 먼 곳으로 옮겨가면서 생겨난 문제 하나는 점심 식사를 어떻게 하느냐 하는 문제였다. 처음 10㎞ 정도 들어 갔을 때만 해도, 장비를 정돈하고 차량에 분승해서 사막 길을 달려 캠프 식당까지 와서 식사했다. 그리고 숙소 방에 들어가서 잠시 쉬고 기상해서 다시 사막 한복판으로 오후 출근을 하는 방식이었다. 그런데, 번거롭기도 하고 작업 시간의 손실도 만만치 않았다.

    그래서 이 문제를 소장님 지시에 따라 '추진' 식사 방법으로 바꾸었다. 총무과 직원들은 사륜구동 소형 트럭에 밥통, 국통 등을 싣고 사막 길을 10㎞ 이상 달려와 모래언덕 평평한 곳에 모포를 깔고 "빵빵"하며 식사 시간을 알렸다. 모든 운전자, 측량 보조원, 현장 기사들은 현 위치에 차를 세우고 식사 장소로 모여들었다. 총무 직원은 주걱과 국자를 들고 밥 배식, 국 배식을 했다. 중기원과 기타 근로자들은 음식이 담긴 식판을 들고 수저를 챙겨서 여기저기 자리 잡고 앉아 식사했다.

    뙤약볕이 내리쪼이고 온도는 50도가 넘는 속에서! 식사가 끝날 때까지 아무 일 없으면 그날은 재수 좋은 날에 속했다. 매일 이맘때면 '할라스

바람'이란 것이 불어왔다. 저쪽 지평선 부근이 컴컴해지면서 용오름 모양이 다가왔다. '할라스'란 아랍어로 '모두 끝낸다.'라는 뜻인데 우리끼리는 이 모래 폭풍(Sand storm)을 '힐라스 바람'이라고 불렀다.

멀리서 보면 별거 아닌 것 같은데 가까이 오면 그 강도가 대단했다. 주변이 깜깜해지고 모래가 얼마나 세게 날리는지 옷 입은 등짝이 아팠다. 차에서 문을 닫고 피신하면 차가 들썩들썩할 정도다. 차체에 부딪히는 모래 가루가 샌드 블라스팅(샌딩)하는 것과 같았다. 타다다닥….

중동으로 수출되는 차량은 이러한 샌딩 방지 도장이 되어 있다는데, 몇 년 다니다 보면 차 색깔이 허옇게 된다. 이런 모래 폭풍을 밥그릇 들고 무방비로 당하면 밥이 문제가 아니라 엎드려서 피신하기 바쁘다. 그러기를 약 5~10분 바람이 지나가면 서로 쳐다보고 웃었다. 사람들의 얼굴이 히말라야 '설인'같이 변해 있기 때문이다. 사람이 이 모양이면 먹던 밥은 어찌 됐을까? 밥 위엔 모래 한 줌, 국그릇에는 들깻가루를 뿌려 놓은 듯했다.

"오늘 점심은 여기서 끝!"

숟가락으로 모래를 들추고 속에 남은 밥을 한술 떠먹었더니 '우지끈 와지직' 씹히는 모래알은 아무리 식성 좋은 나도 도저히 먹을 수 없었다.

커다란 소쿠리에 먹던 밥그릇을 주워 실어주면 차는 분소로 휑하니 가버렸다. 물로 입속 한 번 헹구니 점심은 끝이 났다. 그렇게 먹고서는 도저히 견뎌낼 재간이 없었다. 특단의 조치가 필요했다. 나, 신기사는 이런 연구를 잘했다. 며칠간 궁리했다.

'어떻게 하면 중기원을 편히 먹이고 잠시 쉬었다가 오후 작업을 할 수 있을까?'

드디어 아이디어가 완성됐다. 맘먹고 소장님을 찾아가서 내 아이디어를 설명했다. 소장님은 기쁘게 승낙하고 즉시 관계 직원을 불러 이 내용을 지시했다. 그 아이디어는 이랬다. 본소 사무실 앞길 노견 쪽 조그만 공터에는 누가 쓰다가 버린 컨테이너용 트레일러가 밑바닥 구조만 남긴 채 방치되어 있었다. 그 주인을 찾아 아주 싼값에 그것을 구입했다. 이 것을 우리 중기 공장에 끌고 와 철제 보강을 하고 합판으로 컨테이너 모양의 집을 올렸다. 여기에 조그만 발전기와 에어컨을 달고 물탱크와 수도꼭지를 설치하고, 내부 바닥에는 인조 잔디 카펫을 깔았다. 합판으로 길게 식탁을 만들어 넣고, 입구엔 계단을 설치하여 오르내리기 편하게 해서 멋지게 이동식당을 만들었다. 모래밭에서 일하던 중기원 근로자들은 식사 시간에 이곳으로 와서 수돗물에 간단히 손과 얼굴을 씻고 윗도리와 안전모는 밖에 걸어두고 들어왔다. 식당차에 신발을 벗고 오르면 에어컨 바람이 시원했고, 식판을 받아서 식사한 뒤에는 그 자리에 잠시 쓰러져 휴식을 취할 수 있었다. 모래바람이 불어도 문제없었다. 현장이 조금씩 더 멀어지면 장비에 묶어서 조금씩 끌어당겨 이동할 수도 있었다. 이걸 세워났다고 제지할 사람은 그 넓은 사막에서 아무도 없었다.

이 식당차가 현장에 도착하는 날, 중기원과 전 근로자가 만세를 불렀다.

"신 기사 고마워요."

"정말 감사합니다."

이 식당차 관리 개선은 당시 중동에 있는 전 현장에 모델이 됐다.

그런데 어느 날 아침에 현장에 나왔더니 이 근처를 통과하던 유목민들이 식당차 내부를 점거하고 잠을 자고 있었다. 우리는 "당신네들 뭐야? 왜 맘대로 여기서 잠을 자냐?"라고 야단을 쳤다. 그들의 대답은 우리네 촌사람들과 똑같았다. "아, 그것참 빈칸이 있어서 들어와 잠 좀 잤기로서니 되게 뭐라 한다."라는 식이었다. 뻔뻔하게 일어나 나가면서 수도꼭지를 틀어 물까지 받아 갔다. 우리 사람들은 인심이 좋아 그냥 내버려 두었다.

사실 여기 물탱크 물을 우리는 안 마셨다. 개울에서 퍼온 허드렛물이었기 때문이다. 처음 이곳에 와서 밤에 라면을 먹으려고 물을 끓이다가 깜빡 졸았는데, 냄비 바닥에 석회가 하얗게 눌어붙었다. 여태껏 이런 석회 물을 먹었다고 생각하니 끔찍했다. 그 후엔 회사에서 물값을 따로 주어 생수를 사다 먹었다.

식당차에 달아 놓은 물탱크의 물은 그런 석회물이었다. 우리 사람은 세숫물로밖에 쓰지 않았다. 석회 물로 세차를 하면 물기가 마르면서 석회가 뽀얗게 묻었다. 마른걸레로 한 번 더 문질러야 차량에서 광택이 났다. 우리는 이동 식당차를 끌고 다니면서부터 식사 시간이 갑자기 행복해졌다.

아랍 젊은이의
사막 나이트 파티

/

아침에 사막으로 출근해서 보면 이동 식당 안에서 잠든 유목민이 있는가 하면, 모래언덕(샌드듄Sand Dune : 말발굽같이 둥글고 오목하게 생겨서 외부에선 내부가 잘 보이지 않는 곳) 같은 곳에 커다란 카펫까지 깔아놓고 이곳 현지인의 남녀 무리가 이리저리 엉켜서 자고 있는 것을 가끔 볼 수 있었다. 이들은 유목민이 아니다. 도시에서 제법 논다는 한량 남녀들이다. 도시에선 이들이 만나서 놀 만한 곳이 없다 보니 술과 음식을 가지고 깜깜한 사막에 들어와 먹고 마신다. 이들은 음악을 크게 틀어놓고 밤새 흥청거리고 놀다가 이리저리 쓰러져 잠든 환락의 젊은이들이었다.

우리가 우글우글 들어와 떠들면 아주 못마땅한 얼굴로 일어나서 뭐라고 뭐라고 중얼거리면서 대충 짐을 추슬러 차에 싣고 떠났다. 그들이 떠난 후 그 자리를 대충 훑어보면 깨진 술병과 사용 흔적이 역력한 콘돔 등이 발끝에 걸려 나왔다.

본래 아랍인들의 본질이 몹시 야하고 퇴폐적인 면이 있다고 한다. 엉덩이를 아주 섹시하게 흔들며 추는 춤 '밸리댄스'의 본고장이 여기란다. 그 춤을 추는 무희들을 유럽(스페인)에서 자세히 본 적이 있는데, 그때 이 사막에서 보았던 아라비아 여인들이 떠올랐다. 앞뒤를 구별하기 힘

든 저 검은색 '차도르' 속에는 향락과 퇴폐의 피가 끓는 아랍 여인의 진
짜 모습이 숨어있었다.

야리끼리

/

'야리끼리'란 용어가 어디서 유래됐는지는 모르겠다. 아마도 일본식 현장 용어라고 짐작만 했다. 일본 강점기를 통해서 일본인이 건설 현장에 남기고 간 언어는 엄청나게 많다. 다음 글을 읽고 해석해 보시기 바란다.

호리가다 파고, 스테공구리 치고, 쓰미 놓아서 와꾸가다 세우고 도바리 박아서 오비끼 채우고 반생 조이고 기리바리 세우고 도리 잡아라.

이 말이 무슨 뜻인지 알겠는가? 건축 현장에서는 아무렇지도 않게 사용하는 말이다.

언어의 침투는 이렇게 무섭고 끈질긴 것이다. 나는 6·25 동란 세대이니까 일본 강점기는 겪어보지도 못했는데, 건설 현장에서는 이런 말을 알아야 이 바닥에서는 마치 도사인 듯한 이상한 풍조가 있다. 심지어 지금 젊은이들까지도 이런 말을 쓴다. 다소 변색되긴 했지만…. 어디 건설 용어뿐이랴. 기계 분야, 공예, 바느질, 자동차 등 모든 분야에서 아직도 잔존한 일본식 용어를 이제는 말끔히 정리해야 하고 꼭 그렇게 해야 한다고 주장한다.

아무튼 야리끼리란 우리말로 하면 '품떼기'라고 하는데, 품떼기라는 것도 설명이 필요할 것이다. 예를 들면, 보통의 노동력을 가진 사람이 종일 일해 열 개의 일을 할 때 그 노동자를 고용한 고용주가 "당신은 하루에 열두 개를 일해라. 그러면 일찍 끝나는 대로 일당 받고 퇴근해도 좋다."라고 하는 조건이다. 그러면 노동자는 쉴 틈 없이 자기의 노동 능력을 초과해서까지 열두 개를 마치고 오후 3시면 일당 받고 퇴근한다. 결과적으로 회사는 같은 값에 일을 더 잘 시켜서 좋고, 노동자는 일찍 퇴근해서 좋다. 어찌 보면 양측 모두 원원하는 것 같지만, 불쌍한 노동자의 노동력을 최대한 뽑아먹는 가난한 사회의 서글픈 제도라고 볼 수 있다.

건축 현장에서는 아주 흔히 하는 기법인데 토목 공사는 어떤 형태의 야리끼리가 있을까? 예를 들면 이렇다. 토취장에서 성토 현장까지 덤프트럭이 부지런히 왕복할 때 하루에 몇 탕을 운행할까를 알아내어, 만약 그것이 20탕이라면 24탕까지 기본급을 주고 25탕 이상이면 탕당 성과급을 주는 것이다. 그렇게 하면 덤프트럭 운전자는 소변볼 시간도 줄여가며 미친 듯이 트럭을 운전한다. 여기서 중요한 수치는 '몇 회를 기준으로 삼을 것인가?'인데, 이 수치를 찾아내기 위해서 덤프트럭 한 대를 선택하여 아침부터 야간까지 줄기차게 쫓아다니면서 보통 조건에서 몇 탕이나 할 수 있는지를 실측해야 한다. 그런 역할은 신입 사원인 나 같은 현장 기사가 한다.

아침부터 덤프트럭 한 대를 대상으로 찍었다. 나는 죽도록 그 차만 따라다니면서 기록했다. 상차 후에 운행 15분, 성토장 진입하여 흙 덤핑하고, 다시 토취장으로 공차 운행하여 상차장 진입, 상차 대기, 이렇게 한 사이클을 따라다녔다. 결국 밤 시간에야 작업이 끝났다. 꼼꼼히 적은 기록지도 완성됐다. 내일 아침 공무과장에게 제출하면 이 기록지를 기준으로 덤프트럭 운전자와 '야리끼리' 계약을 할 것이다.

이렇게 되자 덤프트럭 운전자들의 움직임은 눈에 띄게 달라졌다. 심지어 상차 장비 운전원에게 담배 등 뇌물도 주었다. 내 차에 먼저 상차해 달라고 말이다. 온종일 흙먼지를 뒤집어쓰고 자기 차를 쫓아다니는 나를 보고 덤프 운전자 아저씨는 "신 기사님, 이 정도로 운전하면 하루 22탕 해요. 야간까지 따라다녀도 틀림없이 22탕이니까 그만해요. 이게 뭡니까?"라고 말했다. 그래도 고지식한 신 기사는 끝까지 콧구멍이 흙먼지로 막힐 때까지 따라다녔다. 그 결과 기록지는 22탕이었다. '운전자가 말해준 것이 맞구나. 이분들도 도사가 다 됐구나.' 하는 생각이 들었다.

저 큰 덤프트럭에는 흙을 몇 m^3나 실을 수 있을까? 그 적재함에 올라가서 규격을 재어본다. 폭 2.4m 길이 8.5m 높이 1.6m, 이것을 곱하면 부피가 계산되는데, 흙은 다짐하면 부피가 줄어든다. 여기서 왜 부피가 손실이 되는 걸까? 흙의 마술은 이렇다.

자연 상태(N)=1, 파 올려서 덤프에 실었을 때 (L)=1.2, 펴서 다짐하면 (C)=0.8 정도가 된다. 이건 흙의 요술이 아니고 자연스러운 현상이다. 주로 논밭 흙이 그렇고 모래는 큰 변화가 없다. 혹시 더 알고 싶은 분이 있다면 공대에서 토질 공학을 공부하면 된다.

또 다른 이런 '야리끼리'도 있다. 토목 구조물(교량, 암거 등)에 들어가는 철근은 공장에서 정척(8m, 10m, 12m) 길이로 생산되어 공급된다. 이 철근을 필요한 만큼 끊어서 굽히는 작업을 해야 구조물 내부에 조립해 넣을 수 있다. 즉 자르고 굽히는 작업을 우리식으로 '가공한다'고 하는데 이것도 노동자의 열의에 따라 성과 차이가 크므로 철근공 팀과 철근 톤(Ton)당 '가공 조립비' 얼마씩 야리끼리를 준다. 대형 구조물은 정척을 자르지도 굽히지도 않고 바로 조립하는 경우가 많으므로 철근공 입장에선 아주 쉽게 돈을 버는 방법이다. 그러나 소형 구조물은 많이 자르고 많이 굽혀서 필요한 모양을 만들어 내야 하므로 엄청 열심히 일해도 톤당 야리끼리 금액을 맞추어 내기가 힘들다. 그러므로 구조물의 크기와 구조에 따라 단순, 복잡이라는 기준을 만들어 야리끼리 책정 금액을 나누어 시행한다.

당시 중동에 온 근로자들은 돈 버는 것이 목적이었다. 회사로서는 소기의 목적물을 저렴한 금액으로 만들어내기 위해서 양자는 끝없는 머리 싸움을 할 수밖에 없었다. 여기까지 와서 노조를 만들어 회사를 상대로 싸울 장사는 없다고 봐야 한다. 특히 사우디아라비아는 노조 운동, 혹은 파업은 반란이라고 인정한다. 그렇다고 회사가 이들의 노동력을 착취해서도 안 되는 것이다. 그런데도 내가 느낀 당시 중동 근로 현장은 아무래도 회사 측이 강력한 갑(甲)의 위치에 있었던 것은 사실이었다. 대부분의 직원이나 근로자들은 뿌리 깊은 가난과 시련, 군복무 등으로 고생에 단련된 사람들이었다. 그 가난을 이겨보겠다는 일념으로 자기 몸 망가지는 것도 모르고 죽어라 일했다는 것이 맞는 말일 것이다.

사우디
운전면허

/

    회사에서 차량을 지급받아 현장 일을 할 때도 운전하고, 휴일에 외출 나갈 때도 차를 운전하고 시내를 나가지만, 우리에겐 사우디아라비아의 운전면허가 없었다. 출국할 때 국제면허란 걸 받아서 나가지만 그것도 없는 사람이 대다수였다. 그러니까 거의 전원이 무면허 운전이라고 봐야 한다. 그래도 별 탈 없이 지내왔는데 언제부터인가 시내에 나가면 경찰들이 면허증 제시를 요구했다. 국제 면허증을 보여주면 이건 안 된다고 하면서 압수도 하고 벌금이나 구류 등 제재를 가하기 시작하니 면허를 따야 했다.

    이 문제는 중기부 과장님이 담당하기로 하고 우리 마당에서 실기 시험 연습을 시켜서 시험장에 데려갔다. 여기 실기 시험은 우리식으로 말하자면 길가로 주차하는 시험인데 깃발 네 개를 꽂아놓고 주어진 시간 내에 사각 라인 안에 정확히 주차하면 합격이다.

    차는 자기 차를 가져갔다. 이것까지는 크게 어려울 것도 없고 이상할 것도 없는데, 웃기는 것은 구술시험이었다. 커다란 교실 같은 실내 가장 자리에 긴 테이블을 놓고 자동차에 필요한 기계와 부품을 진열해 놓았다. 엔진, 트랜스미션, 액셀 같은 큰 부품부터 동력 장치, 전기 장치, 현수 장치, 연료 장치 등 세세한 부품들을 늘어놓고서 경찰관이 질문했다.

(아랍어로) "자, 이 부품은 뭐냐? 이름과 용도를 말해봐라." 하는 형식인데 말이 안 통하면 무조건 불합격이다. 우리 중기과장님은 자동차 부품이라면 달인급인 데다가 아랍어를 유창하게 할 수 있는 분이었다. 과장님이 통역을 자처하고 수험자와 같이 들어갔다. 경찰관이 물었다. 중기과장님은 한 눈을 끔뻑하며 한국말로 말했다.

"야, 아무 말이나 한국말로 해"

"예, 과장님 이거 뭔지 모르겠는데요?" 하면 "됐어. 더 이상 말하지 마."하고는 돌아서서 경찰관에게 아랍어로 말했다.

"이 부품은 말이죠…"

경찰관은 아주 심각하게 중기과장님의 설명(통역)을 들었다. 그리고는 우리를 보고 "꾸웨이스(좋다)" 하고 엄지손가락을 치켜들었다. 합격이었다. 그 경찰관 무지하게 순진하지요? 우리 한국인이 영악한 것입니다.

사막 운전과
사막 조난

/

　사막 운전은 사막에서 자동차를 운전한다는 뜻인데, 이렇게 따로 분류해서 말하는 이유는 포장도로에서 운전하는 행위와는 상당히 차이가 나기 때문이다. 또한 사막에서의 운전 실수는 곧바로 조난으로 연결되고, 조난이 생기면 운전자와 탑승자에게는 생명이 위험한 경우가 부지기수이기 때문이기도 했다. 여기 현장까지 온 중기 운전원들은 거의 몇십 년간 바퀴 달린 물건을 직업적으로 운전해 왔던 베테랑이라고 해야 한다. 그럼에도 불구하고 사막에만 들어서면 운전이 안 되었다. 걸핏하면 바퀴가 빠져서 왱왱 헛바퀴만 돌리다가 더 깊이 빠져서 오도 가도 못하고 절절매기 일쑤였다. 비상용이랍시고 삽 한 자루를 차에 싣고 다니다가 바퀴가 빠지면 앞뒤를 파내고, '이만하면 나갈 만하겠지' 하고 출발해 본다. 그러면 더 깊이 빠지고, 자동차 바닥이 아예 모래땅에 떡 붙어버리면 그때부터는 정말 대책이 없었다.

　나도 이런 경우를 몇 번 경험해 보았는데, 마실 물 떨어지고, 해는 넘어가고, 온갖 탈출 노력에 힘은 빠지고, 배는 고팠다. 본소에 연락도 안 되어 꼼짝없이 조난을 당한 적이 있었다. 걸어서라도 가야 했다. 걸어가기 위해서는 차 안에 있는 물건 중 측량기는 꼭 챙겼다. 그래야 한다는 규칙이 사규에는 없지만 우리는 군대에서도 배웠다. "전시에 적진에서 탈출하려면 개인 소총을 지니고 와야 한다. 그게 여의치 않으면 노리쇠 뭉치라도 빼 와야 한다."라고… 건설회사에 입사하니 선배들도 이렇게 시켰다.

"먼 길을 가려면 측량기를 무릎 위에 안고 가야 한다. 현장에서 설치된 측량기를 옮길 때는 수직으로 세워서 가슴으로 안고 걷든지 뛰든지 해야 한다."

그렇게 하지 않으면 엄청나게 꾸중을 들었다. "이 측량기 잘못되면 너희 집을 팔아도 변상하기 힘들다."라는 말을 수도 없이 들었기 때문이다. 정밀을 요하는 중요한 기계여서 그렇게 가르쳤을 것이다. 이 측량기가 그렇게 비쌀까 의문도 들었지만 가격을 조사해 본 적은 없다. 그러나 사막에서 자동차가 빠져서 그것을 버리고 걸어서 갈 상황이 된다면 측량기는 메고 가야 한다는 것이 마치 '필수적 전투 수칙'이 된 셈이다. 적어도 나에게는 말이다.

처음으로 사막에 차를 끌고 나왔을 때 불과 몇 ㎞를 못 가서 미끄러지듯 빠져서 곤욕을 치렀는데, 최악의 경우를 겪게 되었다. 자동차 안에 물통은 비었고, 비상식량도 떨어졌다. 통신 방법도 없는 상황에서 윗도리를 벗어 머리에 감고 용감히 걸어가기로 했는데, 내 보조원들이 "신기사님 측량기는 어떻게 하지요?" 하고 물었다. 나는 너무 당연하게 "가지고 가야 합니다." 했다.

스위스 제품인 'WILD T2 트랜싯' 기계를 측량 천으로 묶어서 등에 메고 걷기를 시작했는데, 불과 2㎞쯤 걸었을까, 측량기를 멘 사람부터 탈수와 탈진을 겪기 시작했다. 현장 사무실까지는 약 6㎞쯤 된다. 눈으로는 빤히 보였다. 조깅으로는 6㎞가 아무것도 아니지만, 사막을 걷는 것은 그와 다르다. 사막을 걷는 것이 얼마나 힘드냐 하면, 모래 표면에는 석회석이 얇게 굳어져 있다.(마치 누룽지가 깔린 것처럼) 안전화 바닥이 넓적해서 한걸음 밟으면 올라설 것도 같지만 뒷발을 들어 올리는 순간 푹석 빠진다.(약 10㎝ 정도) 뒷발을 옮겨 또 한 발을 내디디면 견딜 듯하다가 또 푹석 빠진다.

우리가 잘 포장된 강변 조깅로를 따라 예쁜 운동화를 신고 가볍게 걷는 것보다 서너 배 힘이 든다고 봐야 한다. 게다가 50도를 넘는 기온과 작열하는 뙤약볕, 가로수 하나 없고 풀 한 포기 없는 모래밭을 풀썩이며 걷는다는 것은 여간한 고행길이 아닐 수 없다. 게다가 측량기는 등에 메여 있다. 지팡이 삼아 가지고 가는 측량용 폴대에 꿰어 두 사람이 앞뒤로 멘다. 처음에는 조금 수월하다 싶다가 곧 또 지친다. 입술 모양이 닭똥구멍같이 변해가고 목에 침을 넘기려 꿀꺽 해보지만 마른 목젖에서 나는 "꼴깍" 소리가 밖에까지 들렸다. 이때쯤 유목민의 작은 트럭 하나가 구세주같이 나타났다. 우리가 일렬로 걸어가는 것을 보고 다가온 것이다.

"헤이! 아~ 쌀람 말레이꿈, 우리 저기 보이는 동아 사무실까지 태워다 주세요." 하니 그는 대답도 하지 않고 손가락 두 개를 펴 보이며 "투 리알" 한다. 돈을 내라는 것이었다.

야! 됐다. 2리알이면 싸다. 비싸고 싸고의 문제가 아니다. 어서 타자. 김 계장님은 조수석에 타고 나머지 네 명은 짐칸에 타자마자 뜨거운 철판 적재함에 쓰러졌다.

"야! 내려, 다 왔다."

김 계장님 목소리가 아스라이 멀리서 들리는 듯했다. 2리알을 주니 화를 냈다. 다섯 명이니 10리알을 내란다. 사무실 현관이 불과 10m 앞인데 발걸음이 옮겨지지 않았다. 누군가가 부축해서 사무실에 들어서니 "오! 에어컨의 위대함이여! 아, 시원하다. 살았다!" 하며 다섯 명 모두 바닥에 쓰러졌다.

"물 좀 주세요."

모기만 한 소리로 말했다. 이때 누군가가 급히 달려오며 말렸다.

"이 사람들 물 주면 안 돼요!"

"누구 취사반에 가서 오렌지 몇 개와 우유 좀 가져와요."

중동 생활 5년 차 고참 최송균 씨가 응급처치를 자처했다. 가져온 오렌지를 껍질을 벗겨 껍질 한 조각씩을 입에 넣어주면서 씹어서 뱉으라 했다. 우리는 껍질을 씹어서 뱉고를 서너 번 하다 보니 돌덩이같이 굳었던 구강에 침이 돌아왔다. 그다음이 우유였다. 컵에 우유를 바닥에 깔리듯 조금 따라주면서 마시지 말고 입에 물고 있으라고 했다. 우유를 마시지 말라고 했지만, 입속에서 야금야금 목으로 넘어갔다. 거기까지 확인한 최송균 씨가 우유 반 잔씩을 주면서 아주 천천히 마시라고 했다. 우리는 금방 다 마셔버렸다. 만약 그때 바로 물을 꿀꺽 마시면 달라붙은 식도가 찢어진다고 한다.

"됐어 물 가져와요."

생수 작은 것 한 병을 천천히 마셨다. 살 것 같았다. 물을 한 병 더 마시고 정신을 온전히 차렸다.

소장님이 오셨다. "식당 가서 밥 먹고 오늘 오후는 쉬어라."라고 하신다. 우리는 그 길로 밥을 먹고 숙소에 퍼져서 다음 날 아침까지 기절한 듯 자고 나니 몸이 정상으로 돌아왔다.

이곳 생활을 약 8개월 정도 적응하다 보니 점점 모든 게 숙달되어 갔다. 차가 빠지는 일도 없어지고, 물이나 비상식량 등도 항상 준비하게 되었다. 우리는 조난에 대비하면서 차츰 사막의 왕자(도사)가 되어가고 있었다. 나중에는 신참 직원들이 조난을 당하는 것도 도와줄 정도가 되었다.
 사막 운전의 비법 몇 가지를 열거하면 이렇다.

- 타이어를 사막용 벌룬 타이어(Balloon Tire, 풍선같이 둥글고 푹신 푹신하다)를 사용해서 접지 면적을 넓게 유지해야 한다.
- 타이어의 공기압을 다소 적게 유지해서 바닥을 넓게 마찰력을 최대로 써야 한다.
- 포장도로만 다닐 경우는 이런 것 모두 필요 없다. 단지 아무도 간 적 없는 모래사막을 가로질러 어디론가 가야 할 일이 있다면 꼭 파악해 두어야 한다.

모래사막에 차가 빠졌을 때 탈출하는 요령

- 급출발 급제동하면 빠진다.
- 빠진 차를 꺼낸다고 액셀을 과도하게 밟으면 헛바퀴가 돌면서 더 빠진다.
- 타이어가 빠진 자리를 파내지 말고 차를 앞뒤로 움직거리며 모래를 메꾸어야 한다.
- 담요나 판대기 등을 타이어 밑에 깔고 탈출하려고 하는 것은 도움이 안 된다.
- 아주 연약한(밀가루 같은) 모래 지역을 통과할 때는 기어 빼고 활강하듯이 굴러가야 한다.(방향 전환하지 말고)
- 주정차할 때는 내리막에 세워야 한다.
- 차를 당길 수 있는 와이어와 샤클을 준비하고 들어간다.
- 물과 건빵, 사탕 같은 비상식을 준비한다.
- 통신 장비를 지참한다.

 대략 이런 점을 숙지하면 되는데, 가장 중요한 것은 사막의 표면을 보고 어떤 상태의 모래인지 파악하고 대처하는 방법을 익히는 일이다.

축구 시합

/

　본소 사무실 뒤편에 고작해야 50호 남짓한 조그만 마을 '알윤'이라는 동네가 있었다. 우리는 이곳을 아주 자주 들락거렸다. 하루는 구멍가게에서 콜라나 사 먹으려고 나갔다가 그곳 청년들을 만났다. 그들은 붙임성이 아주 좋았다. "헤이, 동아! 쌀람 말레이꿈! 우리 동네하고 너희 회사 직원하고 축구 시합 한 번 할까?" 이러는 것이 아닌가?

　그래? 나는 조금 우습게 봤다. 이 시골 동네 청년들 축구 실력은 우리네 조기 축구만도 못할 것이라고 섣부르게 판단했다. 우리 회사 인원도 저렇게 많은데 왕년 축구 선수 열댓 명쯤은 뽑아낼 수 있다고 보았다. 며칠만 발 박자를 맞춰 보면 네깟 놈들쯤이야!

　생각이 여기에 이르자 "그래 좋다. 언제 어디서 어떻게 할 거냐?"라며 흔쾌히 수락했다. 그리고는 갑자기 우리는 그 가게 바닥에 주저앉아 축구 시합 사전 회의를 했다. 그들이 조건을 걸었다.

　"우리 동네 운동장이 지난번 비 때문에 무너졌는데 그것 좀 고쳐주라."

　"그래 좋다. 가보자."

　그리고는 그다음 날 낮에 가봤더니 제법 큰 축구장인데 바닥이 물에 씻겨서 운동장 바닥에 군데군데 골짜기가 생겼다. 골문도 꺾어져서 M자

형태가 되어 있고, 관람석 스탠드도 여기저기 꺾이고 파여 있었다.

"이쯤은 우리에게는 아무것도 아니지. 그래 수리해 줄게."

나도 조건이 있었다.

"우린 추운 나라 사람들이야. 이 더운 데서 45분 못 뛰어. 그러니까 25분씩 전후반 하자. 멤버체인지는 주심에게 통보하고 바로바로 바꾸어 들어간다."

주심은 제3국인으로 인디아 사람이 됐다. 이 사실을 소장님께 보고했더니 우리 소장님도 엄청 좋아하셨다. 소장님은 총무부장에게 선수로 나갈 사람들 유니폼과 축구화를 사주라고 하셨다. 그리고 선수를 뽑아서 연습시키면 야간 시간까지 근무로 쳐주라고 하셨다. 이래서 일은 일사천리로 일이 되어갔다.

선수 모집공고를 냈더니 당장 20여 명이 모였다.

"당신은 축구 선수였나?"

"예! 군 시절 사단 대표 선수였는데요."

"그럼 됐고."

"당신은? 저는 서울 ○○ 공고 선수였습니다."

"됐고."

이런 식으로 선수단을 꾸렸다. 나도 들어갔다. 오늘부터 오후 작업만 하고 저녁 식사를 끝내고 운동장으로 집합하였다. 라이트를 켜 엄청 환해진 사무실 앞 공터에 모인 우리는 의기투합한 동아 선수 팀이 되었다. 준비운동으로 두 바퀴 뛰기, 가볍게 공만 굴리기, 2인 1조 톡-톡, 호각을 핵 불며 삼각패스, 뒤로 돌아 뛰기…. 몇 분 안 뛰었는데도 온통 땀투성이가 됐다.

다음날 우리 선수들은 전원 다리를 절룩거리며 모였다. 나도 온몸 근육이 뭉쳐서 엄청 아팠다. 연습이 끝나면 야간 근무 출근표에 사인해주었다. 삼 일 차 연습을 한 결과 근육은 아직도 아픈데 내일이 시합 날이라 걱정이었다.

드디어 약속된 시합 날이 되었다. 새로 사 온 줄무늬 유니폼에 축구화신고, 있는 폼 없는 폼 모두 다 잡고 씩씩하게 경기장으로 갔다.

"와! 와!"

알윤 관중석이 거의 메워질 정도로 주민들이 거의 나왔다. 우리 직원들도 관중석 한쪽을 잡아 정리하여 앉았다. 양측 응원이 시작되고 시합이 시작됐다.

'휘릭' 호각 소리에 맞추어 센터 서클 복판에서 킥을 하니 야단들이었다. 알윤팀은 세 번만 패스하면 바로 골인이 됐다. 다시 센터 서클, 우리팀은 패스 두 번을 채 못 하고 뺏겼다. 이렇게 세 번 패스 후 가볍게 숫골인하는 알윤 선수들…, 이러기를 약 10분 선발로 뛰던 내가 지쳤다. 스물아홉 살 총각이 완전 기진맥진했다. 하늘이 정말 노랬다. 옛날 초등학교 시절 회충약 '산토닝'을 먹었을 때 노란 하늘을 본 이후 이번이 처음이다.

멤버체인지하고 다른 선수가 뛰어 들어왔다. 그런데 보아하니 나만 지친 게 아니었다. 이 뜨거운 나라에서 10분 뛰는 것은 보통 문제가 아니었다. 그러나 상대편들을 보니 펄펄 날아다녔다. 우리는 멤버를 바꿔가며 열심히 뛰었지만 스코어 판에는 18:0으로 지고 있었다. 소장님이 타임을 불렀다.

"야! 이놈들아 지금 너희들 뭐하니? 발이 안 떨어져?"

이렇게 야단친다고 될 일이 아니었다. 후반전 종료까지 시간이 5분이나 남았을까, 저쪽에서도 타임을 불렀다. 상대편이 왜 타임을 부르나 했다. 작전 타임 후 다시 시작됐는데 이상한 일이 벌어졌다. 우리 팀이 쑥쑥 앞으로 전진하는 게 아닌가? 경리 이 주임이 슛을 했다.

"와! 골인이다!"

조금 후 게임이 끝났다. 스코어는 19:1. 완전 쪽박이었다. 망했다! 그쪽 응원단은 이겨서 신났다고 난리를 쳤다. 우리는 그래도 운동장 한복판에 들어가 둥글게 서서 관중에게 인사하고 "동아! 동아! 파이팅!"을 외치고 소장님께 경례했다. 창피했지만 잘했다. 그런데 저놈들 우리한테 한 골 넣어주자고 여유 부린 것이 분하고 더 창피했다. 나중에 알고 보니 그 팀이 사우디에선 알아주는 지역 선수 팀이란 것을 모르고 얕본 것이었다. 평균 나이도 내가 보기엔 19세, 우리 측 평균 나이 35세, 지역 온도차를 무릅쓰고 나이 드신 아저씨들 정말 수고했다. 땡큐.

(운동장 무료로 고치려고 수를 썼는지도 모른다.)

종교
교도소

/

이제부터 나는 나의 절친이자 동료인 전DH에 관한 이야기를 하려 한다. 전DH는 나이는 나와 동갑내기인데 군 복무를 가볍게 치른 관계로 사회생활이 나보다 훨씬 앞섰다. 동아 입사 전 어느 건설회사에서 이미 근무한 경력을 가지고 동아에 입사한 경력 사원이고, 동아에서는 나의 사수가 되어 열심히 현장 일을 가르쳐준 선배님이기도 했다. 나는 그를 깍듯이 선배 대접했는데 어느 순간부터 친구가 되었다. 친구가 되고서도 서로 기본 예의에서 벗어남 없이 아주 좋은 사이를 유지하는 관계였다. 이런 전DH가 70년대 중반 사우디 서쪽 지방 현장에 근무할 때 일어난 사건이다. 이 글은 그의 구술을 받아 기록했음을 밝힌다.

어느 휴일인 금요일, 전DH와 그의 동료 두 명(모두 토목직 사원이고 나보다는 1년쯤 선배 기수의 사람들)은 무료한 휴일에 외출 길에 나섰다. 가벼운 차림으로 도요타 픽업트럭에 세 명이 타고 나가서 잡은 길이 이슬람 성역인 '메디나' 쪽이었다. 한참을 달리니 길옆에 커다란 안내문이 서 있었다.

이 안내문에는 "여기는 이슬람 성역인 '메디나'입니다. 무슬림이 아닌 사람의 출입을 금합니다. 이를 어기는 자는 이슬람법에 의해서 강력한 처벌을 받습니다."라고 영어, 독어, 불어, 일어, 중국어, 한국어까지 8개국 언어로 보기 쉽게 적혀 있었다. 이들 세 명이 그걸 몰랐을 리가 없었다. 하지만 다소 방심했던 것이다. '내가 사우디 생활이 몇 년인데, 아랍어도 할 만큼 하니 별일이야 있겠어?' 이런 생각이었더란다.

입구에 있는 경찰 초소에서 검문을 받았다.

"하이~ 앗 쌀람 말레이꿈"

"이야 마리꿈 쌀람"

거침없이 인사말을 주고받았다.

"당신 어디 갑니까?"

"예, 우리는 메디나 씨티에 들어갑니다."

"그러십니까? OK 통과!"

이래서 세 명은 메디나 시내 진입에 성공했다. 넓은 빈터에 차를 주차하고 거리를 나섰는데 여느 다른 도시와 다름없다는 것을 깨닫고 세 명은 거리를 활보했다.

거리를 걷던 그들 앞에 커다란 성당이 나타났다. 지금까지 봐왔던 '모스크'와는 모양이나 규모가 훨씬 다른 데다가 금속 창살로 울타리가 장엄하게 처져 있는 웅장한 모습의 성당이었다. '여기는 무얼까?' 그들은 그 신전의 기둥을 붙들고 잠시 고민했다. 들어가 볼까 말까? 그곳은 수많은 이슬람인이 그곳을 향해서 경배를 올리는 이슬람 최고의 '카바 신전'이었다. 이슬람교도가 아닌 사람이 이곳을 침범하면 국적, 성별, 나이, 신분을 불문하고 참수(목을 쳐서 처형)한다고 쓰여 있는데 그걸 못 보았단다.

그들은 왠지 마음이 안 내켜서 "이곳만은 들어가지 말자."라고 했다.

그리고 뒤돌아서 다시 메카 시내를 돌아다니기 시작했는데 그때 이슬람 성당에서 낮 시간 기도를 알리는 방송이 시작되었다.

"아~ 아~ 함두릴라~ 이스밀라~"

거리의 모든 차들은 양옆으로 세워지고, 행인들은 저마다 작은 카펫을 깐 후 일정 방향으로 서서 두 손을 들고 기도 자세를 취했다. 이 도시는 예외 없이 전원 기도에 참여한다는 사실을 몰랐다. 모든 사람이 엎드려 있는 이 순간에 오직 세 명만이 거리를 어슬렁거렸다. 그때 한 현지인이 이들 앞을 가로막으며 물었다.

"Are you Moslem(당신 무슬림인가)?"

"Yes, We are Moslem(예, 우리는 무슬림입니다)."

그 현지인은 얼굴이 찌그러졌다. 다짜고짜 귀뺨을 때리면서 소리쳤다.

"야, 여기 이교도들이 들어왔다."

그 소리를 들은 행인들이 손마다 돌멩이를 들고 팔매질을 하고 주먹과 발길질로 사정없이 집단 폭행을 가했다. 세 명은 너무 놀라고 무서워서 바닥에 주저앉아 이 어마무시한 폭행을 고스란히 당하고 말았다.

이슬람교도들이 "이슬람교도입니까?" 하고 물으면 반드시 "아, 알라신이여 감사합니다(알, 함두릴라)."라고 대답해야 한다는 것을 몰랐던 것이다. 무슬림이 아니라고 고백한 꼴이 된 셈이다. 웬일인지 집단 폭행이 멈추었다. 경찰이 온 것이다. 이곳 경찰은 종교 경찰이라 하는데, 이교도 침입 사건은 재판도 필요 없이 바로 구속수감 시켰다. 이들은 경찰에 체포되어 수갑을 차고 곧바로 악명 높은 메디나 교도소에 수감되었다.

어두침침한 감방으로 밀쳐 넣어졌다. 천천히 감방 내를 살펴보니 덩치가 엄청나게 큰 현지인 수감자들이 자리를 차지하고 앉아 있는데, 그중 감방장인 듯한 사내는 키가 거의 2m쯤 돼 보이고, 팔 길이가 무릎까지 내려오는 체격에다 피부는 검고 목소리도 우렁우렁했다.

"야! 너희들 어느 나라 놈이야?"

"아, 예, 우리는 꼬레아입니다."

공포심에 세 명은 허리 굽혀 인사했다.

"여긴 왜 왔어?"

"예, 우린 무슬림이 아니라서….'"

"이런 나쁜 새끼들, 저쪽으로 앉아."

구석진 냄새 나는 자리에 앉았다. 그런 그들을 보면서 또 다른 수감자들이 음흉하게 웃으면서 저들끼리 뭐라고 수군거렸다. 이들은 또 누구였을까? 이들은 이성을 만나기 힘든 사람들이었다. 털이 별로 없는 동양인을 보면 매끈한 피부가 여자 같다고 하면서 만지기를 좋아하고 남자끼리 아무렇지도 않게 겁탈을 하는 놈들이었다. 여기에 딱 걸린 것이다. 이들은 정신을 차렸다.

'아차! 이놈들을 경계해야겠구나.'

작전을 세웠다. 군대 시절 배운 어설픈 태권도 동작을 한 명씩 돌아가며 중단 팔뻗기, 앞차기, 아래 막기 등 기본 동작을 해 보였다. 이 도둑놈 같은 녀석들도 어디서 본 것은 있어서 약간 겁먹은 듯한 표정을 지어 보였다.

"야! 꼬레아 태권도다!"

마음이 안 놓여서 취침 시간에는 한 명씩 불침번을 서고해서 별 사고는 없었다고 했다.

이 감방에서 죄수들에게 주는 것은 하루에 걸레빵 한 개, 생수 2리터 한 병, 소량의 소금이 전부라고 했다. '걸레빵'이란 중동 여행을 하다 보면 흔하게 마주치는, 흙으로 만든 화덕 안쪽 벽에 밀가루 반죽을 '처억'

붙여서 넓적하게 구워낸 누룽지 같기도 하고 밀전병 같기도 한 밀가루 빵이다. 현지인들은 그걸 아이쉬 빵이라고 부르는데, 이걸 먹고 살아나려니 죽을 맛이라고 했다.

씻을 곳도 없고 화장실도 중동식(길게 구멍이 파진 곳)이었다. 거기에 수염까지 자라면서 이 수감 생활의 끝이 보이지 않았다고 한다. 재판은 있을 것 같지도 않았고 회사로 연락할 방법도 없어 한심한 나날을 지내고 있었다.

한편 회사에서는 난리가 났다. 멀쩡하게 근무 잘하던 엘리트 토목 기사 세 명이 한꺼번에 홀연히 실종됐으니. 사막에서 무슨 변을 당했나 하여 수색대를 꾸려 인근 사막을 이 잡듯 찾아보고, 가까운 촌락이며 도시 골목까지 샅샅이 뒤져 봤지만, 흔적조차 없는 것이다. 젯다 지점장님, 현장 소장님 이하 모든 직원은 이미 지쳐서 본사에 보고해 놓고 아무런 대책 없이 지낼 수밖에 없었다. 어디선가 분명 죽었다고 생각했단다. 하긴 이런 상태로 반년 정도 시간이 흘렀으니 그럴 만도 했다. 사우디 정부에선 아무런 소식도 전하지 않았고, 본인들도 회사에 이 상황을 알리려고 백방으로 노력했지만, 소식줄을 대지 못했다.

그러던 어느 날 회사 사무실로 아라비안 도둑같이 생긴 시커먼 사내가 찾아왔다. 그는 '수단인'으로서 토목 기사 세 명과 감방 동료였다. 감방에 갇힌 이들은 출감하는 이 사람에게 조그만 종이쪽지에 몽당연필로 깨알같이 적어서 주면서 "이 쪽지를 동아 사무실에 전해주라, 그러면 거기서 네게 후사할 것이다."라고 부탁해서 회사까지 찾아온 것이다. 출소하는 자가 이런 쪽지를 지참하고 나가다가 몸수색에서 잡히면 그자는 다시 수감되는 위험을 무릅쓰고 팬티 고무줄 사이에 돌돌 말아 끼워 넣고 나왔다고 했다. 회사에선 이 쪽지를 보고 놀라워하면서 반가워했다.

"아! 살아있구나."

그 수단인에게 그간의 내용도 들어보고 얼마간의 사례를 주어서 보냈다. 이제 전DH 일행이 어디에 있는지는 알았지만, 그다음 방법이 없었다. 면회도 안 되었다. 무슬림이 아니면 메디나에 들어갈 수도 없으니…. 이때 젯다 지점장이신 김SJ 상무님이 나섰다.

"내가 무슬림이 되어서 내 부하 직원들을 데리고 오겠다."

한국 정부를 통하여 사우디 정부에 외교적 방법으로는 불가하다는 통보를 받고, 김 상무님은 젯다에 있는 이슬람 대학에 상담 요청을 해 보니 그곳 한 교수님의 조언은 이러했다. 이 대학에 한국인 유학생이 두 명 있으니 그들을 메디나에 보내서 면회를 신청하자는 것이다.

두 번째 방법은 지점장님이 직접 무슬림 교육을 이수하여 이슬람 신자가 된 후 메디나로 들어가서 직원을 만나 보는 것이었다. 이 두 가지 방법은 동시에 진행되었다.

드디어 우리 한국 대학생 두 명이 메디나 교도소에 들어가 동아 3인을 만났다. 전DH 일행은 종이 편지를 보내놓고 막연하게 세월을 보내고 있는데, 어느 날 갑자기 한국인 대학생이 면회를 왔다니 얼마나 반가웠겠는가? 그 당시 심정을 훗날 말하기를 "구세주가 나타난 것처럼 기뻤다."라고 했다. 그 이후로 이 대학생들이 부지런히 들락거리면서 걸레빵은 더는 먹지 않아도 됐다. 물도 여유로워지고 면도기, 칫솔 등 보급이 좋아지면서 감방 생활일망정 여러 가지로 좋아졌다고 했다. 그러나 아직 남은 문제는 조속히 재판하든지 정치적으로 이 문제를 해결하든지 해야 이 사람들을 석방시킬 수 있을 터인데, 아무런 뾰족한 수가 나지를 않더라는 것이다.

그러는 동안 김 지점장님은 무슬림 교육을 마치고 이슬람 성전에 들어

가서 빡빡머리에 흰 자루 옷을 입고 무슬림 선서를 하고 드디어 무슬림 자격증을 받자마자 교도소에 들어가 세 명을 만났다. 네 명은 끌어안고 엄청나게 울었다고 한다. 그 지점장님은 당시 젊은 직원들로부터 존경을 한 몸에 받던 분이었다. 후일 귀국 후 그분 밑에서 잠시 일할 기회가 있었는데 역시 김 상무님은 인품과 실력이 훌륭한 분이었다.

이러면서 또 두어 달이 지나가서 수감 생활이 약 8개월쯤 될 무렵 한국 유학생이 아무렇지도 않게 지점장님에게 "저 세 사람도 무슬림이 된다면 자동 석방될 텐데요." 하더란다. 지점장님은 "그걸 왜 이제야 말하느냐?"고 했는데, 그 유학생들도 "그 생각까지는 미처 못 했다."라고 하더란다. 교도소 책임자와의 교섭에서 "이 사람들이 무슬림이 되면 석방하겠다."라는 약속을 받고 그날부터 유학생들이 제공하는 교재를 가지고 과외 지도도 받고 무슬림 공부를 시작했다. 훗날 그 사람들 하는 말이 "학생 시절에 그렇게 열심히 공부했다면 하버드 대학 박사인들 못 따냈겠느냐?" 하더란다.

그들은 열심히 공부해서 모슬렘 테스트(시험)에 통과하고 대성당에 들어가 '무슬림 선서'(선서자는 온몸의 털을 깎고 흰 자루 옷을 입고 맨발, 맨손으로 성전에 온몸을 깔고 엎드려 '코란 개경장'을 외우며 기도하고 선서하는 과정)를 종교 지도자들이 지켜보는 가운데 함으로써 정식으로 무슬림임을 인정받았다. 막상 무슬림이 되었더니 그곳의 모든 사람이 포옹하면서 "신이여, 감사합니다. 우리의 형제, 환영합니다." 하면서 양 볼에 입맞춤을 얼마나 했는지 얼굴에서 침 냄새가 났다나.

마침내 의식이 끝났다. 특별히 사우디 종교성 장관이 이들의 출감을 축하하기 위하여 아주 고급스러운 나무상자에 담긴 '코란'과 '하디스' 두 권을 선물하면서 한국에 가서도 무슬림으로서 책무를 다해 달라고 당부했다고 한다. 종교성 실무자는 말하기를 한국에 가서 회교 성당에 안 나가고 무슬림 규범을 어기면 너희들은 다시 송환해서 상당한 벌을 주겠다고 으름장을 놓았다. 이런 과정을 겪고 약 9개월 만에 그들은 회사 캠프로 돌아왔다.

그들은 귀국 후에도 한남동 회교 성당에 나가서 한국인 신도로서는 상당히 수준 높은 신자 생활을 했고, 그때 받은 '코란' 성전은 그 집의 가보로 보관되어 있다고 한다.

해외 월급 관리와
귀국 준비

/

출국 전 나는 동아건설 4급 사원 5호봉이었다. 국내에서 한 달 수령액이 190,000원 정도 되었다고 기억한다. 당시 공무원 6급(주사) 월급이 70,000원 정도였으니까 공무원 대비 꽤나 높은 월급 수준이었고, 그중 동아건설은 최고로 급여가 높은 회사였다. 그러던 내가 해외 근무를 하니 첫 달 수령액이 무려 450,000원 정도가 되었다. 거기다가 연 보너스가 700%. 이 정도면 1년 정도 해외 근무만 해도 조그만 아파트 하나는 살 정도가 되었다. 당시 월급은 직접 현금으로 지급하던 시절이므로 출국 전 월급 수령자를 지정하고 위임하여 내 도장을 지참시켜 월급날이면 송출부 경리팀으로 가서 월급을 수령하도록 해야 했다. 당시 이 역할을 누가 했느냐 하면, 기혼자들은 당연히 부인들이었지만, 나는 미혼이었고 부모님은 안 계셨으므로 시집간 누님에게 급여 수령을 위임했다. 내 누님은 나보다 세 살이 위이고 젊었으므로 월급을 받으러 가면 누가 보아도 중동 근로자 부인으로 보였을 것이다.

당시 나의 매부인 누님의 남편은 대형 기업에서 잘나가는 초급 간부였고 학창 시절 국가대표 배구선수였으므로 매우 활달하고 성품 좋은 분이었다. 누님도 가정적으로 부족함이 없었지만, 동생의 부탁으로 한 달에 한 번 회사로 가서 급여를 수령해야 했다. 그 절차는 거의 하루종일 기다렸다가 확인받고 돈을 수령해 집으로 돌아오는 과정으로, 일을 마치면 하루가 다 지나가는 피곤한 일이었다. 그러나 동생의 일이고 보니 아무 불평 없이 이 일을 해주었을 뿐 아니라 적금도 들어주고 잔돈까지 알뜰히 저축해 주었다. 귀국 후 나에게 통장을 내밀며 말했다.

"자, 이게 네 돈 전부다. 아버지 산소 손보느라고 형제들이 얼마씩 내어서 했는데 네 돈에서 50만 원 썼다. 불만 있냐?"

"아니요, 누님. 불만이라니, 무슨… 그런 것 없어요. 고맙습니다. 귀국 선물 별거 아닌데 이거 받으세요."

그때 흔히 여자들에게 주는 귀국 선물은 화장품, 향수 등이고 또 하나는 '독일제 비로드 다섯 줄짜리', 한복 한 벌을 지을 수 있는 옷감이었다. 그래도 누님은 고마워했다. 그때 중동 근로자들의 귀국 준비 물품은 거의 비슷했다.

귀국 비행기를 탈 때 보면 너도나도 일제 'SONY 580' 카세트 라디오를 들고, 일제 카메라(캐논이나, 아사히 펜탁스, 야시카)를 어깨에 메고, 독일제 '마비스' 선글라스를 꼈다. 이게 중동 파견 근로자의 전체적인 귀국 풍경이었다. 짐 보따리엔 독일제 비로드 한 벌 분량 옷감, 비타민C 콤플렉스, 랑콤 파운데이션, 콤팩트, 샤넬 No5 향수 등이 들어있었는데, 이상 열거한 것은 촌스럽게도 모든 이의 필수 귀국 선물 리스트였다.

여기에 더해 우스운 이야기를 하나 해보겠다. 귀국 선물을 준비하다 보면 처음에는 화장품 파는 아가씨들이 한국 아줌마 피부를 잘 모르고 "당신 부인 피부색이 어때요?"라고 묻는다. 그 말을 알아듣지 못하다가 옆에 있던 친구가 무슨 말인지 어렴풋이 알아차리고 가르쳐 주었다.

"자네 부인 피부색이 뭐냐고 묻잖아?"

"응, 우리 마누라 만날 밭에서 일하니까 검게 탔어."

"아, 그래? 이 사람 와이프 얼굴이 '블랙'이래요."

그래서 그 아가씨는 '흑인용' 파운데이션을 주었다. 그걸 들고 집에 왔다가 집에서 뒤지게 혼이 났다는 후문이 있었다. 그 이후로 이젠 화장품 가게 아가씨들은 한국 아줌마에게 어떤 것이 맞는 건지 다 알게 됐다고 한다.

그런데 이런 걸 살 돈이 어디서 났을까? 급여의 대부분은 집으로 강제 송금시키고 현장에선 극히 일부의 월급과 물값이라는 이름으로 200~300불 정도를 받았다. 이걸로 담배 사서 피우고, 외출하면 쇼핑도 했다. 또 몇 명씩 모여서 자연스레 계를 들었다. 예를 들면 150불짜리 계 열 명이면 한 사람이 1,500불을 받는다. 이걸 가지고 카메라도 사고 소리통(카세트 라디오 그렇게 불렀다)도 사고, 나름대로 재미있었다.

현장에서 200불 받으면 50불은 지갑에 넣고 150불을 가지고 한 방에 모였다. 계주는 장부를 놓고 "자, 이번 달에 받으실 분은 경리직 이 주임이다. 자! 이주임 1,500불 받아요." 하며 주었다. 이 주임은 거저 주는 돈을 받는 것처럼 "아이고, 감사합니다." 하며 받았다. 그는 그 주 외출자 명단에 이름을 올렸다. 쇼핑의 꿈을 안고서.

나는 성격이 비교적 용의주도한 편이라서 곗돈 타서 무턱대고 시내에 가서 물건을 사지는 않았다. 내 몫의 곗돈 타기 석 달 전부터 빈손으로 외출을 나가서 가전제품, 카메라 등등을 만져보고 가격을 조사해서 돈이 되면 사야겠다고 마음먹었다. 남들처럼 'SONY 580' 카세트를 사기는 싫었다. 소리통은 적어도 앰프가 있고 스피커까지 있는 사운드 시스템을 갖고 싶었다. 그래서 고른 것이 고작 '아이와(AIWA) 앰프'였다. 카메라는 PANTAX 0.8 렌즈에 망원렌즈와 외장 플래시까지 의기양양하게 내 물건을 만들었다. 남들이 갖고 있는 1,500불 가지고는 이렇게 부티 나게 살 수는 없었다. 몇 달 전에 현장이 엉망이 되었을 때에 코피를 쏟으며 아바씨에게 기술적 눈가림으로 현장을 정상적으로 만들어 놨을 때, 동소장님이 "이거 상금이야. 수고했어." 하면서 2,000불을 주셨다. 그 돈과 내 곗돈을 합치니 다른 직원들보다 훨씬 '부티'나게 귀국 준비를 할 수 있었다는 것을 이제야 고백한다.

이런 고가의 전자제품이나 카메라를 살 수 있는 곳은 다란 공항 옆 '알-코바'라는 꽤 선진화된 도시 상가가 밀집된 곳이다. 여기에 나가보면 전 세계의 유명 상표, 명품이란 것은 다 모여 있다. 이 더운 나라에 유럽산 세무코트며 가죽 점퍼, 밍크 코트도 있었다.

스위스 명품 금장시계도 진열대 안에 수두룩했다. 본시 나는 이런 것들에 욕심을 내지 않았고 '저런 것들도 있구나'하는 정도였다. 촌놈 출신인 나는 처음으로 그런 것들을 접해 보았던 것이다. 양복도 명품들이 줄줄이 걸려있었지만 전혀 관심이 없었다. 귀국 선물을 줘야 할 마누라도 애인도 없었기 때문이다. 단, 결혼할 때 쓸까 하고 오메가 손목시계를 샀다.

알-코바에 가면 멋쟁이 한국 아가씨들이 몇 명씩 쇼핑하러 다녔다. 우리 일행은 그녀들과 마주치기라도 하면 "안녕하세요. 저는 한국인입니다." 했고, 그녀들은 "흥!"하며 휙 고개를 돌렸다. 저들은 간호사가 아니라 다란 공항에 내린 비행기 승무원들이었다. 벌써 외모가 확 달랐다. 얼굴이 검게 탄 중동 근로자 아저씨에게 그들이 무슨 관심이 있겠는가?

아무튼 내가 사 온 AIWA 앰프를 내 방에 설치했다. 소리가 짱짱하니 기분이 좋았다.

"야! 나도 앰프가 있는 음향 기기가 생겼다! 돈이 좀 더 생기면 턴테이블도 사고 엘피판도 모아야지."

며칠 뒤 현장에서 소장님 순찰 중에 마주쳤다. 받은 상금도 있고 해서 "소장님 저 소리통 샀습니다. 감사합니다." 했더니 "뭐 샀니? 오늘 밤 내가 너의 방에 갈게, 한번 들어보자." 하셨다. 그러고 보니 동 소장님은 정말 고급 음향 기기가 있고, 클래식 음악을 좋아하는 사운드 마니아였다는 게 그때야 떠올랐다. 그날 밤 소장님은 내 방에 몸소 오셔서 내 소리통 소리를 듣고 말씀하셨다.

"야! 이걸 음악이라고 듣냐? 지금은 없던 게 생겨서 소리 쾅쾅 나오고 하니까 좋은 것 같지만 조금만 지나 봐라. 이것 못 써. 중고 게시판에 내놓고 조금 손해 봐도 팔아라. 팔리면 다음에 뭐 살지 내가 알려줄게. 그렇게 해!"하고 가셨다.

소장님 말씀대로 중고 게시판에 올렸다. 산 금액의 80% 정도로. 그런데 곧 팔렸다. 같은 회사 캠프 내에서 서로 이런 중고물품 거래를 했다. "소장님 20% 손해 보고 팔았습니다." 하니까, 1,000불을 더 주시며 "SANSUI 3000번 찾아봐라. 적당히 괜찮을 거다." 하셨다.

나는 알코바 상점을 다시 뒤져서 기어코 이 앰프를 찾아냈다. 이 앰프는 긴 세월을 지나 지금도 나와 같이 있다. 얼마 전 용산 전자 시장에서 볼륨 노이즈를 손보러 갔더니 거기 오디오 전문점 사장님이 "좋은 앰프를 가지고 계십니다. 잘 손봐서 오래 쓰세요." 하였다.

귀국행
비행기

/

공사도 어느덧 그 끝이 보이기 시작했다. 일부 구간은 아직 토공 작업을 하고 있지만, 일부 구간은 이미 보조 기층을 깔고 파이널 레벨(Final Level)을 잡은 후 아스팔트 포장을 시작한 곳도 있었다. 교통 표지판도 세워지고 가드레일(Guard Rail)도 설치되니 여기가 언제적 황무지 사막이었나 하는 생각이 들었다.

사우디아라비아에만 있는 공정이 있다. '원유 산포공'이다. 절토 비탈면 구배가 1:10이나 되니 웬만한 모래 산은 걸렸다 하면 거의 다 날려야 했다. 결과적으로 굉장히 완만한 비탈면이 엄청 넓게 나타나는데 바람이 불면 모래 산이 이동하여 도로가 묻히는 것을 방지하기 위하여 절토면 전체에 끈적한 원유를 살포하여 모래가 움직이지 못하게 하는 작업이다.

지금까지 보아온 도로는 사막 한복판에 외줄기 포장도로였는데, 우리가 시공하는 도로는 도로 양옆에 원유로 새카맣게 덮인 비탈면이 존재하는 못 보던 형태로 완성되었다. 원유를 포설해 놓은 위로 이곳 유목민들은 장난삼아 차를 달렸다. 차 바퀴 자국이 선명하게 찍혔다. 이게 너무 재미있나 보다. 어찌어찌해서 정말 천신만고 끝에 도로가 포장되는 걸 보았다. 나의 토목 기술자 인생에 첫 번째 건설 현장이었고 꿈에도 잊을 수 없는 곳이 됐다.

나는 완성까지는 못 봤지만 이제 여길 떠나 귀국길에 올랐다. 처음 올 때처럼 담맘 지점에 가서 하룻밤 자고 다음 날 아침 이른 시간 다란 공항에 갔다. 활주로 저쪽에 태극 마크 비행기가 보였다. 가슴이 두근거렸다.

출국 수속을 마치고 탑승한 램프 버스에는 온통 동아사람들뿐이었다. 버스에서 내려서니 비행기 탑승용 트랩차 앞이다. 승무원들이 양쪽에 서서 허리 굽혀 인사했다.

"어서 오십시오."

우리는 기분 좋게 비행기에 올랐다. 올 때는 외국 비행기라 힘들었지만 이건 우리 국적기이니 얼마나 좋으냐? 귀국길은 인솔자도 필요 없다. 드디어 탑승이 완료되고 기내 방송이 나왔다.

"여러분 저는 이 비행기 객실 사무장 ○○○입니다. 그동안 열사의 나라에서 얼마나 고생하셨습니까? 이 비행기 안은 이미 대한민국 국토입니다. 귀국을 환영합니다. 그동안 약주도 못 드셨을 줄 압니다. 소주를 준비 못 해 죄송합니다만, 최고급 양주를 대접해드릴 테니 마음 편히 드십시오. 자! 나갑니다."

사무장의 멘트는 정말 대단했다. 기내 여승무원들은 언제 복장을 갈아입었는지 한복 차림으로 양쪽 통로를 통해 양손에 양주 한 병씩 들고 나왔다.

"우~와!"

환성이 터졌다. 항공사는 중동 근로자 귀국선이 어떤 분위기인 줄 알고 준비를 철저히 한 듯했다. '전쟁에서 돌아오는 용사'처럼, 열사의 사막에서 몸 고장 안 내고 돈도 벌어서. 고향 앞으로 가는 아저씨들은 한껏 부푼 마음이었다.

큰 잔에 위스키가 가득가득 부어졌다. 아저씨들은 유쾌한 기분으로 꿀꺽 원샷하고 "아가씨 한잔 더 주면 안 될까?" 하면 "그럼요. 자 더 받으세요." 했다. 몇 잔을 서슴지 않고 마시면 어떤 장사가 견디랴. 마구 떠드는 사람, 자리에 앉아서 김포 도착까지 꼼짝 못 하고 자는 사람, 통로에 내려앉아 힘들게 번 돈 꺼내 들고 도박하는 사람, 이래서 근로자 귀국선은 외국 손님은 없었다. 전세기였다.

나는 매형이 KAL에 근무하던 시절이어서 특별 대접을 받아 무료로 비즈니스석으로 옮겨서 아주 편하게 잠 잘 자고 왔다. 눈을 떠보니 김포 도착 30분 전 방송이 나왔다.

뒤 칸을 나가보니 광란의 도가니였다. 야구장 응원석을 방불케 했다. 공항에 내려오니 매형이 기다리고 있었다. "고생 많았지?" 하시며 우선 나를 따라오라 하셨다. 큰 가방 끌고 매형을 따라갔다.

법무부 도장을 찍고, 세무팀을 통과할 때 매형은 1번 카운터로 가라고 했다. 세관원은 고가품을 가져온 것이 있으면 꺼내 놓으라고 했다. 바로 그때 매형이 뒤쪽으로 다가와 "어이! 나야."라고 짧게 그 세관원에게 말했다. 그 세관원은 금세 태도가 달라졌다. 다시 집어넣고 일사천리로 짐을 챙겨서 나왔다. 요즘은 신고서에 '없음' 칸에 체크만 해서 내고 나오면 되니 옛일이 생각난다. 이리하여 동아건설 총각 토목 기사 신 기사의 사우디아라비아 탐방문은 여기서 끝이 난다.

동아건설을
떠나다

/

　내 인생에 첫 직장인 '동아건설산업 주식회사'. 나는 이 회사에 공채 신입 사원으로 들어가 애정과 보람을 가지고 마음껏 일했다고 생각한다. 그런 내가 이 회사를 떠난 것은 전적으로 자의가 아니라 개인적인 이유가 있었다. 여기서 나는 그 이유를 밝혀야겠다. 사막 이야기를 하다가 신변 이야기를 하자니 조금 빗나가는 것 같지만, 나로서는 엄청난 시련의 시간이었다고 술회한다.

　내 집에는 남자 형제가 여섯 명이고 나는 그중 막내아들이다. 큰형님과 나의 나이 차이는 무려 20년이 되다 보니 둘째, 셋째, 넷째, 다섯째 형님까지 일정 연령차가 난다. 중간에 누님이 한 분 있다. 그중 넷째 형님은 군 제대 후 모 운수회사(대한민국에서 제일 오래되고 제일 큰)에 입사하여 모 지점 영업계장 재임 시 갑자기 퇴사하여 작은 규모의 운송 회사를 설립하였다. 스스로 대표이사 사장직에 취임했는데, 타고난 성실과 부지런함, 최고의 처신으로 자신이 근무했던 회사의 일거리(물동량)를 경쟁입찰에 응찰하여 저가로 수주하는 기염을 토했다.
　물동량 운송을 발주한 곳은 '서울대 관악 캠퍼스 이전 사업', '김포 공항 증축 공사 외자재 운송 사업', '서울 지하철 48개 공구 관급자재 이송 사업' 등 굵직한 관급 사업이었다. 그러나 따내는 데는 성공했지만, 실제 시행에 있어서는 장비와 자금의 문제로 열세를 극복하지 못했다. 특히 '지하철 관급자재 이송 사업'에서는 공사 '공정 진행' 과정과 상호 시간차가 특히 난관이었다. 복잡한 시가지 내의 하차 공간 확보에 실패해, 적재된 화물을 하차하지 못하고 전 서울 시내 곳곳에 발이 묶였다. 그리고 이에 따라 임금 체불, 장비 할부금, 건설 현장에서의 굵직한 민원 공세 등 사면초가에 빠져 결국 부도를 맞게 되었다. 부도 직전 사장인 넷째 형님은 시장 사채, 친구, 가족, 친지 등으로부터 자금을 조달하여 돌아오는 어음을 가까스로 막았다. 그때 집의 다른 형님과 누님까지 포함하여 내가 사우디에서 근무하여 가까스로 마련한 24평짜리 빌라 한 채까지 은행 담보로 묶였다가 경매로 집을 잃었다. 나는 내 형님 사업을 미력하나마 도우려다가 당한 일이었는데, 그 후유증은 너무나 컸다. 그 과정들을 상세히 적으려 한다면 갖가지 채권단과의 싸움, 은행과의 경매 과정으로 이어지는 이야기는 별도로 소설 두 권감이다.

이 과정을 겪으면서 나는 중대한 교훈을 얻었다. 내 사장 형님을 평가하여 하는 말이다.

"사업은 누구나 시작할 수 있다. 그러나 누구나 경영할 수 있는 게 아니다. 폐업 과정은 더욱 어렵다."

내 형님 사장은 자본도 지식도 모자란 상태에서 먼저 몸담고 있던 회사에 '분풀이라도 하듯' 저가 입찰을 시도하여 스스로 부도를 자초했다.

나는 중동 생활에서 힘들게 번 돈으로 작은 집을 하나 사서, 결혼하고, 큰 딸애가 생겼으며, 본사 중요 부서에 발령받아 열심히 일하며 살고 있었는데, 너무 큰 낭패를 겪게 된 것이다. 집 잃은 것도 모자라 채권단은 나의 회사 급여까지 압류를 걸어온 상태였으므로 당장 생활하기도 힘들어졌다. 채권단이 봤을 때 나는 피해자의 일원이 아니라 가해자라 했다. 왜냐하면 형님(사장)은 나의 동의도 없이 내 명의를 주주와 임원으로 등재하여 법인 등기까지 해 놓은 상태이므로 법적으로 나는 형과 더불어 무한 책임자가 돼버린 것이다.(과점주주)

또 한 가지는 내가 소속되어 있는 동아에서조차 "자넨 어떻게 처신하길래 월급까지 뺏기냐?"라는 질책이 쏟아져 도저히 나를 견딜 수 없게 만들었다. 그 당시 우리 같은 기술인들은 마음만 먹으면 얼마든지 다른 회사로 옮길 수 있었다. 그래서 나는 타 회사로 옮겨서 또 한 번 해외 근무를 지원하여 이 위기상황을 타개해 보겠다는 결심을 했다.

"그래 떠나자! "

동아에 사직서를 냈다. 처자는 처갓집에 맡기고 나는 표류하게 됐다. 얼마간 방황했을까, 조금 지쳐가고 있을 때 처가의 먼 형님뻘 되는 분한테서 전화가 왔다. 그분은 I 공대를 나와서 현재 PCC(태평양건설)에 토목부 차장으로 재직하고 있다고 했다. 한번 보자는 얘기였다.

무슨 말을 할까 궁금한 채로 그분을 만나러 갔다. 첫인상은 양 볼이 홀쭉할 정도로 야윈 몸매에다 통 좁은 백색 바지와 빨간 조끼 스웨터를 입고 있었다. 입가엔 웃음을 함박 머금고 있는 사근사근한 분이었다. 그런데 아무리 처갓집 형벌이라 하지만 만나자마자 반말이었다.

"야, 너 인도네시아 갈래?"

내 경력도 의견도 묻지 않고 직설로 묻는다.

"어떤 케이스입니까?"

나는 궁금한 점을 물었다. 인도네시아 전력청(우리의 한전) PLN에서 발주한 화력발전소 공사를 태평양건설에서 수주했는데, 그 공사에 참여하는 것이라고 짧게 설명했다. 이 설명은 나로서는 이해가 안 되는 것이다. 왜냐하면 태평양건설은 직원도 많고 규모가 꽤나 큰 건설회사인데, 그 회사 직원들이 가서 하면 될 일을 왜 다른 회사에 있는 나 같은 사람에게 (그분은 내가 사표 냈다는 것을 그때는 몰랐다.) 그 틈에 끼라는 걸까 하는 의문이 생겼다. 나의 의문에 대한 긴 설명은 여기서 생략한다. 아주 흥미진진한 이야기다.

어찌 됐든 나는 이런 과정으로 인도네시아에 발을 들여놓게 되었는데 여기서 겪은 이야기도 1장 사우디 이야기 못지않게 할 말이 많다. 제2장을 계속 봐주시면 고맙겠다.

그 당시 나의 입장은 이것이 독약인지 보약인지 구별할 틈도 없었다. 아주 단순하게 생각하고 "잘됐다! 가자!" 쉽게 결심했던 것 같다. 안 그래도 어느 회사로 옮겨 가서 해외 현장에 또 가려고 마음먹었던 내가 아닌가?

동아 유감

동아는 그 규모나 능력으로 볼 때 엄청 우수한 건설회사임에 틀림없다. 나의 경우 동아건설 공채 사원으로 입사하여 선배님들의 아낌없는 돌봄 속에서 많은 것을 배울 수 있었다. 이제 막 대학을 졸업하고 실무 전선에 뛰어든 새내기들이 일을 배우고 익히기에는 아주 좋은 회사였고, 대단한 기회를 준 회사였다. 정말 감사하게 생각한다. 자랑스럽기도 하다.

혹자는 말하기를, 동아 같은 회사에서 3년만 견디면 어디에 가서 어떤 위치에 두어도 두려울 것이 없다고 했다. 나도 100% 동감한다. 내가 어쩔 수 없는 개인 사정으로 동아를 떠나왔지만, 이렇게 긴 세월이 흐른 뒤에 돌아봐도 학교로 친다면 모교 같은 곳이다. 아마 내게 별일이 없었다면 동아에서 장기근속은 물론이고 정년퇴직을 했을 것이다. 그런데 이렇게 우수하고 단단했던 회사가 어느 날 갑자기 몰락의 길을 밟게 되었는데 그 이유는 무엇일까? 나의 짧은 회사 생활로 보았을 때 정말 이해가 되지 않는다.

동아에 대한 나의 유감은, 정말 죄송하지만 새까만 말단 사원으로서 감히 그룹의 총수이신 회장님에게 첫 번째 책임을 묻고 싶다. 그분에 대한 수많은 이야깃거리 중에서, 선배들에게 들은 수많은 이야기를 생략하더라도, 내가 직접 보고 겪은 것만 열거한다면, 지금 생각해도 분노가 치밀어 오른다.

당시 탁구협회 회장을 역임하면서 사라예보 탁구 영웅이었던 두 여자 선수 중 예쁘다는 정○○ 선수를 손댄 사건은 세상이 다 아는 사실이다. 이런 수많은 엽색 행각의 주인공이 내 회사 회장이란 게 수치스럽다. 회사 망할 짓을 회장이 한 것이라고 생각한다.

내가 사우디 근무하던 시절 회장님은 가수 배○○을 동반하여 사우디 담맘 리아드지역을 순시 차 온 적이 있다. 아시다시피 '사우디아라비아'라는 나라는 부부 이외는 호텔 투숙이 안 된다. 그래서 담맘 지점 내에 급히 숙소를 급조하여 여기에 묵었는데, 부부도 아닌 일개 여가수를 데리고, 수많은 부하 직원이 가족을 떠나서 고생하고 있는 열사의 나라에 온 것부터가 심히 유감이었다.

그다음 날 내가 근무하던 호푸프 현장에 오시겠다 했다. 도로 노선 중 가장 높이가 높은 12㎞ 지점 모래 산 위에 엄청 커다란 현황판을 세우고 며칠 밤을 새우다시피 하여 브리핑 준비를 완료했다. 그리고 전 직원은 헬멧 끈을 묶고 뙤약볕에서 종일 기다리는데 식당에서 점심을 느긋하게 드시고(참고로 우리 현장 식당 주방장은 서울의 유명 호텔 주방장 출신이라 했다.) 오후 늦게 해 질 무렵이 다 되어 현장에 나타나서는 "브리핑할 필요 없어!"라고 한마디 하고는 성의 없는 악수만 한 번 하고 내려갔다.

악수하는 손아귀는 힘이 하나도 없었다. 꽉 쥐면 부서질 것 같았다. 하긴 그렇게 힘을 빼니 무슨 힘이 있겠냐마는, 돌아가는 뒷모습에 'ㅆ'자가 저절로 튀어나왔다.

나의 분노를 더하는 또 하나의 사건도 있었다. 그날 저녁 회장님은 우리 현장을 떠나서 '리야드' 지점엘 갔는데, 리야드 지점장님과 그 직원들은 회장님이 오셨으니 얼마나 정성껏 식사 준비를 했겠는가. 그런데 "어제 먹은 호푸프 음식이 좋으니 그걸 가져오라."라고 하여 갑자기 우리 주방은 벌집 쑤시듯 분주하게 식사 준비를 해서. 그 위험한 고속도로 밤길을 달려 리아드까지 밥 배달을 했으니 이게 무슨 짓인가? 그의 눈에 여기서 고생하는 직원들은 '돈 벌어 주는 벌레떼' 같은 미미한 존재로밖에 보이지 않았을 것으로 생각하면 쌓인 분노들이 한꺼번에 터질 것 같았다. 회사가 망하는 그 순간까지도 미모의 젊은 아나운서를 챙겨서 사라지더니 배신을 당했다나? 참 구제 불능이다.

퇴직했어도 자기가 평생 몸담았던 기업에 애정과 긍지를 잃지 않는 그런 회사 퇴직자 모임을 보면 많이 부럽다. 동아를 거쳐 간 퇴직 임직원들의 모임에 가보면 아직도 분이 풀리지 않은 사람들을 쉽게 볼 수 있다.

제2장

/

자바의 서쪽

PLN 수랄라야 화력발전소

동아를 떠나서
새로운 길로

/

 1장의 권말에서 이미 말했듯이 나는 중동 생활에서 힘들게 마련한 집도 경매로 잃고, 형님 회사 채권단들에게 쫓기고 시달리는 생활을 피해 일단은 6년간 몸담았던 동아건설을 사직하였다. 식구들은 처가댁에 맡기고 잠시 방황하던 중 처가댁 먼 형벌 되는 분이 나에게 인도네시아에 가서 일해 보겠느냐는 제안을 해 왔다.

 인도네시아 전력청(우리식으로 한전) P.L.N에서 발주한 화력발전소 공사에 태평양건설(이하 PCC)이 수주한 이 공사에 참여하는 것이라 했다. PCC 건설회사는 규모도 크고 직원도 많은 회사이며 이 정도 프로젝트는 충분히 수행할 수 있는 회사인데, 어째서 나 같은 다른 회사 사람을 데려가려고 하는 걸까 하는 의구심이 났다. "그러면 내가 PCC에 입사하는 겁니까?" 하니 그것도 아니라 한다.

 형벌 되는 그분의 긴 설명은 이랬다. 이 발전소를 수주하는 데 있어서 태평양건설(PCC)은 삼환건설과 마지막까지 경합했는데, 결국 삼환이 수주에 성공한다. 그러나 당시 PCC 사장인 김기연 사장은 이 결정에 불복하고 인도네시아 최고급 인사들과 치열한 로비를 펼친 결과 이 공사를 삼환으로부터 빼앗았다. 인도네시아는 당시 그런 경우가 허다했다고 한다. 그러니 삼환 측이 가만히 있을 리 없었다. 곧 삼환 측은 이 사건을 국내 건설부에 고발했다.

그 당시 우리 건설부는 국내 업체끼리 해외에서 부당한 수주 경쟁하는 것을 막기 위해서 이런 문제에 개입하여 정리해주던 시절이었다. 당시 건설부 장관은 PCC 김 사장에게 이 공사를 포기하라고 명령한다. 그러나 PCC 사장은 포기하겠다고 말만 하고는 인도네시아에 있는 건설회사 '쟈야썸파일즈'(이하 J.S.I)와 PCC가 함께 공사 합동수행을 하는 것으로 꾸며서 인도네시아 고위급과 PLN에 보고했다.

한편 PCC 내부는 김 사장 자신도 사장직을 사임하고 이 공사에 투입하려던 직원 모두에게 "사직하고 J.S.I에 합류하자."라는 계획을 밝혔다. 바로 여기서 문제가 발생한 것이다. 인도네시아 프로젝트에 가기로 구성되었던 PCC 직원들은 이 사태를 보고 "불과 몇 년짜리 공사를 하자고 잘 다니던 회사에 사표를 내고 아무 보장 없이 갈 수는 없다. 김 사장께서 개인적으로 보장을 해주라."라는 분위기였다. 그러나 이것은 경영자로서 수용할 수 없는 조건인지라, 김 사장은 진퇴양난에 빠졌다.(직원들이 못 나간다고 하므로)

PCC에서 내정된 인원 중 현장 소장직에 윤○○ 이사, 공사부장직에 박○○ 부장, 공무 담당에 배○○ 차장, 이렇게 세 명은 김 사장을 따르기로 했다. 그러나 그 이하 과장급, 대리급, 사원급 등 줄잡아 약 30여 명은 이 대열에서 이탈하였다.

김 사장은 크게 당황하여 윤 소장, 박 부장, 배 차장에게 이 직원들을 대체할 인력을 급히 구하라고 명한 것이었다. 이런 절차를 겪으면서 내가 배 차장(처가 쪽 형뻘)에게 불려 들어간 것이다.

그 당시 나는 동아에서 이미 사직한 상태이고 집도 절도 없이 방황하면서 다른 건설회사에 경력 사원으로 입사하여 또 한 번 중동 현장을 지원해볼 생각이었던 차였기에 더 이상 생각도 안 해 보고 가겠다고 약속했다. 지금의 이 선택이 내가 가야 할 길인지 아닌지 선택의 여지가 없었을 때였다.

그다음 날 김 사장님을 만나러 사무실로 나갔다. 당시 사무실은 프라자 호텔 맨 위층에 꽤나 큰 회의실을 임시로 빌려 쓰고 있었는데, 아침 일찍 회의실에 들어서니 PCC 유니폼을 입은 젊은이들이 수십 명 모여서 웅성거리고 있었다. 옆에서 수군대는 소리를 들어보니 "야! 김 사장은 우리보고 회사 사표 내고 따라오라고 하는데 자네는 어떻게 할 거야? 난 안 가. 그까짓 거 몇 년짜리 공사 하나 하자고 회사 사표 내고 아무도 모르는 외국 회사로 간다고? 말도 안 돼." 이런 분위기였다. 그들은 내가 낯설었는지 힐끔거리며 쳐다보다가 누군가가 다가와 "PCC 직원이세요?" 하고 묻기도 했다.

잠시 후 배 차장이 마이크를 들고 진행한다. 곧 사장님이 도착하시니 모두 자리에 앉으라 한다. 나도 한쪽 의자에 앉았다. 곧이어 체구가 커다랗고 카키 군복 같은 복장을 한 분이 입장하여 연단 한복판에 털썩 앉는다.

"자! 사장님 오셨습니다. 전원 일어섯! 사장님께 경례!"

모두 고개 숙여 인사한다.

"사장님 말씀이 있겠습니다."

김 사장이란 분이 일어섰다. 거두절미하고 욕설부터 시작한다.

"야! 이 개새끼들아, 가기 싫다 이거지? 가지 말아. 이 새끼들아! 너희들이 없으면 내가 공사 못 할 줄 아냐? 너희들은 두고두고 후회할 거다. 뭐라고? 나보고 개인적 보증을 해달라고? 난 그런 거 못 해! 외국에 좋은 회사로 취직시켜 주겠다는데 고맙다는 말은 못 하고 말이야" 하며 몹시 언짢은 모양이다.

"그래 그만둬! 오늘 이 자리는 인도네시아 팀 해산이야! 야! 박 부장, 그래도 남겠다는 놈들 있으면 명단 받아놔! 난 이걸로 끝이다. 알다시피 난 이미 PCC 사장도 아니야! 너희들 더 볼일도 없어. 야! 배 차장! 현대, 대림, 동아에서 이 팀에 합류하겠다고 직원들 몇 놈 왔지? 이리 나오라고 해!"

"네! 사장님."

아마도 나 같은 사람들이 또 있는가 보다. 김 사장은 의자에 앉은 채 다리를 테이블에 포개 얹은 자세로 앞으로 나간 몇 명 안 되는 우리들을 한번 훑어보더니 묻는다.

"야! 너는 누구야?"

"예, 저는 현대에서 온 신ㅇㅇ입니다."

"예, 저는 한양에서 온 이ㅇㅇ입니다."

"예, 저는 동아에서 온 신현호입니다."

모두 간단히 자기소개를 했다.

"잘할 수 있어?"

그의 목소리는 우렁차다 못해 위압적으로 느껴졌다.

"예! 잘할 수 있습니다."

말 떨어지기가 무섭게 김 사장이 벌떡 일어나더니 아직도 뒤에서 웅성거리는 PCC 직원에게 호통을 친다.

"야! 이 개새끼들아, 빨리 꺼져! 여기 안 보여? 이 팀에 끼고 싶어서 온 놈들 봐라! 얘들이 멍청이로 보이냐? 너희들이 멍청이야. 꺼져! 나가란 말야!" 하면서 엄청 역정을 낸다.

서성거리던 PCC 직원들이 뒷문으로 우르르 도망치듯 퇴장했다. 잔류하겠다는 인원은 그중에 한 명도 없었다. 오직 세 명, 윤 이사, 박 부장, 배 차장, 이렇게만 남았다. 텅 빈 회의실에서 우리에게 다시 한번 묻는다.

"너희들 정말 잘할 수 있지?"

"네, 잘하겠습니다."

강압적 질문에 어쩔 수 없는 대답이다. 김 사장은 이어서 윤 이사, 박 부장, 배 차장에게 "너희들이 데려온 이놈들 잘 가르쳐라, 시원치 않으면 모두 모가지다. 알았냐?" 하고 말하자 "네! 알았습니다."라고 대답했다. 완전히 폭군의 포효였다.

나는 궁금했다. 이 김 사장이란 분은 도대체 누군가? 어째서 이렇게 깡패 두목같이 칼날이 시퍼렇게 서 있는 것일까? 대형 건설회사 사장이란 분이 어쩌면 이럴 수가 있단 말인가?

김 사장이란 분

/

지금부터 김 사장이란 분을 소개하겠다. 이글의 내용은 대림산업에서 오랫동안 근무하면서 김 사장을 오래 겪어본 동료(나중에 둘도 없는 친구가 되었지만)인 김○○ 씨의 말을 듣고 정리했음을 밝혀 둔다.

김 사장님은 1945년생쯤으로 짐작된다. 우리나라 6·25 전쟁 때 부모, 가족을 잃은 전쟁고아 소년이었다. 당시 이 소년은 운이 좋게도 대구 미 공군 사령관 눈에 띄어 그의 양아들로 입양이 되었다. 이로 인해 소년은 미군 장교들의 자녀들이 다니는 학교에 들어가 공부를 하게 되었고, 그들이 다니는 교회도 나가 성경 공부도 했다. 양아버지인 비행단장은 그를 매우 아끼며 사랑해주었고 전투기 출격 나가기 전이면 이 꼬마 아이에게 이번 전투는 어쩔까 하고 묻는 등, 이 아이는 전쟁 '마스코트 보이' 역할을 하면서 성장했다.

전쟁이 끝난 후 그는 미 공군 캠프에서 대학(부산 ○○대 영문과)로 진학하였고. 또한 교회 일도 열심히 하여 부흥 목사와 더불어 '설교 즉석 통역사' 역할을 하며 영어와 성경 실력을 키워갔다. 이분은 체격이 크고, 힘이 아주 좋은 사람이었다. 대학 졸업 후 대림산업에 관리직으로 입사했다.

첫 근무지가 전남 여천 화학 공업 단지 현장인데 여기서 그의 실력이 발휘되기 시작한다. 당시 여천 단지가 고용하는 인력시장은 여수가 고작이었기에 이 현장에 투입된 대림 이외에도 현대, 삼환, 동아 등 대형 회사들이 많아서 한정된 인력을 서로 나누어 쓰는 실태로 인력 부족 현상이 가장 큰 난점이었다.

당시 신입 사원인 김 사장은 여수 시내 조폭들을 모아 매일 밥 사주고 술 사주기를 반복했다. 드디어 조폭들은 "형님! 무엇을 도와 드릴까요?" 묻기에 이르렀다. "인력이 부족해, 인부들을 우리 현장으로 몰아줘."라고 부탁하니 그다음 날부터 현장 입구에 조폭들이 쫙 깔렸다. 회사별로 출근하는 인부들의 갈림길을 막아섰다.

"야! 너희들 대림으로 들어가!"

"예! 내일부터 들어가겠습니다. 아직 현대에서 받을 돈이 있어서요."

"잔말 말고 들어가." 하고 밀어 넣는다. 이렇게 하여 대림은 인력이 넘쳐났다. 어쩔 수 없이 현대는 인력이 부족해졌다. 한참 사세를 키워가던 현대의 정 회장이 이 소식을 들었다.

"대림의 젊은 직원 하나가 여수 인력을 쥐고 있다는데, 그 사람 나에게 한번 데리고 와 봐."

이래서 젊은 김 사장은 현대 정 회장님을 만났다.

"여보게! 자네 대림에서 직위가 뭐야?"

"예! 저는 평사원입니다."

"그래? 나에게 오게나. 과장직 줄게."

이렇게 회유했는데 젊은 김 사장은 대림 회장님에게 가서 "현대 정 회장님이 저에게 과장직을 주신다는데 갈까요?" 하니 대림 회장님도 "그래? 그럼 나도 자네를 과장으로 진급시켜 주지."라고 했단다. 그래서 졸지에 김 과장이 되었다 한다. 그 후 이런 일이 또 한 번 있어 현대에서 부장직을 준다고 하니 졸지에 대림에서도 부장 진급을 했다는 전설 같은 이야기가 있다.

그 젊은 김 부장의 활약은 여러모로 대단하였다 한다. 당시 태국에서 새로 수주한 고속도로 현장에 소장으로 임명되어 근무하던 중, 어떤 문제에 마주치게 되었다. 즉 감독관과의 문제인데 정상적인 방법으로 해결되지 않는 상태까지 오고야 말았다. 김 소장은 주 감독관을 자기 사무실로 오라고 해서는 감독 소장이 들어오자, 자기 방문에 큰 대못으로 쾅쾅 못질을 한 후 말하기를 "야! 이제 너나 나나 이 방에서 나갈 수 없다. 여기서 살아서 나갈 테냐, 죽어서 나갈 테냐?" 하면서 그를 넘겨 목을 밟고, 머리에 권총을 들이댔다.

"매장을 해 줄까, 화장해줄까? 그것만 말해!" 하니 주 감독관은 그만 항복하고 말았단다. 항복을 받아낸 김 소장은 그에게 최고급 승용차를 선물하고, 미안하다고 사과를 하여 큰 문제를 해결해내며 건설업계에서 또 하나의 전설을 만들어냈다. 그의 처세술은 항상 상상을 뛰어넘었고, 가끔은 생사를 가르는 극단으로 가기도 했다. 그 후 본사로 오면서 임원이 되었고, 그 주변에는 누구도 얼씬 못 하는 공포적 존재가 되고 말았다. 혹시나 눈에 거슬리는 일이 생기면 임원이든 부장급이든 간에 반쯤 죽도록 패서 병원에 입원시키기를 밥 먹듯 했다고 한다.

이쯤 되다 보니 대림 임원들 사이에 불만이 고조되어 임원 전원이 사직하겠다는 데모가 일어나서 "저놈을 내보내든지 우리 모두가 나가든지 선택하라."라고 회장님께 탄원하니, 그는 쾌히 "그래 내가 나간다." 하고 쿨하게 대림을 퇴직하였다고 한다. 그러고는 바로 한국화약 그룹의 태평양건설(PCC) 사장으로 영입돼서 인니 발전소 프로젝트에 관여하게 된 것이다.

인도네시아에
오다

/

플라자 호텔 회의실에서 PCC의 직원회의에 참석한 것뿐 아무런 보장도 약속도 받지 못한 채 엉겁결에 인도네시아까지 오고 말았다. 내가 무슨 회사의 어떤 위치인지도 모르는 채 말이다. 약 30여 명의 기능공과 몇 명의 기술직 직원들끼리 상호 간단한 자기소개 정도를 한 상태로 여기까지 온 것이다.(1983.5.3.)

자카르타(J.K.T.) 공항에 내리니 아주 어린 아가씨가 우리 일행을 맞이했다. 이름이 '스와니'라고 하는 얼굴이 하얗고, 날씬하다 못해 아주 여리게 보이는 중국계 소녀였다. 아마 스무 살 정도도 안 돼 보였다.

PCC 직원을 배제하고 이곳에 온 급조된 기술직인력들의 면면을 보자면,

1. 건설부 출신이고 현대건설 경력자 신○○ 씨
2. 인하대 출신이고 한양건설 경력자 이○○ 씨
3. 서울대 출신이고 대림산업 경력자 김○○ 씨
4. 서울대 출신이고 동산토건 경력자 조○○ 씨
5. 한양대 출신이고 동아건설 경력자 신현호(나)
6. 출신을 소개받지 못한 홍○○ 씨

이상 6명이 기술직원이고, 관리직으로는 김 사장의 옛 친구, 집안 동생, 친구의 또 친구 등으로 짜여 있었다. 그들 모두와 우리는 비슷한 시기에 인니로 모여들었다.

기능직 인원들도 김 사장 주변 사람 중에 주로 울산 지역, 부산 지역에 산재해 있던 근로자들을 알음알음으로 모아서 약 30여 명이 되었다. 목공반장, 철근반장, 잠수반장, 석공반장, 발파주임, 콘크리트공, 착암공, 용접공, 전공, 측량사 등이 왔는데, 기능도가 상당히 수준 있는 사람도 있고, 전혀 그렇지 않은 사람들까지 혼재해 있었다.

처음 도착하는 날, 자카르타(J.K.T.) 어느 허름한 호텔에서 1박을 하고 이틀째 되는 날, 먼저 도착해 있던 김 사장을 만나러 직원급만 찾아갔다. 회사가 아닌 어느 넓은 저택이었는데 김 사장은 여기서도 탁자 위에 두 다리를 포개고 앉아서 우렁찬 목소리로 말했다.

"오느라 수고들 했다. 잘못하면 알지? 가차 없다. 그때 가서 왜 나냐고 항의하지 마라. 여기는 한국도 아니고 노동부도 없다. 너희는 내 마음대로 한다. 알았냐? 불만 있으면 지금 말해봐라."

이런 분위기에서 누가 감히 뭐라고 하겠는가? 이렇게 단체 면담을 끝내고 우리 전체는 현장으로 향했다. 하얀색 회사 버스에 우리 모두는 몸을 실었다. 고속도로가 없던 시절이라 포장이 깨어진 지방도로를 덜커덩거리며 약 세 시간가량을 달렸다. 자리가 모자라 기능공 아저씨들 먼저 앉히니 나와 이석근 씨는 서서 갈 수밖에 없었다. 버스가 달리는 중 생각해 보니 나는 PCC 직원도 아니고 오로지 김 사장의 "사병 집단"의 일원일 뿐, 기약 없이 현장으로 투입되는 이 상황이 다소 한심하게 느껴졌다. PCC 직원들의 이탈이 바로 이런 거였구나! 생각했다. 그러나 나는 이미 선택하였고 여기까지 와 버렸다.

현장 위치는 자카르타(J.K.T.)에서 서쪽으로 약 300㎞ 지점이었다. 그 2/3 중간 지점에 칠레곤(Cilegon)이란 작은 도시가 있는데, 이곳에 커다란 개인 주택을 두 채를 임차하여 임시 숙소로 제공되었다. 이곳 현지 관리직원들이 숙소가 아직 완공이 안 되어 미안하다며 연신 고개를 숙이며 양해를 구하였다. 한국인 관리직과 기술직 직원은 내일부터 별도로 숙소를 마련하겠다고 했다. 식사는 인근 식당에서 도시락을 포장해 배달해 왔는데, 숙소의 방이나 마당에서 흩어져서 먹으니 마치 난민촌 수준이었다. 그렇게 1박을 지냈다.

다음날 인근에 있는 철강 회사 소유 게스트 하우스(Guest House)에 2인 1실로 직원급만 숙소를 옮겼는데 그런대로 있을 만하였다. 그다음 날 사무실로 출근을 해 보니 현장 사무실은 ㄱ자 형으로 번듯하게 지어져 있었는데, 한국식 현장 사무실에 비하면 칸칸이 방을 많이 만들어 놓았다. 나는 적당한 위치를 골라 책상을 놓고 공사도면과 내역서, 시방서 등을 찾아 책상 위에 올려놓고 처음으로 현장 파악을 시작하였다. 나중에 알게 된 사실이지만 외형적으로는 한국인 직원은 PCC 직원으로 되어 있었다.

이곳에서 PCC와 조인트한 현지 회사는 'JAYA Sumpiles Indonesia(이후J.S.I.)'라는 회사인데 싱가포르에 썸청(Sumchung Piles)이라는 회사를 모기업으로 둔 인도네시아 현지 법인사이고, 사장은 썸청 그룹 회장의 아들인 미스터 로덕광(중국계 싱가포르인)이다. 현지 법인의 인니 파트너 사장은 미스터 "에카"(중국계 인도네시아인)라는 분인데 인니(印尼 인도네시아)의 강력한 저명인사였다. J.S.I.는 파일(Pile) 공사와, 깊은 기초, 항만 접안 시설 등에 실적이 많고, 막강한 장비력을 보유한 회사였다.

지금 나의 입장은 J.S.I. 소속도 아니었다. 외부적으로 PCC의 허울을 쓰고서 J.S.I.가 하라는 대로 따라가야 하는 형편이란 것을 알아차리기에는 그리 오래 걸리지 않았다. 어쨌든 나는 이제부터 기술자로서 할 일이 있고 급여가 주어지는 한, 복잡한 생각은 하지 않기로 했다.

며칠간의 설계서 검토와 현장을 둘러본 결과 앞으로 해야 할 일은 이랬다.

1. 석산이 개발되어야 한다 : 방파제 사석과 콘크리트용 골재 생산
2. 방파제 최종 피복인 Cube 생산준비: 캐스팅에어리어(Casting area.)와 적재 장소, 거푸집 제작
3. 배치플랜트 설치, 시멘트 공급 방식, 크러셔플랜트 설치
4. 인테이크 컬버트를 현장 타설할 것인지 육상제작해야 할지 공법 결정
5. 석산과 본 현장과의 덤프트럭 운행용 도로 공사
6. 화약고, 발파 허가 및 폭약 공급
7. 준설을 위한 측표, 임시 접안 시설, 강 널말뚝 조달
8. 준설선, 파일(Pile)선 등의 장비 반입(육상 장비 포함)

이상의 것들은 대략적이고도 우선적인 것들이고 진행하면서 여기서 파생될 것들은 구체적인 공정표를 만들어봐야 한다. PCC 직원들이 보이콧 해버린 이 공사를 여기저기서 대타로 모여든 직원들이 수행해나갔다. 현장 소장은 여전히 PCC의 윤 이사이고, 공사 총괄은 박 부장, 공무주무는 배 차장이었다. 우리와 함께 일해야 할 현지 직원들은 중국계

말레이시아 국적인 후 박사, 림국홍, 쏘아띠, 츄아, 림재복, 리시캼 등이
있었다.

중국계 인도네시아인은 요하네스, 구냐완, 해리, 테죠 등이었고, 순수
인도네시아인은 한다야, 쩽그리 등이었으나 더 이상 이름이 생각나지 않
는다. 중국계 홍콩인으로 와이지밍이 있었다.

처음에는 이러한 인종과 국적을 구별하지 못하고 잘 파악이 안 되었
다. 중국 혈통의 사람들이 19세기경 워낙 여러 나라로 이런저런 이유로
나와서 그 나라에 정착하다 보니 이런 식이 돼버린 것이다. 우리식으로
말하자면 그 나라의 '화교'인 것이다.

그들끼리는 당신 중국인이냐고 묻지 않았다. 그 대신 "어느 나라 여
권을 갖고 있느냐?"라고 묻는 것이 그들끼리의 불문율이었다. 그들에게
"중국인이냐?"고 물으면, "아니요, 나는 말레이시아 사람이오."라고 국적
을 대답했다. 그러나 "당신 국적이 뭐냐?"라고 직설적 질문은 피하는 것
이 좋을 것 같다. 우리나라에 있는 오래된 중국인도 '중국계 한국인'이라
고 표현하면 정확하다.

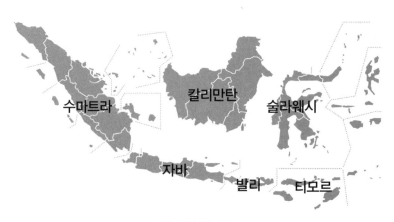

인도네시아 지도

윤 소장의
반란

/

　PCC 이사였던 윤 소장과 J.S.I. 사장인 로덕광 씨 사이에 갈등이 생겼다. 사실은 큰 문젯거리도 아닌 것으로 인하여 일이 너무 크게 벌어지고 말았다.

　내용은 이러하였다. J.S.I.에서 급히 펌프(PUMP) 준설선을 매입하는 과정에서 신규 선박 건조 시간이 없던 관계로 일본에서 나온 중고 준설선을 들여왔다. 이 준설선의 부품인 '폰툰(PON TOON)'이라는 배사관 양옆에, 배사관을 잡아주고 띄워주는 둥근 파이프 모양의 부품에 사람이 들락거릴 수 있는 맨홀 뚜껑이 있다.

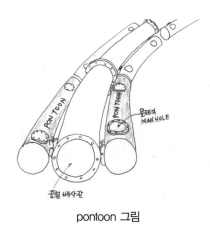

pontoon 그림

이 맨홀 뚜껑은 고무 '개스킷'을 넣고 볼트로 조여서 물이 들어가지 않도록 조여야 하는데 이 볼트 구멍과 고무 '개스킷' 구멍이 일치하지 않았던 것이다. 윤 소장은 소장 입장에서 조속히 준설 작업을 시작해야 하는데, 이 고무 개스킷을 언제 맞는 것으로 교체하여 폰툰과 배사관을 조립할까 생각한 나머지 "철 뚜껑을 덮고 바로 용접하라."라고 지시했다.

윤 소장은 아마도 준설 작업이 진행되는 동안 폰툰 뚜껑을 열어볼 일도 없으니 시간의 여유를 갖고 부품을 바꾸어서 천천히 교체하면 된다고 생각한 것 같다.

그런데 마침 현장을 처음으로 순시하던 로덕광 사장이 이 용접하는 광경을 목격하고는 윤 소장에게 "저거 저렇게 하면 안 된다. 알고 있느냐?"라고 물은 것이 문제가 되고 말았다. 이 소리를 들은 윤 소장은 발끈 화를 내면서 "장비라고 이런 고물을 가져다주었으니, 용접하라고 지시한 나의 판단은 옳은 일이다. 당신네가 참 한심하다."라고 말했다. 실제로 J.S.I.와 우리는 원도자와 하도자의 개념도 아니고, 그렇다고 우리가 실제적인 PCC 직원도 아니었다. 특히 윤 소장이 그런 개념이 정리되지 않았던 것이 아닐까 하는 생각이 든다.

미스터 로는 황당해하였다. 급히 싼 장비를 사오느라 그에 부속된 부품들을 일일이 확인 못 한 잘못은 알고 있었지만, 그렇다고 엊그제 온 한국인 소장이란 사람이, 용접 시킨것에 대해 지적한 사항에 대하여, 이렇듯 버럭 화를 내다니…. 화가 난 미스터 로 사장은 바다 현장으로 휑하니 나가 버렸다.

준설선 말고도 새로 들어온 앵커보트(A/Boat)와 그래브(Grab) 준설선에 올라보니 그곳에서도 한국인 선원이 기름 처리를 잘못해서 온통 배 안이 폐유투성이가 돼 버렸다. 이것을 보고 미스터 로 사장은 더욱 화가 났다. 양복 윗도리를 입은 채 기관실로 내려가서 폐유 호스를 잡고 "엔진 틀어.", "펌프 돌려." 하면서 온몸이 기름투성이가 되도록 선원과 함께 손수 작업을 하면서 나름대로 혼자 분을 풀고 있었다.

그러는 시간에 회의실에서는 윤 소장이 전 직원을 불러 모았다. 한국인과 현지 직원, 기능공, 현지 기능공 할 것 없이 약 50여 명을 모아놓으니 회의실은 열기로 후끈후끈하였다. 윤 소장은 고무 '개스킷'을 한 손에 말아 쥐고 탁자를 탁탁 치면서 성을 내고 있었다.

"어이! 이석근 씨, 신현호 씨, 가서 미스터 로 좀 불러와!"

"이 인간을 그냥~ 쌍!" 하면서 몹시 화를 내고 있었다. 이석근 씨와 나는 어쩔 수 없이 해안 현장에서 기름 범벅이 되어 배에서 일꾼들과 일하고 있는 미스터 로에게 윤 소장이 부른다는 말을 전하였다. 다시 말해 이 상황은 소장이 사장에게 싸움을 거는 것이었다.

그래도 미스터 로는 "그래 알았어, 조금 후에 갈게. 지금 당장 못 간다고 전해 줘."라며 화내지 않고 말했다. 우리는 다시 회의실로 와서 사장의 말을 전했더니 윤 소장은 노발대발했다.

"다시 가서 말 전해! 당장 오라고 말이야! 끌고라도 와! 우리가 이곳에 와서 이렇게 모욕을 당하고 있는데 당신네들은 괜찮아?"

이 말에 난 윤 소장이 너무 과하다고 생각했다. 아마도 윤 소장은 다른 목적이 있는지도 모른다. 가령 다시 돌아가고 싶은데 명분 찾기라든가. 이석근과 나는 다시 또 미스터 로에게 가서 조그만 목소리로 "윤 소장이 빨리 오라고 한다."라고 전하니 "그래 알았다. 가자" 하고는 성큼성큼 회의실로 갔다. 미스터 로의 모양새는 신발과 온몸에 검은 폐유가 묻어 엉망으로 새카맸다. 순간 나는 '아! 이거 큰일 났구나' 하는 직감이 들었다.

미스터 로가 회의실로 들어섰다. 윤 소장과 미스터 로가 드디어 마주 섰다. 전 직원과 기능공들 앞에서. 예상대로 윤 소장은 소리를 쳤다.

"헤이! 미스터 로! 이것 봐라, 구멍이 하나도 맞지 않는다. 그래서 내가 용접하라고 했어! 왜? 뭐가 잘못됐어?"

윤 소장은 탁자를 탕−탕 치고 고함을 질렀다. 미스터 로는 그런 윤 소장을 가만히 쳐다만 보더니 한마디 했다.

"당신 오늘부터 이 공사에서 손 떼시오. 무슨 뜻이냐 하면 당신은 이 순간에 해고(Fire)입니다."

여기서 윤 소장이 한마디 더 했다.

"나는 회사를 위해서 일하지 당신을 위해서 일하지 않아요!"

미스터 로 역시 지지 않았다.

"내가 곧 회사입니다. 당신은 내일이라도 당신 나라로 돌아가시오. 용접을 하든 구멍을 뚫든 내가 하겠소. 알겠소? 회의는 이것으로 끝이니 직원 모두들 현장으로 가서 일하시오."

미스터 로는 홱 나가 버렸다. 회의실에는 로 사장과 현지 직원, 기능공 모두 나가고, 윤 소장과 한국 직원 몇 명만 남았다. 윤 소장은 아직도 분이 풀리지 않았다.

"지깐 놈이 나보고 해고라고? 그래 나도 이런 현장 일하기 싫다. 총무과장! 내일 당장 비행기표 끊어. 나는 갈란다."

윤 소장도 회의실을 빠져나갔다. 그런데 더 기가 막힌 것은 박 부장도, 배 차장도 함께 뒤도 돌아보지 않고 귀국길에 올랐다는 것이다. 이젠 PCC 사람은 한 사람도 없었다. 더구나 소장이 없어졌다. 다들 아는 바겠지만 건설 현장에서 소장이 없다는 것은 보통 일이 아니다.

며칠 뒤 김 사장이 현장에 내려왔다. 남은 직원들을 회의실로 불렀다.

옛날 그토록 강력한 폭군의 모습은 간데없고 사뭇 다정하게 말을 시작한다.

"여보게들! 너희들끼리 두 달 정도만 현장을 이끌어 갈 수 있겠나?"

너희들이란 이석근, 신현호, 홍태훈, 김해근, 신현승이었다. 사실을 말하자면 윤 소장, 박 부장, 배 차장의 존재는 우리들 다섯 명에게는 그렇게 중요한 인물들은 아니었다. 김 사장의 말씀에 우리는 새 소장님이 올 때까지 열심히 해보겠노라 하였다. 김 사장의 눈에는 우리 다섯 명이 한없이 어리게만 보였을 것이다.

그로부터 약 3개월간 석산 발파가 시작되었고, 큐브 캐스팅(Cube Casting)을 시작하고, 준설도 시작했다. 냉각수 인입 토공사도 시작됐으며, 모든 게 순조롭게 진행되고 있었다.

나이 많은
J 소장의 출현

/

 윤 소장, 박 부장, 배 차장 없이 이곳에 남은 우리 다섯 명이 합심하여 현장이 오히려 눈부시게 돌아가고 있던 어느 날, 회색 전투 모자를 쓴 노인 한 분이 김 사장과 함께 나타났다. 규모가 제법 큰 회의실인데 전 직원 모두가 모여 앉으니 만석이 되었다. 김 사장과 노인이 상석에 우리 들과 마주 보고 앉았다. 김 사장이 말문을 열었다.

 "자! 여러분! 그간 윤 소장 귀국 후 젊은 직원들끼리 열심히 일 잘하고 있다는 것 듣고 있습니다. 석산 돌려놓고, 방파제 사석 들어가고, 구조 물 준비도, 배치플랜트 세우고, 시멘트도 입하되고, 준설도 시작되었다 니 엄청나게 수고들 많이 하셨습니다. 오늘 여러분과 이 현장을 이끌어 갈 소장님 한 분을 새로 모셔왔습니다."

 김 사장의 소개가 끝나자 'J 소장'이란 분이 자리에서 일어섰다. 실내에 서도 회색 전투모를 쓴 채 코 옆으로 깊게 팬 주름살이 아주 선명하고, 길게 다문 입술이 일렁거렸다.

 "여러분 반갑습니다. 우선 내가 여러분에게 질문하겠습니다."

 시원치 않은 영어로 말을 한다. 어디서 저런 영어를 배웠을까 싶을 정 도였다. "이 중에 나이 마흔 이상 되신 분 손들어 보세요(Pls hands up who are age over 40)?"라고 첫말을 떼니 서로 얼굴을 흘끔거리며 쳐다볼 뿐, 그중 한국인 중기과장(전SD) 한 분과 석산 반장(김YH) 한 분이 손을 들었다. 조 소장 말이 이어졌다.

"됐소. 손들지 않은 나머지 사람들은 이제부터 아이(children) 취급을 하겠다. 건설 기술이란 하루아침에 되는 게 아니야. 나는 숱한 어려움을 겪으며 쌓아온 경험으로 이야기하는데, 이 정도의 공사는 웬만한 십장 두어 명만 있으면 끝낼 수 있어. 그러니 잘난 체들 하지 마라. 나는 한때 미 육군 공병에서 G13 등급의 문관 기술자였다. 내가 젊은 시절 일하던 사진, 자격증, 상장, 모두 스크랩해 왔으니 이것을 참고로 보아라."

그러면서 어설픈 영어로 연설을 마쳤다. 마치 이승만 대통령 연설조의 어투로 부들부들 떨면서. 솔직히 나는 그 순간 "아! 이거 보통 일이 아니구나. 여기서 어떻게 일할 수 있을까?" 하는 불안한 생각이 콱 엄습해 왔다. 내 옆에 앉아 있던 중국계 말레이시아인 임국홍이란 직원이 내게 귓속말을 했다.

"저 사람 거짓말쟁이다. G13이면 장군급인데 영어를 저렇게 못한다는 건 거짓말이란 증거다."

지금 이 상황은 이 자리에 있는 모두에게 가소로움을 던져준 꼴이라고 볼 수밖에 없는 언행이었다. 잠깐 소개하자면 위의 임국홍이란 인물은 말레이 국적을 가진 중국계 사람으로서 호주에서 모 공대를 졸업하고 약간의 경력을 가지고 있었다. 유창한 영어를 구사하며 깨끗한 외모를 가진 30대 초반의 영리한 젊은이였다. 이리하여 어쨌든 우리는 J 씨를 소장으로 모시고 근무를 시작했다.

감독 사무실로 제출되는 '공법제시서, 공사절차서' 등을 힘겹게 작성해서 소장실 결재를 받으러 들어가면 번번이 핀잔이었다.

"이런 구조 계산서를 왜 내야 하냐? 눈으로 떡 보면 모른다더냐? 이거 뭐 좀 안다는 놈들이 이런 게 문제야. 에잇 쯧쯧."

뭐가 그리 못마땅한 게 많은지, 어느 때는 거기 놓고 나가라고 할 때도 있었다. 빨리 결재를 받아 감독 사무실에 제출해야 공사 진행이 되는데, 며칠씩 소장 책상 위에서 방치되어 있으니 견디다 못해 공무 담당 김해근 씨에게 빨리 결재받아 발송해 달라고 부탁하면 마지못해 사인해서 내보내곤 했다.

김 사장에게 이러한 내용을 보고해서 확 엎어 버릴까 하는 별생각을 다 해 보기도 했다. J 소장이 없던 시절, 이미 증명된 사실이지만, 우리끼리만으로도 능히 공사 진행이 가능했던 것인데 J 소장이 온 후로 오히려 공사 진행을 방해하는 꼴이 된 것이다.

직원회의를 하는 도중 품질관리실(재료시험실) 실장인 신현승 씨에게 "자네는 요즘 뭐하나?" 하는 질문에 "예, 콘크리트 배합 설계를 하고 있습니다."라고 대답하니 "배합 설계는 뭐하러 해? 시간 낭비하지 마라. 1 : 2 : 3이면 되는 것이다."

이 말에는 모두 참았던 웃음을 터뜨리고야 말았다.

이SK 씨의
'안열' 사고

/

    당시 그곳에 안착한 한국인 엔지니어는 6명, 그 외 측량사가 2명, 일반 관리직이 2명 등이었다. 연령대가 많게는 40대 초반, 젊게는 20대 후반이었지만 서로 존대하며 한편으로는 모두 친구 같은 분위기로 잘 지냈다. 낯선 나라에서 한국 남자 몇 명이 개성이 각기 다르긴 하지만 함께 일하며 주말이면 여기저기 놀러 다니기도 하니 친해질 수밖에 없었다.

    우리 사무실에는 현지인 젊은 여직원이 몇 명 있었다. 그중 약간 칠푼이 기질이 있는 '오삐'가 퇴근 후 한국 직원들하고 맥주 파티를 하자고 했다. 우리 다섯 명이 뭉치기로 동의하고 여자 직원들은 오삐, 얀띠, 나니, 이렇게 세 명, 그래서 도합 8명이 자동차 두 대에 나누어 타고 사무실에서 약 30분 거리에 있는 '안열 비치'로 갔다. 그곳은 해변과 방갈로가 잘 되어 있고, 해변 카페에서 파도 소리를 들으며 맥주 마시기에는 분위기가 정말 좋은 곳이었다. 이곳은 대도시 젊은 커플들이 주말여행을 오는 곳으로 유명했다. 볼링장도 있었다. 그날 그녀들은 스스로 무너질 각오를 하고 왔는지 술을 잘도 마셨다. 술기가 스르르 올라올 때쯤 우리는 모두 일어나서 술을 깨기 위해 볼링을 한 판씩 하고는 자정이 넘어서야 그곳에서 숙소로 출발하였다. 그 나라는 음주 단속 그런 것이 없었다. 아마도 지금도 없을 것이다. 내가 운전하는 자동차에 다섯 명이 타고 출발하였고. 뒤이어 이SK 씨가 운전하는 차에 얀띠와 이CW 씨까지 세 명이 탔다.

내 차에 탄 '오삐'와 '나니'를 시내에 내려주고 우리는 숙소로 돌아와 막 잠자리에 들었는데 갑자기 누군가가 문을 두드렸다. 나는 잠에서 덜 깬 상태에서 얼떨결에 문을 열었다. 이CW 씨 머리에서 피가 흐르고 있었다. 이SK 씨가 차 사고를 냈다는 것이다. '안열'에서 돌아오는 길에 논둑 아래로 굴러떨어졌다는 것이다. 잠을 자고 있던 김해근 씨와 나는 졸음을 무릅쓰고 사고 현장으로 달려갔다. 논둑 비탈 아래에 우리 자동차가 옆으로 넘어진 채로 있는데 사람은 보이질 않았다. 주변을 둘러보고 큰 소리로 불러봤지만 캄캄한 논바닥에는 아무도 없었다. 이CW 씨의 말에 따르면 분명 SK씨나 '얀띠' 모두 의식이 있었다고 했다. 아마도 이 두 사람은 사고 차를 빠져나간 것이 틀림없었다.

나와 김해근, 이CW, 세 명은 사고 차를 세게 밀어 똑바로 앉혔다. 나는 운전대에 들어가 앉아보려 했지만, 지붕이 찌그러져 똑바로 앉을 수가 없었다. 나지막하게 간신히 기어들어가 두 발로 힘을 쓰며 등으로 밀어 올리니 찌그러진 철판이 우지끈 소리를 내며 운전할 만큼의 공간이 생겼다. 시트에 흩어진 유리 조각을 대충 치우고 운전석에 앉았다. 자동차 키가 그대로 꽂혀 있었다. 시동을 걸었다. 논둑 경사를 박차고 "부~앙" 소리를 내며 포장도로까지 올라왔다. 다시 한번 빵빵 경적으로 SK 씨를 불러보았다. 역시 아무도 없었다. 대답 없는 이들을 여기서 이대로 기다릴 수는 없었다. 지금은 일단 숙소로 가서 사고 차를 감추고 사람은 내일 찾아보기로 우리 세 명은 합의하였다. SK씨는 바보가 아니다. 안전한 곳에 얀띠를 잘 데리고 있을 거라고 결론을 낸 후 우리가 타고 온 차는 김해근 씨가 운전하고 나는 사고 차를 운전하기로 하였다. 앞 유리가 다 깨진 차를 운전하기가 엄청 어려웠고 천장이 내려앉아 고개를 못 들고 거의 엎드린 자세로 운전하여 숙소에 도착하였다. 사고 차는 정비고에 주차해 두고 우리는 잠을 잤다.

다음 날 아침 막 일어나 세수를 하러 가는데 현지인 정비사 두 명이 내게로 왔다. 어젯밤 안열 길에서 미스터 리와 얀띠가 피 흘리면서 길옆에 서 있기에 세랑병원에 입원시켰다는 것이다. "아! 그래? 수고했다. 고맙다." 하고는 그길로 세랑병원으로 갔더니 그곳 간호사들이 벌써 알아차리고 우리를 안내하였다.

병실로 들어가 보니 두 사람 모두 머리에 붕대를 감고 침대에 누워있는 게 아닌가?

"아이! 이 양반 어젯밤 얼마나 찾았는데 여기 아주 편하게 누워 계시는구먼, 어때? 많이 아파?"

"아유 창피해! 이게 뭐야? 이제 소문이 엄청 나겠구먼, 나, 쟤(얀띠)하고 아무 일 없었어."

"그래. 그 통에 무슨 일이 있었겠어? 내가 알잖아. 소문은 무슨 소문. 걱정말고 낫기나 해"

나는 병원에서 죽이 나와 먹는 걸 보고 그곳을 나왔다. 그리고 얀띠에게 "얀띠야, 아프냐? 빨리 나아라." 하며 이마를 짚으니 살짝 찌푸리며 "괜찮아."했다. 여기 아이치고는 밉지 않은 아이였다.

J 소장에게 사고 내용을 보고하지 않을 수 없다. J 소장은 큰 결점이나 잡은 듯이 "흥, 이놈들아, 그렇게 까불더니! 이SK는 어디 있어? 빨리 데려와! 당장 귀국시켜 버려야겠어." 하며 화를 내었다. 나는 이SK 씨에게 대답할 거리와 대책을 미리 생각할 시간을 주기 위하여 J 소장의 발언

내용을 귀띔해 주었다.

다음 날 아침 J 소장에게 불려간 이SK 씨는 풀이 죽어서 나왔다.

"나 보고 석산에 가서 근무하라네."

그 당시 석산은 이제 막 표토를 걷어내고 발파 준비를 하던 중이고 발파 담당 조 주임이 있던 곳이라 사실 고급 엔지니어가 있을 자리는 아니었다. 그러나 그 후 석산 소속의 장비, 발파, 운반, 골재 생산, 등 중요 임무가 가중되면서 이SK 과장의 석산 근무는 빛이 나기 시작했다.

문제는 그 이후 퍼져나간 스캔들이었다. 이SK 씨와 얀띠 사이가 그렇고 그렇다는 소문이 파다해졌다. 중국인 시니어 직원들조차 그게 사실이냐고 물었다. 나는 단연코 "아니다. 그날 안열에서 맥주 마시고 볼링한 것까지는 모두 같이 있었는데 돌아오는 길에서 우연히 사고가 났고, 정비사들이 병원까지 데려다준 것이 전부다."라고 설명해 주었다.

사실인즉 얀띠와 눈이 맞은 건 이CW 씨(경리보조)였다. 이CW는 체격이 멀쩡한 유일한 총각이었다. 그날도 이CW가 얀띠와 시간을 갖고 싶어서 만든 일이었고, 이SK 씨는 운전해 주다가 일이 이렇게 커지고 만 것이다.

그 일 이후 이CW는 해직당한 것도 아닌데, 자진 사직하고 귀국했다. 가지고 있던 카세트 라디오, 테이프 등을 얀띠한테 물려주고 그는 갔다. 그의 속마음까지는 나는 알지 못했다. 얀띠는 울고불고했지만 이CW는 가고 말았다. 그럼에도 불구하고 이SK 씨와 얀띠의 소문은 계속 커져만 갔다.

나중에 가족들이 왔을 때 누군가가 이 사건을 이SK 씨 부인에게 이야기해 준 것 같았다. 그 부인은 나에게 정색을 하고 묻기도 했는데, 그때도 나는 "아니오. 이SK 씨는 이CW 때문에 누명을 쓴 것"이라고 확실하게 설명해 주었는데도 그 소문은 참으로 오래도 갔다.

J 소장의
비행

/

우리 사무실에는 각 부서에 배속된 여직원들이 몇 명 근무하고 있었는데, 내 방 바로 앞에 앉아 있는 얀띠라는 여직원이 어느 날 내 방문을 노크하고 들어왔다. 나에게 부탁이 있다 했다. 미스터 조(소장)가 이번 주말에 온천을 가자고 하는데 자기는 저런 추한 늙은 사람하고 온천 가는 것이 싫으니 미스터 신이 다른 직원들과 같이 가서 자기를 좀 보호해 달라는 것이었다. 나는 아연실색했다.

"나는 그렇게 못해! 미스터 조는 나의 보스야!"

얀띠는 미간을 찌푸리며 도와 달라고 계속 애원했다. 그때 마침 김해근 씨가 내 방에 왔다.

"잘 오셨어요."

그에게 얀띠의 사정 이야기를 했더니 김해근 씨 왈 "아이고 신형! 이건 얀띠가 신형하고 연애하자고 수작을 걸었구먼~" 하고 아무렇지도 않은 듯 말했다. 나는 황당했다.

"아니, 연애라니 이 아이는 회사 직원이고, 나는 유부남인데 어찌 그런 말을 하십니까?"

내 딴에는 상의 좀 해 볼까 하고 말을 건넸다가 별소리를 다 들었다.

이때 김해근 씨가 벌떡 일어나면서 "J 소장에게 가봅시다." 했다. "아니, 어쩌려고?" 하는데 벌써 앞장서서 소장실로 가고 있었다. 똑똑! 노크를 하고 J 소장 방으로 들어갔다.

"웬일들이냐?"

김해근 씨는 말했다.

"소장님! 얀띠에게 이번 주말에 온천 가자고 했습니까?"

야무지게 질문을 하자 J 소장이 당황하는 얼굴로 말했다.

"음, 그랬다. 자네들이 그걸 어찌 아느냐?"

"얀띠가 우리들보고 같이 가자고 하더군요. 소장님은 어떨까 여쭈어보는 겁니다."

"그래? 별일 없으면 모두 같이 가자!"

J소장은 속에도 없는 말을 주워댔다.

얀띠라는 아이는 현지인 여직원 중에 영어도 제법 할 줄 알고, 특히 외모에 꽤나 신경을 쓰는 스물여섯 살 처녀였다. 이곳 여자들 중 26세면 엄청 노처녀다. 우리나라에서도 학벌 좋고, 인물 괜찮고, 외국어 좀 하면 대부분 외국인 회사에 들어가서 돈 많고 잘생긴 외국인 남정네들과 섞여서 지내다 보면 자기 나라 총각들은 왠지 무시하고, 살짝 건방져지게 마련이다. 얀띠가 딱 그랬다. 좋은 학교 나와서 계속 외국인 기업에만 다녔단다.

토요일 오전 근무가 끝났다. J 소장은 가와사키에서 온 크러셔 조립 기술자를 옆에 태우고 "나는 먼저 출발할 테니 자네들은 알아서 오거라." 하면서 출발하였다. 우리는(이SK, 신현호, 김해근, 조한우, 얀띠) 두 차에 분승해서 시내에 들러 먹을 것 마실 것을 사서 온천으로 갔다.

온천장 주차장에는 J 소장 차가 먼저 와서 주차되어 있었다. 우리는 주차장에서 시시덕대며 J 소장이 나타날 때를 기다렸는데 날이 거의 저물 때쯤 나타나서 "나는 오늘 여기서 자고 갈 테니. 자네들은 알아서 해라."며 다시 들어가 버렸다. 아마도 속으로는 "아이고, 저 우라질 놈들 때문에 이게 뭔 꼴인가?" 하고 엄청 화가 났을 것이다.

우리는 우리대로 방을 잡은 후 먹을 것이 담긴 상자를 들여다 놓은 다음 밤새도록 열대식 방갈로에서 놀다가 아침에 돌아왔다. 그 이후로 J 소장의 기세가 조금 풀이 죽은 듯했지만, 또 무슨 일이 벌어질지 조심스러워졌다.

J 소장의
다음 행각들

/

그로부터 얼마 뒤 사무실 정문 경비대장 아저씨가 우리에게 왔다. 미스터 조를 만나러 어떤 여자가 왔다고 했다. 궁금하여 나가 보니 인니인 아줌마였다. 화류계 냄새가 짙게 나는 여자, 싸구려 향수 냄새와 비루한 영어 몇 마디, 좀 나쁘게 표현하면 사창가 포주 같은 외모를 가진 여자였다.

"무슨 일로 미스터 조를 만나러 왔느냐?"라고 물으니 "미스터 조는 내 애인이다. 봐라." 하고는 J 소장의 명함을 꺼내 보였다. 어쩌나? 일단 J 소장에게 사실을 전하면서 상황을 보자고 생각했다.

"소장님! 현지인 여자가 찾아왔는데, 소장님의 애인이라고 하더군요. 맞습니까? 왜 회사까지 오게 했습니까? 여기 외국인 직원들도 많은데 어쩌려고 이러십니까?" 하고 똑바로 말하니 그가 대답했다.

"외국인 직원들은 아무도 신경 안 쓴다. 나는 너희들이 더 문제다."

"그렇습니까? 나는 이건 틀렸다고 생각합니다. 어떻게 회사까지 근무 시간에 찾아오게 합니까? 이건 소장님이 처리하셔야 할 문제라고 생각합니다."

J 소장은 콧바람을 씩씩거리며 화를 내다가 그 여자를 돌려보냈다. 얼

마나 내가 미웠을까? 그때부터 J 소장과 나 사이의 벽은 점차 두꺼워져 갔다.

그로부터 또 얼마 후 인니 현지 하급 직원 하나가 우리에게 말해주었다. 미스터 조는 매일 밤 '뚜띠' 하고 잔다는 것이다. 이건 또 무슨 얘기냐? 우리 숙소에는 중동과 달리 일해 주는 여자아이들이 몇 명 상주하는데, 밥을 하고, 빨래나 다림질, 방 청소도 해주는 여급 하녀 같은 아이들이었다. 그중 한 아이를 매일 데리고 잔다니? 나는 그 말을 전한 현지직원을 불러서 눈을 부릅뜨고 물었다.

"거짓말하지 마. 니가 보았냐?"

그러자 그는 미스터 조의 방 뒤쪽 높은 창문에 사다리를 놓고 올라가서 자기 눈으로 함께 자는 것을 봤다고, 오히려 내게 화를 냈다. 뚜띠에게도 물어봤는데 그 아이도 미스터 조하고 잤다고 말했단다. 여기 여자아이들은 오히려 보스와 자는 것을 자랑스러워하는 눈치였다. 이 노인은 눈에 뵈는 게 없는 모양이었다.

온통 소문이 퍼졌다. J 소장이 지나가면 현지 직원, 일꾼 할 것 없이 뒤통수에 대고 조롱했다.

"아이고, 창피해라! 어쩌면 좋으냐? 당신은 창피한 것도 모르냐?"

그런데 막상 본인은 아무렇지도 않게 기다란 주름살을 일렁거리며 잘도 지냈다.

아침 식사 때가 되면 한국인 주방장이 한쪽 테이블에 소장 밥상을 따로 정성껏 보아 놓았다. 그런데도 소장은 매일 불만이었다. 주방장이 어려워 죽겠단다. 그때만 해도 한국 식재료(된장, 고추장)를 구하기 쉽지 않을 때라서 직원들에게 참고 견디자며 격려를 해야 할 입장이 아니던가? 옆에서 보는 나는 참으로 속이 상했다. 저 인격은 도대체 어찌 저렇게 생겼을까? 그러던 중 그가 한국에 출장을 다녀오겠다고 홀연히 떠났다.

"너희들이 마음에 안 드니 새로 사람을 뽑아 와야겠다."라는 묘한 말을 남긴 채 떠난 것이다. 한국인 직원들은 별도로 모여 J 소장에 대한 생각을 나누었지만, 의견이 분분했다. J 소장의 귀국이 일시적일까? 그렇다면 새 사람들을 데리고 올 텐데. 그럼 우리는 어떻게 할 것인가? 어떤 직원은 회사 최고층에 의해서 J 소장이 제거되었다고 보는 사람도 있고, 어떤 사람은 새 사람들을 데리고 더욱 강력하게 다시 나타날 것이라고 주장하는 사람도 있었다.

그때 나는 마음속으로 작정했다. 만약 그가 새 사람들을 데리고 나타난다면 미련 없이 사직하겠다고. 그러면서 속으로는 다시 나타나지 않기를 빌었다. 그러면서 시간은 또 흘러갔다. 약 두 달 후 우리 현장에 새로운 인물이 등장했다.

추 박사
(Dr. Choo)

/

추(周) 박사는 중국계 말레이시아인이었다. 나이는 나보다 6~7세 위인데 영국 모 대학에서 공학 박사(구조공학) 학위를 받고 이 회사(J.S.I.)로 온 지는 몇 년 되었고, 현재 그의 위치는 제너럴매니져(General Manager)였다. 사장 다음 2인자라고 해야 할 것이다. 바로 이 사람이 현장에 내려온 것이다.

그가 가장 걱정했던 부분은 J 소장의 부재로 한국인 엔지니어들이 동요하여 사직 사태가 일어나지 않을까 하는 일이 아니었을까? 역시 추박사는 한 사람 한 사람 면담해 나가기 시작했다. 아주 조심스럽게 나에게 물었다.

"J 소장은 오지 않습니다. 당신은 어떻게 하실 겁니까?"

나는 단호하게 대답했다.

"나는 일하러 왔습니다. 미스터 조와는 아무런 관계가 없습니다."

추 박사는 안도하면서 "고맙다. 앞으로 미스터 조의 역할을 내가 할 텐데, 서로 돕고 해나갑시다."라고 했다. 내 짐작이 맞았다. J 소장은 잘린 것이다. 회사의 주류를 맡은 중국계 싱가포르인들은 이미 모든 것을 파악하고 실제로 현장을 이끌어가는 한국인 엔지니어들을 포용하기로 계획했던 것 같다. 누군가는 J 소장이 가면 나도 가겠다고 말한 사람도 있다고 하는데, 결과적으로는 추 박사와 J.S.I.는 한국인 엔지니어 모두를 끌어안는 데 성공했다.

이때부터 나는 PCC의 가짜 껍데기를 완전히 벗고 J.S.I.의 정직원이 되었다고 생각했다. 나의 급여는 소폭이나마 인상되었다. 이리하여 추 박사가 소장직을 맡은 이후로 모든 것이 순탄하게 풀려나가기 시작했다. 그는 공학 박사답게 공법이나 시공 계획서 등에 대해 설명도 잘 들어주고 자기 의견도 말해주어 아주 일하기가 편했다. 추 박사는 그 후로도 나를 적정한 조건으로 치가딩(Cigading) 현장으로, 또한 칼리만탄티모르 3(Kaltim3) 비료 공장 프로젝트 매니저(project manager)로 전보 발령해 주며 나와의 의리를 지켜주었다.

지금은 퇴직하고 수십 년이 되었지만, 아직도 서로 안부를 묻고 쿠알라룸푸르(KL)에 있는 그의 집도 방문하며 식구들하고도 서로 친하게 지내는 사이다. 개인적으로 나는 그를 '따거(兄)'라고 부른다.

이 현장의
기본 개요

공사명 : Suralaya 석탄 화력발전소(제1 기공사)
발주 : 인도네시아 전력청(PLN)

시공사

일본, 미쓰비시와 히타치, 발전소 본체 및 보일러, 터빈
삼성 : 석탄재 매립 처리장
JSI : 1. 항로 및 부두 준설 공사
      2. 냉각수 인입수로 및 구조물 공사
      3. 방수로 및 침전지 공사
      4. 석탄 야적장 매립 공사
      5. 호안 및 방파제 공사
      6. 석탄 및 벙커C유 하역 부두

JSI 내부 편제

1. 홍태훈 : 방파제 및 호안
2. 이석근 : 석산(사석, 피복석 생산 및 운반)
3. 신현호 : 육해상 구조물 및 피복 Con'c Cube 생산
4. 김해근 : 공무 및 총괄 코디네이터
5. 신현승 : 품질 관리 및 시험실
6. 김옥남 : 한국인 일반 관리
7. 쨍그리 : 현지인 인력 관리, 노무 관리
8. Pile 및 부대 시설 : 쏘아띠

내가 맡은 현장 부서는 구조물 공구(Structure Section)이고 나의 직명은 구조물 공구장, 혹은 Section Head라 했다. 이곳은 한국 회사가 아니므로 과장, 대리, 부장 이런 직위 구분은 없다. 다만 먼저 있던 회사에서 불렸던 직함을 그대로 부르기도 하고 생략하기도 했다.

스스로 평가하는 것은 좀 어색하지만 1번에서 5번까지에 이르는 인물들은 급조된 직원들이라 하기엔 너무나 유능했고, 책임감 또한 투철했던 일당백의 엔지니어라고 감히 표현해도 전혀 틀림없다고 자부한다.

Batch Plant와
시멘트 창고

/

    토목이나 건축 현장에서 근무한 건설 기술자라면 "콘크리트배치프랜트"(B/Plant)가 '레미콘 비벼내는 설비'라는 것을 쉽게 알 것이다. 요즘 현대식 공사에서는 B/Plant 전문 생산 업자에게 이 장비를 구매하면 세계 어느 구석진 장소라도 가지고 가서 설치해주고, 정상적으로 작동될 때까지 시운전은 물론 운전원 교육까지 시켜주어 바로 콘크리트를 생산할 수 있도록 서비스를 다 해주는 것이 보통의 상례이다.

    하지만 1983년 당시 수랄라야(Surallaya) 현장에서는 상상 초월의 구식 배치플랜트를 설치하는데 여간 어려움을 겪은 게 아니었다. 다른 장비는 상당한 장비 수준을 갖고 있었는데 오직 배치플랜트만큼은 아니었다. 현장에 도착한 배치플랜트 조각들을 맞추어 보니 도저히 이해가 안 됐다.

    제일 중요한 믹서도 없고, 물탱크나 펌프도 없었으며 무게를 달 수 있는 저울도 없었다. 이것은 단순히 녹슨 커다란 깡통에 불과했다. 그러나 이것을 세워야 할 사람은 어쩔 수 없이 나 자신밖에 없다고 생각했다. 구조물 엔지니어가, 콘크리트 배치플랜트까지 세워야 하는 이곳 사정상 그럴 수밖에 없었다.

보조원과 더불어 녹슨 깡통의 치수부터 재어서 도면을 만들어 갔다. 용접공들에게 이 쇳덩어리들을 보수하라고 작업 지시를 한 다음, 나는 내가 만든 도면을 놓고 퍼즐 맞추기 고민에 빠졌다. 그러면서 한 가지씩 스스로 터득한 것은 이러한 배치플랜트는 동남아 지역에서는 보통으로 사용하는 드라이(Dry) 방식의 배치플랜트라는 것이다. 즉 모래, 자갈, 시멘트만 계량하여 믹서 트럭(Mixer Truck)에 부어주면 물 수조에서 물만 따로 받아 현장까지 가면서 트럭 믹서(Truck mixer)의 드럼(Drum)에서 교반작업을 하는 스타일이다. 우리나라에서 보통으로 사용하는 레미콘은 이미 교반된 콘크리트를 아지테이터(Agitator)에 넣는 방식인 습식(Wet Type 배치플랜트라 하면 설명이 될 것이다. 믹서 트럭(Mixer truck)과 아지테이터(Agitator)는 겉모습은 같지만 호퍼(Hopper)에서 들여다보면 드럼(Drum) 안쪽의 교반 날개 배열이 다르다는 걸 알 수 있다.

내가 세우려는 배치플랜트를 도면으로 맞추어 보고, 구조를 이해하는 데만 며칠이 걸린 후, 드디어 일단 눈에 보이는 대로 세워나가기 시작했다. 개략적 위치대로 세워 놓고 보니 컨베이어도 부족하고 계단도 없었다. 이 나라에는 그때까지만 해도 벌크 시멘트(Bulk Cement)가 존재하지 않았다. 그러니 스크루나 컨베이어가 불필요했던 것이다. 도착한 배치플랜트 부품 중에는 사람이 올라갈 수 있는 계단이 있었다. 알고 보니 이것이 시멘트사일로(Cement silo) 꼭대기까지 인부가 포대시멘트를 한 포씩 짊어지고 올라가서 포대를 칼로 찢어 시멘트를 부어야 하는 방식이었다.

백 시멘트(Bag Cement)는 50kg이고, 인부들은 작고 힘이 없는 사람들이라서 앞으로 타설해야 할 콘크리트 물량을 고려하니 한심하기도 하려니와 이래서 될 문제가 아니다(참고 : 국산 시멘트는 한 포가 40Kg이다). 그래서 이 문제를 기계화해 보려고 시도했다. 그러나 이곳은 인력이 싸고도 많기 때문에 많은 사람에게 근로의 기회를 줄 수 있어야 한다는 현지 노무 관리자의 말을 듣고 기계화는 중단하였다. 그 대신 조금이라도 원활하고 안전하게 인부들이 오르내릴 수 있게 계단 폭을 조금 넓히고, 중앙 분리 부분 난간을 Steel pipe로 만들어 세워서 인부끼리 교행이 편하게 했다. 중간에 계단참을 만들어 약 4층 높이까지 올라가다가 아주 잠시라도 쉴 수 있도록 만들었다. 사일로의 시멘트 투입구는 굵은 철근으로 석쇠 모양을 얹어 시멘트 포대를 내려놓으면 석쇠 틀 밑에서 회전 칼날로 시멘트포를 찢게끔 하여 그나마 일꾼들의 노고를 덜고 조금이라도 능률을 높여 보았다.

드디어 이런 구식 B/plant를 수리하고 페인트까지 칠해 놓으니 그런대로 콘크리트를 생산하게 되었다. 먼저 말했듯이 당시 그곳엔 벌크 시멘트가 없었고 포대 시멘트뿐이었기 때문에 시멘트 창고가 필요하였다.

우리 공사 공기 중 콘크리트 물량이 가장 소모가 큰 기간을 중심으로 해서 소요되는 시멘트 포대 수를 계산하고, 창고의 적정 넓이를 산출해 보니 꽤나 넓은 면적의 창고가 필요했다. 창고를 만드는데 4인치 L형 앵글로 지붕틀(roof-truss)을 짜고, 기둥은 직경 8인치 아연도금 파이프로 설계하여 4m씩 12경간(Span)을 지었다.

이 창고를 지을 때 있었던 작은 사건 하나를 말하자면, 이때만 해도 현장 시작 단계였으므로 한국인 기능공 중 한 명이 나에게 배속되어 있었다. 나는 그에게 창고 바닥을 고르고 다져서 바닥 콘크리트 타설 준비를 하라니까 "난 그런 거 못해요."라고 했다.

"이거 어려운 일이 아니다. 이렇게, 이렇게 하면 된다."라고 가르쳐 주려고 하니 고속도로 파이널(Final)을 잡을 때는 이렇게 안 한다는 둥, 해당도 되지 않는 소리를 했다. 나는 이런 사람들 특징을 잘 안다. 실력은 없고 아는 척은 해야 하는 사람이다. 아무리 기능공이라도 나는 이런 사람 용서하기 싫다.

"알았어! 이 일 하지 마시고 숙소 들어가 쉬라."라고 했더니 자존심이 상했다고 하며 자기는 귀국하겠단다. 즉 사표를 내겠다는 것이다. 나는 즉시 이 사람을 귀국시켜버렸다.

내가 인도네시아에서 현장 생활을 할 때 항상 성실하게 모든 일을 해나가는 기능인이 있었다. 그는 나와 동갑내기였고, 이곳에 오기 전 중동 건설 현장에서 공사 일을 시작했다고 하는데 상당히 기술적 안목이 있고 건강하고 다른 사람과의 인간관계도 무난했던 사람이었다. 그의 이름은 김학하였다. 그는 내 공구에서 콘크리트 반장으로 일하면서 단 한 번의 실수도 하지 않았고 나의 기대에 어긋난 적이 없는 아주 유능한 건설기능인이었다. 그 후 그는 내가 본땅(Bontang) 현장으로 전보되어 근무할 때도 구조물 반장으로서 함께 성실히 일을 수행했다.

그 후 약 30년이 지나서 나나 그이도 나이 60이 넘었지만 또다시 그가 인도네시아 포스코 현장까지 와 주어서 전 공구 작업지원팀장으로 어려운 공사를 성심성의껏 수행해 주었다. 또한 김재윤 씨, 조병동 씨, 김용태 씨, 한영우 씨, 이분들은 내가 이끌어가는 구조물 공구에 배속되어 헌신적으로 임무 수행을 해낸 충실한 기능반장들이었다. 또한 내가 이 회사(J.S.I.)에 근무하면서 정말 마음에 들었던 부분은 공사에 필요한 넓은 부지를 내 마음대로 쓸 수 있었던 것과 무제한적으로 대형 장비를 쓸 수 있었다는 점이다.

크러셔플랜트
(Crusher Plant)

/

    돌 부수는 기계, 크러셔플랜트(Crusher Plant), 이 장비는 신품이다. 일본 가와사키(Kawasaki)에서 신규 구매하여 현장에 도착하였다. 이런 장비를 신규 구매하면 그 회사에서 설치 기술자가 직접 나와 설치를 해 주게 되어 있는데도, J소장은 굳이 나보고 개입하란다.

    설치하려면 먼저 위치를 잡아야 하기에 채석장(Quarry) 현장으로 가보니 석산 절취고(답바)가 상당히 높았다. 석질이 별로 좋지 않은 좌측으로 터를 잡았다.

    원석이 들어오기 쉬운 동선을 따라 크러셔를 단계별로 전개했을 때 죠크러셔-롤크러셔-샌드크러셔 순으로 적정거리에 맞추어 위치를 잡았다. 또한 쇄석된 골재가 컨베이어 끝에서 떨어져 山 모형으로 쌓일 때 야적 상태가 겹치지 않도록 레이아웃을 만들어 펼쳐놓고, 기초 타설을 마쳐 갈 무렵 일본에서 가와사키 설치공이 도착하였다. 그가 말하기를 내가 전개해 놓은 기초가 너무 편안하고 안전하게 설치되어 있다고 좋아하였다. 어쨌든 기초 콘크리트만 타설하고 기계 문제는 이 설치공에게 인계해 주고 나는 빠졌으므로 여기서는 큰 고생하지 않았다.

    이 기계는 신품이었으므로 여기에 필요한 철판 한 장, 볼트 한 개까지

키트(Kit)로 도착되어 있으니 조립만 하면 되는 것이다. 먼저 조립된 배치 플랜트(B/plant)하고는 차이가 아주 많은 일이었다. J 소장은 가와사키 설치 조립공과 일본어가 통해서인지 친구가 되어 주말마다 놀러 다니고, 술 사주고, 밥 사주고 하면서 한동안 잘 놀았다.

큐브 캐스팅과
캐스팅에어리어

／

 우리가 시공하는 방파제와 호안에 사용되는 피복석(Armor)은 콘크리트 큐브(Con'c Cube)로 설계되어 있었다.(정육면체)
 소요 물량은 다음과 같았다.

> TypeA(10ton)40,000개(가로×세로×높이=1.62m*1.62*1.62)
> =4.25㎥/개
>
> Type B (15ton) 약 30,000개이다.(1.85*1.85*1.85)=6.33㎥/개

 즉 1.62m×1.62m×1.62m의 거푸집에서 10톤 Cube가 되고 1.85×1.85×1.85의 거푸집에서 15톤 Cube가 된다. 하루에 몇 개씩을 언제까지 생산해야 할까를 방파제 공구 담당자인 홍태훈 공구장에게 물었다. 지금부터 6개월 후면 Con'c Cube 피복석(Armor Block)이 필요하고, 또한 Cube가 설치되는 시점에서 3개월까지 설치를 끝낼 거라고 했다. 그렇다면 내게 주어진 기간은 지금부터 6개월 내에 전량의 2/3는 생산해야 하고, 또 그로부터 3개월 내 전량 생산을 마쳐야 한다는 계산이 된다. 결

론적으로 이 엄청난 물량을 9개월 만에 끝내야 한다는 것이다. 내가 할 일이 늦어져서 다른 후속 공정이 늦어진다는 말을 듣는 것은, 내가 정말 싫어하는 소리였다. 그러므로 9개월 내 전량을 생산하자면, 다음과 같은 계산이 나왔다.

Type A : 177개/매일 – 726㎥/day
Type B : 130개/매일 – 812㎥/day
합계 : 307개/day 1540㎥/day×270일=415,800㎥

현장 근무를 해 본 사람들은 이 수량이 얼마나 큰 것인지 잘 아실 것이다. 하루에 1,540㎥씩 9개월간 매일 타설한다면 무려 415,800㎥나 된다. 이 정도의 타설 물량은 콘크리트펌프를 쓴다든가 콘크리트버킷을 써서 될 일이 아니다. 그래서 내가 내린 결론은 믹서 트럭(Mixer Truck)에서 바로 쏟아붓는 '직접타설' 이어야만 한다고 생각했다. 거푸집은 2코너만 간단히 조립 해체할 수 있는 철제거푸집 A형 177개, B형 130개를 외주로 제작했다.

믹서트럭이 올라갈 수 있는 램프(Ramp)는 큐브 그 자체를 이용하여 캐스팅라인을 12줄 설치하는 것으로 했다. 이 방법이야말로 하루에 307개의 Cube를 타설할 수 있는 위력을 발휘했다. 인부들은 아침 출근하자마자 어제 타설해 놓은 철제거푸집 2코너만 가볍게 분리해서 오픈시키고, 그 옆의 비어있는 라인으로 이동시키면서 바로 재조립했다.

조립된 철제거푸집에는 다시 콘크리트가 타설되고 양생으로 들어갔다. 콘크리트 직립 가능 시간 9시간이 경과되면 다시 철제거푸집을 해체하여 건너편 라인으로 옮겨 재조립했다. 인부들도 일에 숙달이 되어 별도 작업 지시가 없어도 자동적으로 돌아갔다.

사실 이 방법을 처음에 제시하니 주변에서 말하기를 "뭐? 큐브를 생산하기 위해서 큐브를 램프로 쓴다?" 하며 우습게 생각들을 하였다. 나는 이 문제를 이 현장 컨설팅하는 캐나다 몬트리올 엔지니어링(MONENCO) 회사의 엔지니어에게 공법 제시서를 제출하여 이미 승인을 받아놓은 상태였다. 램프를 만들기 위하여 큐브를 처음으로 하나둘 만들어 낼 때 푸(Foo)라는 사람은 대놓고 비웃었다.

"미스터 신! 큐브 생산이 단 두 개라고? 하하하! 언제 70,000개를 만들 거냐? 공사가 끝나도 어림없다 하하하!"

나는 속으로 생각했다.

"그래? 조금만 두고 보아라."

일이 순조롭게 잘 돌아갔다. 램프가 하나둘 완성된 후 생산량은 급가속이 붙어서 목표 생산량 이상으로 생산되기 시작했다. 매일 아침 나의 작업일지에는 일일 타설량 1600㎥를 오르락내리락했다. 이렇게 이 작업은 대성공이었다.

큐브를 생산, 운반, 야적하는 과정에서 또 하나의 문제가 남아 있었다. 주사위같이 생긴 콘크리트 블록에는 와이어를 묶을 자리가 없고, 후크(Hook)를 걸어 올릴 구멍도 없었다. 누군가 이 문제를 미리 예견하고 커다란 집게를 만들어 보냈다. 이미 현장에 도착한 장비이니 크레인에 매달아 써보기로 했다. 그러나 콘크리트 블록은 10톤짜리와 15톤짜리 두 종류가 있는데, 이 블록을 그 집게가 집어 올리지를 못했다. 집게 안쪽에 티스(Teeth, 이)를 용접하여 들어보니 큐브 벽체가 깨져 나가면서 미끄러졌다. 무슨 방법이 없을까 고민을 하니 좋은 방법이 떠올랐다.

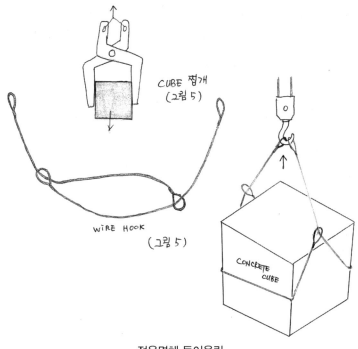

CUBE 찝개
(그림 5)

WIRE HOOK

(그림 5)

정육면체 들어올림

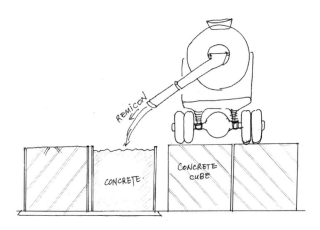

생산된 CUBE를 타설램프로 활용, 직접타설

방파제 돌짜기 피복 작업할 때 흔히 쓰는 방법인데 와이어로 양쪽 홀치기를 만들어 들어보니 아주 거뜬하게 들려 올라왔다. 마치 중고교 시절 학생모 앞부분에 묶인 모자 테 원리 같기도 하고, 보이스카우트에서 배우는 피셔맨(Fisher man) 잇기를 응용한 것이기도 했다.

또 한 가지 가벼운 문제에 봉착했는데, 밑바닥 거푸집이 없고 콘크리트 바닥만 처져 있는 라인 바닥에 큐브 타설 전, 폐유도 발라보고 비닐(폴리에틸렌 필름)도 깔아보았지만 실패! 베이스 콘크리트까지 붙어 올라왔다. 주변을 살펴보니 바로 옆 배처플랜트에서는 시멘트공포대가 매일 수천 장씩 쌓였는데 이것을 바닥에 깔고 타설하니 아주 좋았다. 역시 건설 현장에는 우습게 볼 일도 가볍게 넘어갈 일도 없다는 것을 실감했다.

기능직원들의
근무 외 시간

/

동남아는 중동 지역과는 달리 술이 있고 여인들이 있다. 직원 숙소는 가족과 함께 거주하는 시니어용 숙소가 바닷가 가까이 안쪽에 여덟 채가 있고 독신용 직원 숙소로 약 30개의 룸이 있다. 한국인 기능직 직원용 숙소는 6인실로서 약 10룸이며, 현지인 기능반장급 숙소는 20인실로 열 개 정도 등으로 수용 인원에 여유가 있었다. 식당도 한국인용, 중국인용, 현지인용 이렇게 세 개를 운영하였는데 품질도 좋아 인기가 있었다. 그러므로 이곳 살리라메스(숙소)에 입주한 직원이나 일꾼들은 나름대로 행운이라 할 수 있었다.

숙소의 부지는 넉넉해서 창고도 있고 화재 시 대비하는 소방차와 의무실 등이 갖추어진 꽤나 괜찮은 시설이었다. 당시 한국인 기능직원은 약 30~40여 명 있었으므로 방에 여유가 있다 보니 충분한 공간에 흩어져 기숙하고 있었다. 가끔은 취침 시간 후 잘들 자고 있는지 기능직 숙소를 점검해 보면 날이 갈수록 숙소에서의 취침 이탈자가 늘어나더니, 약 1년 뒤에는 대다수가 이탈하고 숙소에서 잠을 자는 사람은 불과 열명 정도도 되지 않았다. 그러면 이탈자들은 도대체 어디서 잠을 잔단 말인가?

현실은 이러했다. 퇴근 시간 무렵이면 숙소 정문에 '오토바이 택시'가 우글거렸다. 약삭빠른 우리 아저씨들은 퇴근 버스에서 내리자마자 오토바이 택시를 타고 약 20분 밖에 있는 '메락'이라는 동네로 가는 것이다. 메락은 세계 각국의 화물선이 기항하는 항구가 있는 곳이고, 조그만 유곽 지대가 있는 허름한 마을이었다. 이곳에서 만날 수 있는 현지 여인 중 마음에 드는 여자를 단골로 삼아서 애인이 되면 마을에 허름한 방 하나를 얻어 살림을 차리는 것이다. 이른바 현지처를 만드는 것이다. 비용도 얼마 들지 않았다. 회사 월급 2/3 정도를 한국으로 '의무 송금'을 시키기 때문에 현지에서는 1/3 정도를 수령했다. 이 돈만으로도 그 여인들의 요구 사항을 충족시킬 수 있었다. 그중 알뜰한 여자는 한국인 애인이 있는 동안 방도 넓히고 세간도 늘리고 형편이 나아지기도 했다. 현지처를 만든 아저씨들도 어차피 객지에서 이런 생활이 좋은 모양이었다.

우리 관리직원들이 관찰한 바로는, 이들은 삶의 모습이 변해가고 있었다. 밖에서 현지처와 살고 있는 사람들은 옷차림과 회사 유니폼 등을 다림질해서 잘 입고 신발도 깨끗하며 신수가 훤해지는 반면, 끝까지 회사 숙소에 남아 있는 사람들은 모양새가 꼬질꼬질하고 특히 의무실 출입이 많았다.(성병 치료 차) 근무 상태도 별로 씩씩하지 않았다. 밖에 나간 사람은 성병 감염이 없었다는 점도 관찰되었다.

그 이후에는 아예 통근 차량을 메락행으로 별도 운행할 정도로 양성화되기도 했는데, 그래도 끝까지 회사 숙소를 지키는 모범생 남편들도 있기는 했다. 과연 어떤 형태로 처신한 사람이 더 나은 선택을 했는지는 나로서는 평가하기 어렵다. 그리고 세월은 흘렀다. 그 뒤에 발생하는 단계는 무엇일까?

그들이 임기를 끝내고 귀국할 때이다. 그동안 말도 안 통하고 어색한 사이였지만 어느덧 정이 들었는지 그녀들은 가지 말라고 말렸다. 귀국하는 날, 공항으로 출발하는 버스 앞에 드러누워 대성통곡하고 난리를 쳤다. 아찌들은 내려서 달랬다.

"내가 꼭 다시 올게."

그녀들과 약속하고, 경비아저씨들은 그녀들을 밀어 치우고 버스는 떠났다. 한참을 눈물바다를 이루다가는 하나둘 그 자리를 떠났다. 떠나는 차 안에서 아저씨들도 울었다. 아무리 유곽 지대 여자일망정 가슴이 아프겠지.

나중에 귀국해서 그중 몇 명을 만났을 때 물었다.

"지금도 그 여인이 생각납니까?"

그들의 대답은 이렇다. 귀국할 때 기내에서 "착륙 30분 전입니다." 하는 소리를 들으니 정신이 번쩍 나서 화장실에서 세수하고 공항에 내리면 "아빠" 하는 소리와 함께 곰 같은 마누라와 토끼 같은 새끼를 만나니 묵직했던 머리가 "싹~" 가벼워지더라고 했다.

내가 그곳에서 지켜본 이 문제의 결론은 다음과 같다.

> 첫째, 다시 그녀를 만나기 위해 돌아오는 사람은 아무도 없었다.
>
> 둘째, 그 울고불고했던 그녀들은 그 후 새로 오는 '된장남[1]'과 잘만 살더라.

---

1) 된장남 : 한국에서 온 지 얼마 되지 않아 현지 실정을 아직 잘 모르는 남자

언덕길 교통사고와
식구들 도착

/

　1983년 12월 3일이라고 기억한다. 그 당시 나는 큐브캐스팅에어리어를 한창 준비할 때였다. 사고 당일 바닥 콘크리트를 타설하다가 점심시간을 조금 넘겼다. 타설 현장을 마무리하고 숙소 식당으로 늦은 점심을 하러 가는 중이었다. 그때는 식사가 끝나고 휴식 시간이라 온 현장이 조용하기만 했다. 발전소 뒷문으로부터 숙소까지 가는 길은 꽤 경사진 언덕길이었는데, 그 고갯길을 깎아 내어 도로 확장 작업을 하는 중이어서 길 양쪽 비탈면에는 항아리만 한 바위들이 널려 있고 도로 면도 울퉁불퉁한 상태였다. 내 차에는 나까지 일곱 명이 승차해 있었다.

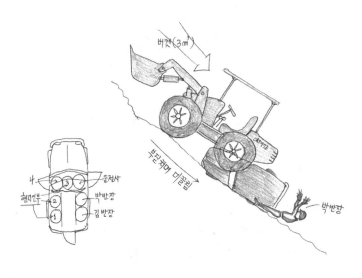

사고상황

비탈길을 잉잉거리면서 올라가는데 그때 마침 고갯마루에서 장비 한 대가 움직이는 것이 보였다. "이상하다? 점심시간인데 웬 녀석이 일하고 있네! 신통하다."라고 생각하면서 잠시 시선을 왼쪽으로 돌렸다.

그때 누군가 '악!' 소리를 질렀다. 앞을 보니 커다란 장비가 비탈을 타고 전속력으로 다가오는데 운전자가 없는 것이다. 빈 차가 맹렬히 내 차 방향으로 굴러오고 있었다. 나도 모르게 "흑!" 소리가 나면서 왼쪽 차 문 고리를 잡아당기고 차 밖으로 힘껏 몸을 날렸다. 이럴까 저럴까 생각할 상황이 아니었다.

도로 왼쪽 비탈면, 돌덩이가 무질서하게 흩어져 있는 비탈면으로 내 몸이 날아가 뒹굴며 떨어졌다. 그 순간 바로 내 뒤에서는 "꽈광!" 하며 그 장비와 내 차가 부딪치는 소리가 났다. 이어서 두 차가 엉켜붙어 뒤쪽 으로 "좌악~" 끌려 내려갔다.

내가 비탈면을 기어 올라왔을 때까지 사고 현장은 흙먼지가 자욱해서 아무것도 보이지 않았다. 바람이 불어와 흙먼지가 걷히면서 드러난 사고 현장은 기가 막혔다. 충돌 직전에 운전자와 김 반장은 용케 차량 밖으로 뛰어나와 있었고, 나머지는 보이지 않았다. 급히 찾아보니 박 반장은 차에서 탈출하다가 꽝 하는 순간 차 밑에 깔려 약 4~5m를 깔린 채 비탈 아래로 끌려 내려가 사색이 되어 버둥거리고 있었다. 내 차를 덮친 장비는 CAT973 휠로더(3㎥버켓)이니 얼마나 큰가?(바퀴 높이가 내 키만 한 흙 상차장비)

우리 일곱 명이 타고 왔던 차는 그 큰 장비에 '받치고 눌려' 완전 접힌 맥주 깡통처럼 되어 있었다. 급히 박 반장에게 가보니 이 사람은 눈이 허옇게 뒤집혀 정신을 잃고 있었다. 우선 사람을 끄집어내야 하는데 '어쩌지?' 생각하는 그 순간 사고 현장을 통과하던 타이어크레인(Grove Crane) 한 대가 멈춰 섰다. 그 크레인 운전자는 '야야'라고 하는 잘생긴 인도네시아 젊은이인데 능숙하게 와이어를 내려 망가진 내 차에 걸고 "내가 조금 들 테니 사람을 빼내세요." 했다. 크레인과 사람이 합세하여 박 반장을 끄집어냈다. 등 뒤가 미끄러지면서 거친 돌바닥에 할퀴어 피부가 온통 칼로 찢은 듯 긁혔고 상처마다 돌가루가 가득 끼어있었다. 윗도리가 온통 피투성이가 된 것은 말할 것도 없었다. 그만하길 그나마 천만다행이었다.

그다음 또 현지인 세 명은 어디에 있는가? 차 안을 들여다보니 그렇게 심하게 구겨진 차 안에 세 명이 끼어있었다. 이 안에서 기적적으로 살아 있었다. '야야'는 크레인에 실려 있는 산소통과 커팅 토치를 내려놓고 내 차를 절단하였다. 나는 윗도리를 벗어 차 안에 있는 인부들의 얼굴을 덮어 엄청 튀는 산소 불똥을 막아주고, 결국 세 명 모두 끄집어내었다. 한 명의 팔뼈가 골절된 것 외에는 다행히 세 명 모두 큰 문제는 없었다.

그나마 얼마나 다행인가? 불행 중 다행이란 말이 저절로 나왔다. 이 환자들을 우리 차 뒤에 따라오던 실험실 신 과장 차에 태워 의무실로 보내고 나니 그제야 사고 차 휠로더 운전자가 뛰어오면서 어설픈 영어로 소리를 질렀다.

"오! 미스터 신, 미안합니다. 가져다준 점심 도시락을 먹다가 뒤돌아보니 내 장비가 저절로 굴러가고 있었습니다."

나는 그의 변명 따위는 듣고 싶지 않았다. 당장에 귀뺨 한 대를 때려주고는 "오후에 내 사무실로 와!" 하고는 그를 밀어 버렸다. 비탈길에다 차량을 정차하거나 주차할 경우에는 핸들을 틀어서, 굴러가더라도 언덕 쪽으로 멈출 수 있게 해야 하는데, 안전관리교육의 부족이었다.

정신을 차리고 부수어진 내 차 안을 들여다보니 내가 앉았던 자리는 엔진이 밀려 들어와서 내 의자가 다 부서져 있었다. 그냥 그 자리에 앉아 있었다면 나는 틀림없이 두 동강이 났을 것이었다. 얼마나 다행인지 감사했다.

대충 사고 처리를 하고 나니 내 왼손에 몹시 통증이 느껴졌다. 왼쪽 새끼손가락이 땅에 굴러떨어질 때 돌 틈에 끼었나 보다. 손가락이 부러져 덜렁덜렁하고 있었다. 늦은 점심을 먹고 숙소에서 볼펜 하나로 부목을 대고 반창고로 감아 두었더니 얼마 후 뼈가 붙었다. 그 이후 나는 지금까지 그 손가락이 삐딱한 채로 살고 있다.

12월 5일 식구들이 도착했다. 회사에서 초대해 주고 살림집까지 마련해 주니 얼마나 고마운 일인가? 특히 나는 앞에서 말했지만 살던 집도 날리고 처자식을 처가댁에 맡기고 이곳에 온 터이니 더욱 고맙고 식구들이 반가웠다. 사고 난 지 이틀 후이니 아직도 손가락이 욱신거렸다. 볼펜 깁스를 한 채로 자카르타(J.K.T.) 공항엘 갔다. 비행기가 도착하여 승객들이 우르르 나오는데, 꼬마 계집애 하나가 배추 인형을 들고 톡 튀어나와서 뒤뚱거리며 달려 나왔다. 내 딸 보경이었다.

내가 앞으로 나서며 "보경아! 이리 와." 했더니 멈칫, 발을 멈추고 나를 쳐다보는 얼굴이 "어? 이 아저씨 누구지?" 하는 표정이었다. "보경아! 아빠야, 이리 와." 하고 다시 불러보니 그제야 아빠를 알아보고 "아빠!"하고 달려와 안겼다. 첫돌을 막 지나면서 내가 떠나왔으니 그럴 만도 했다.

부녀 상봉을 하는데 아내도 나왔다. 이날 우리 식구만 온 것이 아니라 이석근 씨의 부인과 아들, 김해근 씨의 부인과 아들, 이렇게 세 식구가 도착한 것이다. 이석근 씨의 아들 화섭이가 한 살 위이고 김해근 씨의 아들 수환이가 보경이와 동갑이다. 모두 고만고만하다. 딸아이는 보경이 하나뿐이다. 근사한 호텔에서 1박을 하고 다음 날 현장으로 내려왔다.

회사에서 가족 숙소를 짓고 있는데 아직 완성이 안 되어 칠레곤(Cilegon)이란 작은 도시에 커다란 가정집 한 채를 추가로 임대하여 숙소가 완공될 때까지 모두 함께 살기로 하였다. 일단 부엌은 같이 쓰기로 하고 누가 어느 방을 쓸 것인지 가위바위보로 결정하였다. 이석근 씨가 화장실이 딸린 안방을 차지했고, 김해근 씨와 나는 건너편 방 하나씩을 차지하고 들어갔다. 객지지만 가족이 와서 같이 지낼 수 있다는 기쁨으로 살아가기 시작했다.

그러기를 며칠째 되는 어느 날 밤, 이른 새벽 눈이 떠졌는데, 뭔가 느낌이 뒤숭숭하였다. 가만히 살펴보니 방문이 활짝 열려 있었다. 아니, 그럴 리가 없는데! 침대 머리를 살펴보니 내가 즐겨 쓰던 카세트 라디오가 없어지고, 내 손목시계도 없었다. 옷장도 활짝 열려 있었다.

"아차! 도둑이 들었구나!"

나는 즉시 벌떡 일어나 거실로 뛰어나왔다. 현관문도 활짝 열려 있었다. 밖으로 뛰어나와 보니 먼동이 부옇게 밝아오는 새벽 시간인데 여섯 명이나 되는 경비원이 한 명도 보이질 않았다. "야! 경비원, 경비원! 이리 나와!" 하고 고함 고함을 지르니 그제야 여기저기서 한 사람씩 느릿느릿 기어 나오다시피 했다. 말이 경비원이지 아무것도 아닌 녀석들이었다.

몹시 겁먹은 얼굴로 "도둑하고 눈이 마주쳤으면 아마도 당신은 죽었을 거다" 이런 소리나 하는 한심한 녀석들이었다. 플래시를 들고 집 안을 수색하는데 슬금슬금 내 뒤만 따라다니는 게 전부였다.

마당에 세워 놓은 통근버스 밑에서 우리들 방에서 나온 트렁크가 발견됐다. 옷가지, 신발까지 다 가져가고 여권은 남겨 놓았다. 그나마 다행이었다. 우리나라도 내가 어렸을 적에 빨랫줄에 널린 남방셔츠, 바지, 신발 등을 걷어가는 도둑이 있었던 것처럼 여기가 꼭 그랬다.

식구들이 오자마자 도둑을 맞고 보니 그 집에 영 정이 떨어졌다. 그 무렵 살리라 캠프(숙소)가 완성되어 가족 숙소 여덟 채 중 나란히 세 채를 잡아 이사했다. 콘크리트 블록으로 벽체를 쌓고 바닥은 고무 타일이 깔린 집이었다. 단출한 가구와 커튼 등 너무나 단순하고 초라하다는 생각도 들 정도였다. 하지만, 바닷가에 새집이고 깨끗하게 페인트칠을 해 말끔한 집이다. 한 채씩 골라잡고 들어와 살림살이를 정리 정돈하니 많이 안정되었다. 이곳에서의 내 생활 몇 년간은, 나로서는 참으로 행복했다고 기억한다.

여기 사람들의
퇴직금 개념

/

퇴직금이란 어떤 직장에서 큰 잘못 없이 일정 기간을 근무하다가 퇴직하는 사람에게 지급되는 장기근속에 대한 감사금이자 전별금 형태의 돈이다. 적어도 우리의 개념은 그렇다. 이것을 우리는 노동법에 명시하여 (퇴직 전 3개월의 평균 급여×근속연수) 공식으로 명시해 놓기도 했다. 그러나 이곳 동남아 국가는 달랐다.

사손(회사에 손해를 끼침)을 끼치고 면직, 파면되는 사람은 현재 급여액의 3개월분을 받고 떠나는 반면, 스스로 사표를 내고 이직하는 사람은 아무리 장기근속한 사람일지라도 한 푼의 퇴직금이 없다. 우리의 생각으로는 참으로 이상했다.

노무 담당 부장 격인 현지인 미스터 쨍그리에게 물었다.

"사손을 끼치고 잘리는 자에게 왜 퇴직금을 주느냐? 오히려 변상을 받아야 맞는 게 아니냐?" 하니 그는 껄껄 웃으며 대답했다.

"사직서를 내는 사람은 살아갈 방법이 있는 사람이다. 그러므로 퇴직금을 줄 필요가 없고, 반대로 잘리는 사람은 당장 살길이 없는 것이다. 그러므로 다음 일을 찾을 때까지 3개월분의 월급을 주어서 내보내는 것이 인도적으로 맞는 것이다."

그렇다 인도적이다! 법에도 명시되어 있단다. 퇴직금 제도가 이렇다 보니 다소 웃기는 현상도 생겼다.

성실하게 근무 잘하던 사람이 갑자기 게을러지기도 하고, 뭔가 실수도 저지르고 사고도 내고 하는 경우가 생기는데, 이것은 회사를 그만두고 싶어 잘리기를 바라고 하는 짓이었다. 노련한 노무 관리자는 이런 것을 바로 알아차리고 적절한 상담을 통해 절충하여 내보내는 경우도 많았다.

군 시절 전우
조원식을 만나다

/

아침마다 내 책상 위에는 모든 부서가 알아야 할 공문서 등 회람 서류가 올려져 있었다. 출근하면 맨 처음 습관처럼 이 서류를 한 장 한 장 확인하는 것이 첫 일과였다. 그런 후 내 이름 칸에 사인을 해 놓는다. 어느 날도 그렇듯이 서류를 들여다보는데 오늘 도착하는 새로운 인원 명단이 있었다. 싱가포르, 말레이시아, 한국 등에서 새로 오는 사람의 명단이었는데, 눈에 띄는 이름이 있었다.

'조원식'

내가 아는 이름이라서 서류의 사진을 보았다. 분명 내가 아는 사람이었다. 직종은 '다이버'로서 '수중 잠수 기능직'이었다.

"캬! 이 사람이 여길 오다니!"

잠시 흥분이 되었다. 조원식과 나는 군 시절 경기도 북부, 모 지역에 있는 병기 지원 부대에서 기술병으로 근무했던 친구였다. 성품은 지극히 순정파였는데 군 생활 중 뭔가 잘못 꼬이는 바람에 아주 힘들게 제대한 사람이었다. 이 사람을 설명하자면 세월을 한참 되돌려 50년 전으로 돌아가야 한다.

내가 군 생활의 약 2/3쯤(상병 시절) 지나던 어느 날이었다. 내가 근무하던 독립 중대 연병장 한쪽 편에 조그만 위병소가 있는데, 저녁 식사를 막 끝내고 식당을 나서는 시점에서 위병소로부터 고함과 비명이 산발적으로 들려왔다. 나는 나도 모르게 급히 위병소로 달려갔다. 위병초소장인 정 하사가 군홧발로 누군가를 엄청 심하게 발길질을 하고, 맞는 자는 비명을 지르며 절절매고 있었다. 누군지 식별이 안 되었다.

"정 하사님!(장기 복무자) 잠깐만! 그만 하세요. 이러다 사람 잡겠어!"

정 하사는 분이 안 풀려 했다. "놔둬. 이 새끼는 죽여버려야 해!"하면서 몸부림을 쳤다. 나는 두 사람 사이를 파고들어 맞은 자를 살펴보니 우리 중대 사람이 아니었다. 알아볼 수 없게 터진 얼굴에, 명찰도 계급장도 없이 흡사 얼마 전 지나간 김신조 124 군부대 무장공비의 몰골이었다.

"야! 인마 너 누구냐? 여긴 왜 왔어?" 하니까 그 친구가 흘끔 나를 쳐다보더니 "야! 신 상병! 말리지 마라, 나 여기 죽으려고 찾아왔다. 죽여라 이 새끼들아!" 하면서 악다구니를 퍼부었다.

"그래? 내가 죽여줄게"(나 이런 상황 잘 대처합니다.)

멱살을 콱 움켜쥐고 앞뒤로 흔들어 뒷벽에 머리통을 쾅쾅 부딪치니 어느 정도 제압이 되었다. "너 주머니 있는 것 다 꺼내!" 하니까 이것저것 나왔다. 내가 필요한 건 군번줄과 명령지였다. 군번을 보니 논산 훈련소 출신이고 나보다 두세 달 후배쯤 되었다. 말투는 경상도 녀석이고, 명령지는 육군 교도소 출감, 전속지는 틀림없이 우리 부대가 맞았다. 이름은 조원식이고 계급은 이등병(강등)이었다.

"정 하사님! 이놈 내가 행정반에 데리고 가서 해결하겠습니다."

"야! 조원식 따라와!"

멱살을 잡은 채 연병장을 가로질러 행정반으로 데리고 왔다.

"어이~ 조원식, 너 집이 어다냐? 담배 한 대 피워라."

의자를 내어 주고 담배를 한 대 주니 맛있게 피웠다.

"군 형무소는 얼마나 있다 나온 거야? 거긴 왜 갔어?"

"신 상병! 너마저 저기 위병소 정 하사처럼 굴었으면 나는 오늘 너 죽이고 나 죽으려고 각오하고 여기 왔다. 내 집은 울산인기라."

"그래 알았어, 저녁밥 안 먹었지? 내가 가져다줄게."

나는 식당에서 한 식판 그득히 밥과 국, 그리고 짠지 몇 토막을 담아다 주니 행정반 사무실에서 잘도 먹었다. 배가 많이 고팠던 모양이다. 행정반 딴 요원들이 들어와서 "신 상병! 애는 뭐냐?" 하며 관심을 보이면 조원식은 먹던 밥을 중단하고 "으르렁"하는 표정으로 그들을 노려보았다.

"아! 신경들 끄세요. 애는 내가 알아서 합니다. 볼일들 보셔."

나는 그 당시 불과 상병이었지만 중대 본부의 실세(?)였던 관계로 조원식은 나의 보호를 받은 채, 씻기고 옷 갈아입히고 내무반 내 옆자리에 잠자리 보아주고 재웠다. 그러기를 며칠간, 드디어 그는 야성을 내려놓고 얌전한 오빠로 변신했다.

고향에 부모는 안 계시고 누이동생 하나 달랑 남겨 놓고 군에 입대했다고 한다. 술 한 잔 들어가면 누이동생 생각에 맨날 울었다.

"엄청 궁금해 할낍니다. 앞으로 제대하려면 2년 정도 남았는데,(형무소 복역 기간은 군 복무에 포함되지 않으므로) 우짜면 좋은교? 동생은 내가 이런 일이 있는 줄도 모르고 있어예."

나는 중대장님과 인사계님께 말씀드려서 특별 휴가를 보내주었다. 인사계님은 탈영할까 봐 걱정을 많이 하여 내가 책임지겠다고 했다.

"야! 원식아 너 탈영하면 나도 탈영한다. 꼭 들어 오거라."

"알았어요. 꼭 귀대할 끄마."

그는 나와 약속하고 떠났다. 사실은 나도 좀 불안했다. 일개 육군 상병이 어찌 책임을 진단 말인가?

2주 후 그는 정말 돌아왔다. 얼마나 반가운지. 여동생은 걱정했던 것보다 잘 있고 큰아버지가 돌봐 주고 계시더란다. 그는 그때부터 정비 공장에서 용접도 하고 배터리 수리도 하고 건실한 정비병으로 근무했다. 훗날 타 부대로 나와 같이 전속해서 나머지 군무를 사고 없이 끝낸, 사연 깊은 전우였다.

이 친구가 이 회사 직원 모집에 응해서 여기까지, 그것도 오늘 오후에 도착한다니 내가 흥분하지 않을 수 없었다. 노무 담당 직원에게 단단히 부탁해 두었다. 이 사람(미스터 조) 도착하면 방 배정하고 짐 내려놓으면 내 집(숙소)으로 데려오라고 했다.

나는 퇴근 후 식사를 하고 집(숙소)에 와 있는데, 왠지 서성이게 되고 안절부절못하고 있었다. 얼마 후 똑똑 노크 소리가 들렸다.

"미스터 조 데리고 왔습니다."

"들어와." 하고는 반대쪽으로 돌아섰다. 사람들이 숙소 거실로 들어오는 게 느껴졌다. 뒤로 돌아선 채 이름을 불렀다.

"야! 조원식! "너 인마 X빠다고 여기까지 쫓아왔냐?"

"예? 무슨 말씀인지요?"

"나다. 이놈아!"

나는 성큼 돌아섰다.

"아이고 신 병장님!"

그는 나를 한눈에 알아보았다.

"우찌 여기서 또 만납니꺼? 인연이 신기한 기라예!"

말라리아
입원

/

냉각수 인입 구조물의 프리캐스팅이 궤도에 올라 한참 진행되고 있을 무렵, 어느 날 퇴근해서 숙소로 돌아왔는데 온몸이 무겁고 두통이 생기면서 어지럽고 열이 나는 게 느껴졌다. 몸살이 났는가 보다 하고 좀 쉬면 괜찮아지겠지 했다. 저녁 식사 후 평소처럼 조금 쉬다가 잠자리에 들었다. 그런데 몸이 너무 좋지 않았다. 약간 떨림도 느껴졌다. 그냥 잠이 들었는데 너무 추웠다. 덜덜덜덜….

"여보, 나 담요 좀 잘 덮어줘."

그래도 추웠다. 한 겹 더 덮어도 추웠다. 에어컨을 꺼도 추웠다. 이가 딱딱 부딪혔다. 집 안에 있는 담요는 모두 덮어도 추웠다. 열은 나고 땀이 흘렀다. 아침이 되었는데 일어나질 못하겠다. 누운 채로 천장을 바라보니 사각 무늬 천장이 조금씩 빙빙 돌아가는 착각이 들었다. 벽면도 약간 울렁울렁 움직이는 것 같고 머리가 손도 대지 못할 정도로 아팠다. 심지어는 머리카락도 만질 수 없도록 아파왔다. 그때까지도 나는 현장 일로 무리해서 몸살이 났다고 생각하고 하루 이틀 견뎌보려고 했다. 아내도 그렇게 생각했을 것이다. 그날은 출근하지 못했다.

옆집 이석근 씨한테 추 박사에게 오늘 몸이 아파서 출근 못 한다고 전

해달라 하고는 하루를 쉬었다. 그런데 증세가 조금도 좋아지지 않았다. 이 무더운 낮에 에어컨을 끄면 후끈후끈해지는 이 방에서 담요 몇 장을 덮고도 춥다고 덜덜 떨며 하루를 그렇게 보냈다. 두 번째 밤도 마찬가지로 엄청 괴롭게 밤을 보냈다.

다음 날도 소장 추 박사에게 출근을 못 한다고 전해 놓고는 미련하게 고열과 싸우면서 덜덜 떨고 있는데 오후 시간이 되어 추 박사가 집에 왔다.

"미스터 신, 나 좀 봐요."

간신히 돌아누워 그를 쳐다보았다.

"당신은 말라리아에 걸린 것 같아, 당장 병원으로 가시오."

그가 곧 앰뷸런스를 집으로 보내주었다.

"'퍼르타미나(Pertamina) 병원'에 입원 수속을 해 놓았으니 어서 가요. 현장일 걱정 말고 치료 잘 받아요."

나는 그 길로 부축을 받으며 앰뷸런스에 실려서 약 3시간여를 걸려 J.K.T. '퍼르타미나' 병원으로 갔다. 정신을 깜빡 잃은 것 같았다. 구급차에 누워서 흔들리다가 조금 정신이 돌아왔는지 눈을 반쯤 뜨니 아내가 옆자리에 앉아서 울고 있었다.

"왜 울어?"

"여기까지 돈 번다고 와서 이게 무슨 꼴이야."

아내는 엄청 울어댔다. 아마도 내가 몹쓸 병에 걸려서 인사불성으로 구급차에 실려 가는 것을 보니 별의별 생각이 다 나기도 했을 것이다. 저녁 시간이 다 되어 병원에 도착했는데, 그 이후로 나는 의식을 잃었다. 이틀만인가 눈을 떴다는데, 간호원이 의사 선생을 부르러 뛰어가는 걸 나는 멍하니 쳐다보았다. 의사 선생이 왔다. 중국인인가 했다. 선생은 날 보고 "검사를 해 봐야 알겠지만, 지금으로 봐서는 '말라리아'인 것 같다."라고 했다.

　자기는 일본인이고 이 병원 소속 의사이며 나를 담당하기로 했다고 하면서 '말라리아는 치료하면 낫는 병'이라고 안심을 시켜주었다. 그로부터 병원에서 주는 알약과 물약을 매일 먹었다. 혈액도 검사한다며 매일 뽑아갔다. 그러면서도 계속되는 고열과 어지럼증, 추위가 아주 무섭게 나를 괴롭혔다. 체온계를 뺄 때 "나 좀 보자." 하니까 눈금이 섭씨 40도가 조금 넘었다. 눈을 감고 있으면 어지럽고 눈을 뜨면 헛것이 보였다. 내 눈앞에 물컵, 삽자루, 신발 등이 둥둥 떠다녔다. "이게 뭐야?" 하고 손으로 잡으려 했지만, 멀쩡한 사람이 옆에서 봤다면 헛소리하고 헛손질하며 허우적대는 꼴이었을 것이다.

　하루는 눈을 뜨니 내가 침상에 누운 것이 아니라 천장에 등이 붙어 있지를 않나, 간호원이 혈액 검사를 한다고 주사기를 들고 오는 것이 꼭 나를 죽이러 다가오는 듯한 착각에 고함을 지르며 미친 짓을 하기도 했다. 그러다가 또 정신을 잃으면 2~3일을 의식불명 상태에 빠졌고, 깨어나면 또 그랬다.

　대소변도 누운 채로 해결하도록 간호원이 도와주었다. 혹시 겪어보신 분들은 알겠지만 젊은 간호원이 대소변을 도와주고 기저귀를 갈아줄 때 그 심정은 끔찍이도 참담했다. 환자복을 이틀에 한 번씩 갈아입히는 데 누운 채로 목욕을 시켰다. 어린 간호보조원이 따뜻한 물에 스펀지 장갑을 담갔다가 얼굴, 가슴, 배, 등, 다리를 닦아주고 마른 수건으로 끝을 냈다. 누워서 응가를 했으니 엉덩이 사이까지 정성껏 닦아주어 고맙기도 하지만, 미안했고 엄청 자존심이 상했다. 딱 한 군데만 안 닦아준다. 그 장갑을 내 손에 끼워주면서 나보고 닦으란다. 그 후 장갑은 벗겨 갔다. 새로 환자복을 입으면 상당히 개운해졌다. 침대 시트도 환자를 눕힌 채로 요령껏 바꾸어 깔아줬다.

이렇게 지내기를 보름 정도가 지났다. 그때 아내는 둘째 아이를 임신 중이어서 병원 냄새 때문에 자주 오지 못하고 앞에 얘기했던 조원식(군대 친구) 씨가 집에서 도시락을 싸주면 그걸 내가 있는 병원까지 와서 숟가락으로 떠먹여 주곤 했다. 나로서는 흉허물없는 옛 전우가 내 병간호를 해주니 마음 편히 돌봄을 받았다. 병원에서 나오는 식사도 먹을 만했다. 하지만, 집에서 된장 야채국에 죽, 김치 잘게 찢은 것, 장조림 고기 찢은 것 등을 보내주어 외국 병원이었지만 먹는 것은 최고였다.

어느 날 오후 정신을 잃었다가 눈을 떴는데, 대변이 보고 싶었다. 간호원 호출 벨을 눌렀는데 웬일인지 아무도 안 왔다. 그렇다면 오늘은 내 힘으로 화장실에 가야겠다. 침상에서 내려오면 안 된다고 했지만, 침대 모서리를 붙들고 초인적 힘을 내서 병실 안에 있는 화장실 변기에 앉는 데 성공했다. 보름 만에 처음으로 내려온 것이다. 뱃속이 이상했다.

"꾸르륵~ 꾸르륵~ 푸앙!" 하고 설사가 터지듯 한꺼번에 밀려 나왔다. 더 나올 것이 없는지 배 속이 시원했다. 그런데 변기에서 일어나며 흘깃 들여다보니 변기 안이 완전히 핏덩이다. 나는 너무 놀라 변기 물을 내리지 않고 간호원을 불렀다. 의사 선생더러 와서 보라고 간호원에게 말했다. 곧 의사 선생이 와서 나의 혈변을 천천히 관찰하더니 "미스터 신, 축하합니다. 말라리아 끝났어요!" 하는 게 아닌가?

"이틀만 더 영양제 주사 맞고 퇴원하시면 됩니다."

"아! 감사합니다. 박사님."

나는 이틀 뒤 퇴원하여 현장 숙소(집)로 돌아왔다.

뱀탕
이야기

/

　퇴원한 다음 날 아침 마음 단단히 먹고 현장 출근을 했다. 자동차에 오르내릴 정도의 힘도 없었다. 하체에 기운이 없어 운전사의 부축을 받았다. 하긴 아무리 건강한 사람도 보름 이상 누웠다가 일으키면 잘 못 걷는다고 하는데, 정말이지 젖 먹던 기운을 다하여 엄청 힘든 걸음걸이로 현장 한 바퀴를 돌았다. 열댓 발짝 걷다가 숨쉬기하고 또 걷고 하면서, 선글라스(Sun glass)를 써도 눈이 부셨다. 안전모 헬멧이 이렇게 무거울 줄이야, 고개가 자꾸 옆으로 기울어졌다.

　말라리아 입원 후유증은 꽤 오래갔다. 그다음 날은 어제보다는 조금 상태가 좋아지긴 했지만, 여전히 어지럽고 하체에 힘이 없었다. 이렇듯 더운 나라에서 거동이 힘들 정도의 몸 상태로, 앞으로 힘든 건설 현장 일을 어찌 감당할 수 있을까 고민될 정도였다.

　그때 철근 반장 조병동 씨가 내게 권하기를 "공구장님, 뱀탕 한번 드셔보세요." 했다. 나는 중동 생활 시절에도 그런 종류의 보양식을 먹어볼 기회가 꽤 있었지만 한 번도 시도해 본 적도 없었고, 필요하다고 생각해 본 적도 없었다. "에이! 어떻게 뱀을 먹습니까?" 했더니 조 반장 말씀이 "여기는 한국에서 구경도 못 할 좋은 뱀이 많습니다. 건강한 사람은 먹으나 마나 하지만, 지금 공구장님 같이 병후 회복기에 있는 사람은 확실히 효과가 있으니 드셔보세요." 했다.

몸이 아프니 이 말이 마음에 쏙 들어왔다. "이번 일요일에 내가 나가서 탕을 끓여 올 테니 시험 삼아 잡수어 보라"며 강력히 권했다. 그러니 나도 내 몸을 걱정하던 차에 조 반장 말을 듣기로 했다.

일요일 저녁 조 반장은 내 숙소로 양주병 세 병을 들고 찾아왔다. 그 병 안에는 뽀얀 닭 국물 같은 것이 가득가득 들어있는데, 그분 말에 의하면 한 병당 한 마리씩 세 마리를 푹 고아서 만든 탕이니 이것을 하루에 한두 컵씩 뜨거운 물에 중탕해서 마시라고 했다. 참고로 뱀탕은 너무 뜨거우면 이가 상하고 차갑게 먹으면 소화가 안 된다고 한다.

아내가 이걸 받아서 찌푸리며 냉장고에 넣었다. 나는 조 반장이 일러준 대로 한 컵을 마셔 보았더니 닭고기 국물 맛 비슷한데 너무 싱겁고, 비리기도 하여 소금을 조금 타서 마시니 그런대로 마실 만했다. 이리하여 매일 아침저녁으로 한 잔씩 복용해서 세 병을 다 먹는데 약 2주가 걸렸다. 신기한 것은 이걸 다 먹을 때쯤 나는 정상의 몸 상태가 되었다는 것이다. 뱀탕을 먹어서인지 기본 건강 외에도 '남자 건강'(?)이 부수적으로 좋아진 건 확실하다고 느꼈다.

내가 뱀탕을 먹고 효과를 봤다는 소문을 들은 우리 직원들은 그곳이 어디냐며 단체로 찾아가 봤는데, J.K.T. 북쪽 해안 전통시장 한 귀퉁이 허름한 길가에 번듯한 간판이 달린 식당이었다.

그 집 내부는 보통 식당 같은 모양을 하고 있었지만, 뒷문을 열고 나가보니 마치 토끼장같이 뱀을 가두는 우리가 양쪽으로 천장까지 빼곡하게 쌓여 있었다. 그 우리 안에는 검정색, 푸른색, 얼룩무늬 할 것 없이 수많은 뱀이 들어있었다. 그중에는 맹독사인 코브라가 절반을 넘을 것 같았다. 이놈들은 잡혀 온 지 오래되어서 힘이 없는지, 아니면 먹이를 못 먹어서인지 바닥에 머리를 대고 죽 엎드려 있었다.

여기서 알아둘 뱀의 특성이 있다. 자연 속에서 숨어있는 뱀을 밖으로 나오게 하려면 숟가락, 부엌칼 등을 두들겨서 쇳소리를 나게 하면 된다. 이놈들은 쇳소리를 들으면 건강한 놈부터 머리를 쳐들고 공격 자세를 취한다. 이 방법은 전문 땅꾼들이 하는 수법인데 국내 현장 생활할 때 땅꾼 아저씨 집에서 잠시 하숙하며 배운 방법이다.

이곳에서도 이 방법을 시험해 보았더니 아니나 다를까, 코브라가 머리를 번쩍 쳐들고 목을 부풀리면서 대들었다. 이 가게에서 일하는 어린 아가씨는 아무렇지도 않게 뱀장 문을 열고 고개를 쳐든 코브라를 맨손으로 목 부분을 꽉 잡아서 휙 끌어냈다. 이때 반드시 안경은 써야 한다. 독사가 쉭쉭 소리를 내는 것은 독을 뿜는 것인데, 이것을 눈에 맞으면 실명을 한단다.

끌려 나온 코브라의 몸통 길이는 보통 180㎝ (내 팔로 양팔거리)정도이고, 킹코브라는 6m 정도가 되기도 한다. 이렇게 끌려 나온 코브라는 수돗물에 간단히 샤워를 시키면서 몸통을 죽죽 잡아 훑어 내리면 배 중간쯤에서 배설물이 삐직삐직 빠져나오면서 몸부림이 다소 둔감해진다. 이놈의 머리 쪽을 굵은 통나무 도마에 올려놓고 묵직한 식칼로 목 부분을 "탕"하고 내리치면 머리는 부엌 바닥에 '뚝' 떨어져서 그 작은 눈을 부라리며 괴롭게 뒹굴었다. 여자 종업원 아이는 이것을 거꾸로 들어서 흘러나오는 피를 소주잔보다 조금 더 큰 술잔에 받아내는데 약 절반 정도가 고였다. 여기에 중국술(까만색이고 '오가피주'라고 기억된다.)을 붓고 쓸개를 터트려 넣어서 휘휘 저어 마시라고 내어놓았다. 입가심용 알사탕 한 개와 함께….

이렇게 뱀의 생피를 마시면 기생충이 있을 것 같아서 영감님께 물어보니, 이미 독한 술을 부었기 때문에 기생충은 다 죽었다고 안심하라고 했다. 에라 모르겠다 하며 꿀꺽 원샷에 마셨다. 술이 워낙 독하고 강했으므로 비린 맛은 잘 모르겠고 그냥 술술 넘어갔다. 뱀의 몸통은 말려서 분말을 만든다고 한다. 가격은 그 당시 한국 돈으로 마리당 약 7천 원 정도 되었다. 그 영감님의 뱀의 효능 강의가 그럴듯했다.

첫째, 보양식으로 하려면 탕이 좋다.

둘째, 강장(强壯), 정력을 목적으로 하면 생식을 해야 한다. 생식이란 술담아 마시기, 말려서 분말이나 환약으로 먹는 방법이다.

셋째, 제독 효과(젊어서 심한 육체노동, 극심한 운동을 한 운동선수, 신체 고통을 많이 받은 자는 생피와 생쓸개를 술에 타서 단숨에 꿀꺽하고 더운방에서 자란다.

여기서는 뱀탕 끓이기, 뱀술 담그기, 환약 만들기 등 자세한 내용은 생략하기로 하겠다. 이런 과정을 겪으면서 졸지에 뱀에 관하여 절반 정도의 전문가가 되어 버렸다.

어린 시절 우리나라에서도 시장길에 중국인 약재상들이 이상한 물고기 말린 것, 비늘로 뒤덮인 천산갑, 거북이 등껍질 등을 팔던 기억이 있는데 J.K.T. 중국인 재래시장이 꼭 그랬다. 더 다양했다. 고슴도치, 해구신(물개 수컷 거시기), 사슴 태아를 넣어 담근 술 등등. 우리는 이곳을 '몬도가네' 골목이라고 이름 지었다. 한국에서 귀한 손님이 오면 이곳에 모시고 와서 호랑이 뼈, 코브라 쓸개주, 뱀탕을 대접하면 그렇게 좋아할 수가 없었다. 이러면서 그 영감님과는 아주 친한 사이가 되었다.

뱀 이야기를 하는 김에 한 가지 더해야겠다. 가족들이 현장에 온 이후로는 점심 식사를 직원 식당에서 하지 않고 가족 숙소(집)에서 먹고, 오후 출근을 하곤 했다. 그날도 집 식탁에 앉아 점심을 먹고 있을 때였다. 내 딸 보경이는 아침부터 러닝셔츠에 반바지만 입고 옆집 친구들과 바닷가에 나가서 종일 흙장난을 하고 노는 게 일과 인지라 피부가 새까맣게 변해 있었다. 보경이는 놀다가 아빠가 집에 오는 걸 멀리서 보았다. 현관으로 들어오면서 "아빠!"하고 반갑게 부르며 몇 발짝 통통통 뛰어오는 소리가 등 뒤에서 들렸다.

이어서 "아악! 아빠 무서워!"하고 비명이 들렸다. 밥을 먹다 말고 뒤를 돌아다 보니 반바지 차림의 보경이 앞에 코브라 한 마리가 언제 집으로 들어왔는지 혀를 날름날름하며 움직이고 있는 것이 아닌가?

나는 사실 개구리 한 마리도 잡지 못하는 사람이다. 그런데 지금 이 상황은 어쩔 수 없는, 생각할 틈도 없이 쫓아가서 발로 탁! 그 뱀을 걷어차 버렸다. 그놈은 내 발에 차여서 벽에 부딪히더니 거실 바닥으로 털썩 떨어졌다.

"보경아, 엄마한테 가!"

내가 소리쳤다. 코브라는 내 쪽으로 자세를 잡더니 쉭쉭 소리를 내면서 공격해 왔다.

"여보! 뭐 없어?"

그때 아내가 야전식 싱크대를 짜다 남은 합판 쪼가리 한 장을 내 손에 쥐여주었다. 옳지 됐다. 나는 가로세로 50㎝ 정도의 합판을 들고 뱀을 벽 쪽으로 밀어붙였다. 그놈은 벽과 합판 사이에서 머리를 쳐들고 계속 독을 뿜었다.

"여보, 장갑! 그리고 내가 먹던 술병 가져와!"

현장용 가죽장갑이 식탁 위에 있었다. 그 장갑을 얼른 끼고 합판으로 뱀의 목 부분을 눌러 움켜쥐었다. 뱀은 상당히 힘이 세다는 것을 그때 느꼈다. 놓칠 것 같아 있는 힘을 다해 틀어쥐었다. 그리고 주변을 살펴보니 집에 있던 위스키 빈 병이 눈에 띄어 손에 쥐었다. 나는 앞뒤 생각할 것 없이 병 속으로 코브라 머리부터 들이밀고 꼬리까지 야금야금 다 밀어 넣은 후 마개를 꼭 틀어막았다.

"휴!"

이래서 나는 야생코브라 한 마리를 생포하는 데 성공했다. 집 앞에서 대기 중이던 운전사에게 시내 나가서 보드카 한 병을 사 오라고 했다. 이런 뱀술은 맑은 독주에 담가야 한다.

그나저나 어찌 이런 독사가 사람 사는 집까지 들어온단 말인가? 보경이는 새파랗게 질려 울고 있었다. 반바지만 입고 있는 세 살짜리 계집아이 맨살을 독사가 물었다면 치사량이다. 아찔했던 순간이었다. 그때 담근 뱀술은 아주 잘 익어서 몇 달 뒤 먼 곳까지 와 주신 장인어른과 둘이서 오붓하게 마시며 몸보신하였다. 장인어른이 무척 좋아하셨다.

인도네시아어
배우기

/

나는 중동 근무 경험도 있었지만, 그때는 아랍어를 배울 기회도 없었고, 배워야 할 필요도 없었다. 단지 시내에 쇼핑가면 쓸 수 있는 말이란 고작 '있어?', '없어?', '얼마야?', '빨리빨리', '천천히', '좋다', '나쁘다' 그 정도였고, 그 몇 마디 외에는 별로 아랍어를 익히지 못했다. 그러나 인도네시아에서는 현지인들과 직접 부딪히고 생활해야 하는 경우가 너무도 많다. (운전사, 사무실 직원, 경비원, 집에서 일하는 하녀 등) 그래서 현지 말을 은연중 배우게 되었다.

내가 관찰한 언어 습득에 관한 생각은, 특별히 언어 감각이 뛰어난 사람이 있다는 것과 영어를 조금이라도 할 줄 아는 사람은 현지어를 배우려 하지 않는다는 것이다. 영어를 아는 사람은 우선 뭐라도 지껄일 수가 있으니 못 알아듣는 것은 너의 문제라고 생각한다는 것이다. 그러나 우리끼리 얘기지만 영어를 그렇게 잘하는 사람은 사실상 별로 많지 않다.

한국인 중에서 정말로 영어를 잘하는 사람을 여기서 딱 두 명 보았는데, 한 분은 PCC 사장인 김기연 사장님이고 또 다른 분은 나의 동료이자 친구인 김해근 씨이다. 김 사장님은 미군 장군을 양부로 두고 그 환경에서 자라났으니 영어를 아주 잘했다. 성경 이야기, 이솝 이야기 같은 고전과 셰익스피어 작품 같은 고풍스러운 영어를 어쩌면 그렇게 잘하는지, 고개를 돌리고 귀로만 들으면 영락없는 원어민의 말씨였다. 또한 김해근 씨는 서울공대 출신에다 대학 재학 시절 미국 관련 도서관에서 일하면서 영어를 제대로 공부한 사람이다. 이분이 영어 하는 것을 옆에서 들어보면 학교에서 배운 어순, 시제 등 문법에 딱 맞아떨어지는 말을 구사했다. 심지어 어느 회의에 외국인들과 같이 참석했을 때 캐나다 감독원이 나에게 묻기까지 했다.

"저기 미스터 김은 어느 나라에 유학한 사람인가?"

"아니요. 저 사람은 한국의 국립대학을 졸업한 사람이다."

그러자 캐나다 감독원은 이해가 안 된다는 듯 고개를 갸우뚱했다. 나는 개인적으로 김해근 씨가 하는 영어를 무척 좋아한다. 나도 저렇게 말할 수 있으면 좋겠다. 부럽다. 그런데 김해근 씨는 인도네시아어도 엄청 잘했다. 못하는 말이 없었다. 내가 인도네시아 근무를 시작한 지 약 6개월쯤 되었을 때, 김해근 씨가 나에게 그 옛날 누군가가 정리해 놓은 인니어 단어장 노트 한 권과 문장 한 개를 가르쳐 주었는데, 그것이 나의 인니어 공부의 시작이 되었다.

그때 그가 나에게 알려준 문장은 "12시 전에 밥을 먹으면 안 돼요(디 다볼레 막칸 써블룸 잠 두아블라스)."라는 간단한 내용이었는데, 이 짧은 문장 안에는 알아야 할 많은 내용이 들어있다는 것을 한참 뒤에 깨달았다. 그로부터 많은 시간이 흘렀고 나도 여러 현장을 겪으면서 꽤(?) 많은 현지어를 익혔다.

우리나라에서 정식으로 인도네시아어를 배우려면 한국외국어대학에서 공부해야 한다. 그런데 한국외대에는 인도네시아어학과가 없다. 그 대신 말레이-인도네시아학과는 있는데 줄여서 '말-인어과'라고 부른다.

그렇다면 말레이시아와 인도네시아는 언어가 같은가? 우선의 정답은 '그렇다'이다. 그러나 이것을 그렇게 간단히 말하기엔 설명이 더 필요하다. 말-인어는 '말레이족이 쓰는 말'이라고 하는 게 옳다. 말레이족이 퍼져 사는 곳은 말레이시아, 인도네시아, 서쪽 폴리네시아, 필리핀 남부 등이고, 이곳에 분포된 사람들이 쓰는 말이다. 말레이시아도 동북쪽 부족과 서남쪽 부족으로 구별되기도 하고, 인도네시아도 순다족, 자바족 등 여러 개의 부족이 있는데, 서방 세계로부터의 독립을 계기로 한 개의 나라로 탄생한 다민족 국가이다. 그러므로 각 도서 부족마다 고유 언어가 있지만, 신생국 인도네시아 정부가 지정한 인도네시아 표준어(바하사 인도네시아)어가 말-인어이다. (※ 말-인어를 정식으로 공부한 분들은 나 같은 사람이 설명하는 내용이 혹시 마음에 들지 않을 수도 있을 것이다. 나는 건설 현장 기술자로서 현지에서 부딪히며 깨우친 수준이니만큼 전문적이지 못하다는 것을 이해 내지는 양해하시기 바란다.)

이 언어의 특징을 우리가 배웠던 영어와 비교해본다면 이러하다.

영어를 처음 배울 때 알파벳의 대문자, 소문자, 필기체 등을 써가면서 A, B, C… 이렇게 글자부터 배웠고, 그다음이 I, my, me. You, your, you 주격, 소유격, 목적격을 배워나갔다. 누군가가 인도네시아 신문이나 책자를 보고 "이 나라 영어 쓰나?" 하고 묻는데, 영어를 쓴다기보다 로마 글자를 빌려서 인도네시아 말을 표기하는 것이다. 로마자로 쓰여 있다고 모두 영어가 아니다. (중국이 발음을 적으려고 알파벳을 빌려 병음으로 사용하는 거나 마찬가지이다.) 우리 경우와 같이, 우리의 말과 글이 따로 있는 나라는 아마도 우리 민족과 태국 민족 정도가 아닐까 생각한다. 세종대왕은 우리의 '글'을 만든 것이고 우리의 '말'은 그 옛날부터 있었으니 말이다.

한편 바하사 인도네시아어(語)는 다음과 같다.

첫째, 격변화가 없다.

둘째, 시제 변화(과거, 현재, 미래)가 없다.

셋째, 단수, 복수 개념이 없다.

넷째, 발음이 우리에겐 너무 쉽다.

다섯째, 어순의 기본 틀은 영어와 같은(주어, 동사, 목적어) 맥락이다.

여섯째, 수식어는 도치된다. (예를 들면 나의 친구=친구 나, 내 집=집 나)

일곱째, 존칭어는 없지만 동사에 ber를 붙여서 동명사가 되기도 하고 다소 높임처럼 쓸 수 있지만, 외국인에겐 전혀 중요하지 않다.

여덟째, 고유 어휘(단어)가 딴 언어에 비하여 많지 않다. 대신 '외래어의 변형단어'를 많이 쓴다.

로마자를 쓰되 알파벳 이름은 독일식으로 아 베 쎄 데…라고 읽는다

만약 이곳에서 새로이 생활하면서 꼭 필요한 인도네시아어를 배우고 자 한다면 서점에서 쉽게 구입할 수 있는 소형 포켓 사이즈 기초 책 한 권과 그 책에 딸린 테이프 하나만 가지고 한 달만 열심히 연습하면 이곳 생활에 불편 없이 지낼 수 있다고 확신한다.

냉각수 인입 암거 구조물
(cooling water Intake culvert structure)

/

  '냉각수 인입 암거 구조물'이란 것이 있다. 화력발전소의 심장부에 해
당하는 보일러, 터빈, 발전기 등의 핵심 부분에서 발생하는 열을 냉각
시키는 냉각수를 해안에서 멀리 떨어진 곳에서 끌어들이는데, 오염되지
않고 불순물이 섞이지 않은 차가운 물이라야 한다. 그리고 여기 수랄라
야 화력발전소의 냉각수 인입 방식은 외곽 방파제 중심부에 취수용 구
조물을 암거(Culvert)식으로 설치하는 것으로 설계되어 있다.

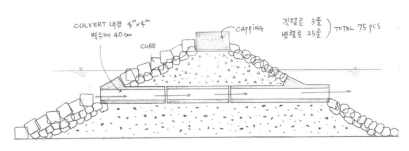

냉각수 취수 암거 구조

착공 전부터 관계자 모두가 이 공정을 과연 어떻게 해야 할 것인가에 대해 논의를 거듭했지만, 별다른 대책이 강구되지 않은 채 전체 공사가 시작되는 시점까지 와 있었다. 나는 이 공사 전체의 육상, 해상, 구조물 담당 공구장으로서 이 공정은 내가 해내야 하는 공정이라고 생각하고 있었다.

이 공사의 설계자이자 감리자인 캐나다 '몬트리올' 엔지니어링사의 담당 엔지니어와 단계별로 공법을 논의하고 합의하면 곧바로 '공법제시서'를 제출하여 승인(Approval)을 받아내는 식으로 진행했다.

첫째 : 현장 타설 방식이냐, 아니면 별도제작(프리캐스팅pre-casting)해서 운반하여 설치하느냐가 가장 우선적이고도 중요한 문제였다. 내 의견은 "별도제작" 쪽이었다. 왜냐하면 현장 타설 방식은 불가능했기 때문이다. 구조물 설치 위치가 이미 사석이 쌓인 자리이므로 가(假)물막이(coffer dam) 설치가 근본적으로 안 되는 자리였다.

둘째 : 25련이나 되는 75개의 대형 구조물을 별도제작하려면 상당히 넓은 제작장이 필요하다. 제작(casting) 그 자체는 어려울 것이 전혀 없는데, 본 공사부지 내에는 그럴만한 땅이 없었다.

셋째 : 별도제작이 끝났다 하면 '어떻게 현장까지 옮겨 올 것이냐?'의 문제인데 어려움은 여기서부터 시작되었다. 이 구조물은 타입 A, B, C, D, E까지 다섯 종류인데 무게가 가장 적은 것이 타입 D로서 150톤이다. A, B, C는 각각 240톤과 230톤급이었다.(오래된 일이고 자료가 없는 것이 유감이다. 오로지 내 기억 속에 있는 숫자이지만 크게 틀리지는 않는다.)

넷째 : 옮기기 위해서는 그 구조물을 우선적으로 들어야 했다. 이것이 선행적으로 결정이 되지 않으면 제작 자체가 무의미해졌다. 그 당시 어떤 분은 이렇게 말했다.

"만들어 놓기만 해라. 그러면 가져다 설치하는 것은 내가 알아서 하겠다."

아마도 그분 말씀대로 했다면 장담컨대 그 구조물은 영구히 그 제작장을 떠나지 못하고 있을 것이다. 우선적으로 제작장이 필요한데, 마침 회사에서는 본 현장에서 조금 떨어진 해변에(석산 정문 앞) 얼마간의 토지를 사들였다. 그리고 그 석산에서 나오는 잡석(사석용이 못 되는 석재)으로 매립하여 필요 공간을 만들고 해변 쪽으로는 강널말뚝(Steel sheat pile)을 박아 임시 접안 시설까지 만들었다.

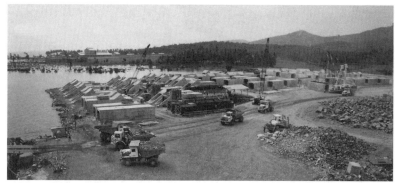

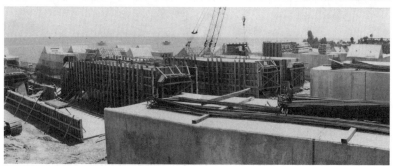

CULVERT(컬버트) 육상 제작장

이상에 열거한 네 가지까지는 모넨코(몬트리올 엔지니어링) 엔지니어도 동의했지만, 어떻게 들어 올릴 것인가에 대해선 그들로서도 대책을 내놓지 못했다. 어떻게 이 무거운 구조물을 들어 올릴 것인가에 대해 나 홀로 고민이 시작되었다. 이 문제를 깊게 고민해 보지 않은 주변 사람들은, 쉽게 조언을 했다. "그거 그 큰 구멍에 와이어를 걸고 당기면 올라갈 텐데!" 하고 말이다. 그러나 천만의 말씀이다. 구조물을 이루고 있는 콘크리트의 강도와 무게를 대비하여 계산해 보면 구조물이 우두둑하고 종이 판자 찢어지듯 부서진다는 결과가 나왔다. 밑으로 와이어를 넣어서 든다면, 예를 들어 도토리묵을 명주실로 묶어 들어 올리는 모양으로 중간이 똑 부러지게 된다는 계산이 나왔다. 이것도 와이어가 끊어지지 않는다는 전제하에서다.

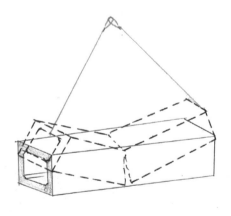

구조물 꺾임

또 한 가지 중요한 것은 150톤 D 타입(25개)은 150톤급 크롤러크레인(C/crane)이 두 대의 크레인이 있으니 이것을 사용한다고 해도 240톤과 250톤급의 타입 A, B, C는 무엇으로 들어 올릴 것인가? 그 문제는 해상 크레인(Flating crane)이 350톤급이 되니 해상에서 육상의 구조물을 바로 들어 올려 평바지(flat barge)에 적재해서 설치 장소로 이동하면 된다. 설치 작업도 해상크레인이 들어 내려서 제 위치에 내려 안치면 된다.

이렇게 대충의 윤곽은 나왔는데, 들어 올리는 문제는 아직도 미결이었다. 아주 옛날(68년도) 우리나라의 '당인리 화력 발전기'가 대한통운 다륜 트레일러에 실려서 한강 다리를 건너는 것을 보았는데, 그 발전기에는 들어 올릴 수 있는 '귀'가 아예 달려있었다. 그러나 이 콘크리트 구조물은 그 어디에도 걸어 올릴 '귀'가 없다. 이 무게를 견딜 수 있어야 하고 수평을 이룰 수 있는 '걸고리 귀'를 만들자는 생각을 하고 정말 이 문제를 밤낮으로 고민했다. 명상에 잠기고, 꿈속까지 헤매었다.

얼마를 그랬을까? 주변에 한 분이 황금 같은 힌트를 주었다. 측량사로 이곳에 오신 양○○ 씨가 한마디 했다.

"신형! 그거 H빔 끼워서 들면 안 될까?"

그 말을 듣는 순간 정신이 번쩍 났다. 나는 즉시 세부적 구조 계산에 들어갔다. H빔을 끼워서 들어 올린다는 기본 아이디어는 좋았다. 그러나 아무것도 가공하지 않은 상태의 '장대H빔'을 넣어서 양쪽을 들어 올린다는 것은 위치도 불완전했고, 걸어 올릴 귀도 없었다는 게 문제였다. 미끄러지면 대형 사고가 날 것이 뻔했다.

그래서 H빔을 아래위로 넣고, 이 빔들에 정비고에서 양쪽에 선반기로 나사 내기 작업시켜 와셔를 끼운 직경 16㎜, 길이 1,300㎜짜리 '고강봉(High Tension bar)'을 박아넣은 후, 거기에 두 개씩 '더블너트'로 채웠다. 더블너트를 배치한 것은 나사를 만든 강봉에 모든 하중이 걸릴 것이므로 나사의 산(山) 부분 하단에 강력한 전단력이 발생하는 것을 분산 계산하여 안전계수 2 정도에 가깝게 하기 위해서였다.

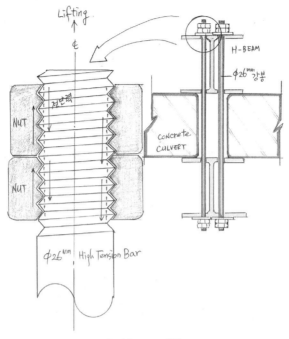

double nut 개념

이젠 공법을 거꾸로 진행하기로 했다.

첫째, 어떻게 들어 올릴 것이냐가 문제였다. 타입 D는 육상에서 제작 후 150톤 크롤러크레인 두 대로 들어서 임시 부두까지 옮긴다. 설치 순서도 D 타입이 먼저다. 중심부이므로 D 타입이 정확히 설치되면 나머지 설치가 아주 쉽다. 타입 A, B, C, E는 해안 쪽에서 제작하여 그 해상에서 F해상크레인으로 들어 올려 바지에 선적한다.

둘째, 이동 방식은 평 바지에 실린 채로 설치 위치로 올 수 있다.

셋째, 설치는 이미 정리된 사석 기초 위에 해상크레인과 잠수팀의 유도로 한 개씩 놓아간다. 해상 공구는 사석 베이스를 평탄히 고르는 작

업을 마치고 방파제 중심선을 눈에 잘 띄는 색조의 로프로 설치해 놓는
다. D 타입 암거에는 중심선을 페인트 마킹해 놓았으므로 설치가 용이
하다.

　그 외 사항으로는 다음과 같다.

1. 리프팅-빔의 변형을 방지하기 위하여 브라켓(braket,) 스티프너
　 (Stiffene) 적정 설치

2. 리프팅아이(Lifting eye)의 찢어짐 방지, 귀 붙임, 구멍 뚫기는 선반
　 으로 가공

3. 리프팅 아이(Lifting eye)의 안정용접('필렛용접' 목두께 안전 설계)

4. 볼트 아래위 충분한 와셔 받침

5. 볼트의 마모 방지, 더블너트 채우기

6. Bolt의 변형 확인, 1,300㎜ 틀에 넣어서 길이가 넘는 것(늘어난 것)
　 은 절단 폐기처분

7. 볼트에 일정 인장력이 걸릴 수 있는 위치 재배열(순환구의 위치 조정)

8. 육상 크레인의 붐대 길이 조절 장착

9. 크레인에 사용할 와이어의 특별 주문(설치 상태에 딱 맞는 길이와
　 양쪽 '코니컬 형태' 고리)

10. 걸리는 하중의 2배 이상의 견딜 수 있는 샤클 사용.

　이상 설명한 대로 이것에 대한 구조물 75개를 바지선(Barge)에 실어서
바닷속 10.2m에 내려 앉히면 끝날 것 같지만, 그 외에도 선행해야 할 일
이 많았다. 물이 없는 육지에 설치하는 것이 아니라 바닷속 10.2m 아래
였다.

첫째, 사석 고르기는 이미 물속 10m 수심에는 방파제 사석이 투하되어 있는 상태였다. 실제 수중에 들어가 보면 깊은 산속에 있는 듯 돌무더기가 수북수북했다. 육상 장비가 들어와도 정지 작업이 안 되는 곳이다. 수중 다이버와 터그보트(Tug Boat) 운전원 사이에 통화 장치를 가지고 터그보트 두 대에 무거운 H-빔을 쌍끌이 방식으로 당기며 수도 없이 왕복하면서 표면 정지 작업을 했다. 사석의 최대크기가 300㎏/개 정도이니 횟수를 거듭할수록 평활해졌다.

둘째, 자갈 포설 작업은 사석 고르기가 만족 수준으로 평활해지면 수심 측량을 하여 자갈 포설 높이를 찾아내고 수중에 규준틀을 설치해야 한다. 수중 규준틀 설치는 코너 위치 잡기와 수중 레벨링을 실시해야 하는데, 이런 지면을 통하여 그것을 모두 설명하기에는 쉽지 않다. (*혹시 이 글을 읽으시는 분 중에 이와 유사한 공정이 있으시면 찾아가서 실무자 대상으로 '강의'해줄 용의가 있음을 밝힌다. 수중 작업이란 육상과 달리 변수가 많이 생겨난다.)

맑은 해수 10m 수심은 햇빛이 잘 들어오는 편이지만, 항 내 부유물도 많고, 작업 분진 등으로 물이 흐려지면 시야가 나빠져서 내 손바닥도 잘 보이지 않는 경우가 많다. 그래서 아무리 숙달된 잠수 기능사라도 예기치 못한 사고에 자주 직면하기도 했다. 영화에서 보듯이 공기통 실린더를 메고 멋진 잠수복을 입고, 길다란 오리발을 휘젓는 '스포츠 잠수'가 아니라, 이런 현장 작업 잠수는 해군 특공대원이 하는 '전투 잠수'와 거의 비슷하다. 잠수 작업에 관한 이야기도 이쯤 생략하겠다. 제대로 하려면 강의 시간 두 시간 정도는 돼야 기초적 설명이 될 것이다.

크레인을 이용한 초 중량물을 들어 올리는 양중작업은 운전원에게 맡기어 둘 것이 아니라 엔지니어의 정밀 계획이 선행되어야 대형 사고를 막을 수 있다는 것을 명심해야 한다.

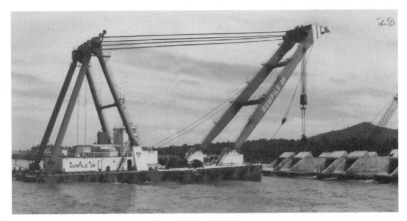

해상크레인선

골프를
시작하다

/

그때까지 나는 내 생전에 골프를 하겠다든가 해 보고 싶다든가 하는 생각을 단 한 번도 하지 않았다. 그런데 갑자기 골프 선생님이 생겼다. 그분은 포스코에 근무하는 장 차장이란 분이었다. 그는 육사 졸업자로 장교 출신이고 우리가 있는 곳에서 약 30분 거리에 있는 인도네시아 철강 회사인 크라카타우 철강 회사에 포스코에서 기술 지도를 나온 전산실 책임자였다. 육사생도 시절 골프 선수를 했다고 한다. 포스코 전산실에서 파견 나온 기술자가 6~7명 되었는데 나이들도 우리네와 비슷해서 회사 소속을 떠나서 같은 한국인 젊은이들끼리 기회 있으면 서로 만나 가족들까지도 친하게 지내고 있던 차였다. 포스코 직원 내부는 우리와는 달리 엄격한 위계질서가 있었다. 장 차장님은 직원들을 일요일마다 골프장에 집결시켜서 거의 의무적일 정도로 골프를 해 왔다고 했다.

어느 날 장 차장께서 우리에게 "거기, 현장 팀은 골프 안 할 거야?" 했다. 우리 쪽 직원들은 나와 마찬가지로 지금까지 골프에 별 관심이 없던 사람들이었다. "노가다 주제에 골프는 무슨?" 이런 식이었다. 하지만 장 차장은 "그건 틀린 생각이다. 여기가 얼마나 골프 환경이 좋은 곳인데 이런 기회를 놓치면 미국 가서 영어 안 배우는 것과 같다."라고 설명했다. 하긴 이곳엔 철강 회사가 처음 생길 때 독일인이 만들어 놓은 18홀 짜리 골프장이 거의 방치되다시피 되어 있었지만, 여전히 플레이할 만한 상태로 있고, 값도 싸고, 날씨가 그만이었다. 장 차장님의 말씀에 우리 도 슬슬 관심을 갖기 시작했다. "그래, 우리도 골프를 해 보자." 하고 합 의를 했지만, 어떻게 어디서 무엇을 가지고 할 것인가는 아무런 지식이 없었다.

우선 골프채 중고를 몇 개 구해 왔다. 연습 장소는 가족 숙소 중 입주 가 안 된 빈집 거실로 하고, 어디서 구했는지 '잭 니클라우스'가 쓴 '골프 교본' 한 권을 복사해서 한 부씩 나누어 가졌다. 골프용품 전문점에서 플라스틱 공 몇 개를 준비하여 스윙 매트에 올려놓고 무작정 두들겨 패 다시피 하며 연습을 시작했다. 그러기를 약 두 달 후, 우리는 정식 골프 장에서 생전 처음으로 골프채를 들고 실제 공을 때려 볼 기회를 얻었다. 이것은 장 차장께서 포스코 직원 모두와 우리 직원 모두를 소집한 가운 데, 어느 파 3짜리 코스 티-박스에서 그동안 우리가 연습한 결과를 테 스트해 보는 자리였다.

먼저 포스코 사람들이 헤드가 큼직한 드라이버를 들고 한 사람씩 올 라가 공을 올려놓고 치니까 공은 빨랫줄처럼 뻗어 나가 파-3 그린을 훨 씬 넘어 건너편 숲속으로 날아갔다. 이제부터는 우리 현장 팀 차례였다. 우리는 앞에 친 사람들의 공이 나가는 것을 보았겠다, 어깨에 힘이 잔뜩 들어가서 십수 명이 지켜보는 가운데서 "휙~~!"하고 골프채를 휘둘렀 다. 하지만 공은 그 자리에 있는데 사람만 '뱅글~' 돌지를 않나, 골프채 를 놓쳐서 저기 앞쪽으로 날려 보내질 않나, 뒤땅을 한 삽 정도 퍼내질 않나, 제대로 친 사람은 한 명도 없었다.

그때부터 장 차장이란 분은 우리의 골프 교관이 되었다. 그립을 어떻게 잡고, 스윙이 어떻고 하는 것은 당신들이 알아서 하란다. 단, 골프 규칙, 골프 예의를 집중적으로 강조했는데, 그 교육 내용은 지금까지도 머릿속 깊게 각인되어 아직도 골프를 함에 있어서 나 자신에게 엄격히 적용하고 있다.

골프가 무슨 귀족 놀음인 듯 여기면서 무조건 타수 줄이기와 그것을 위해서 룰(규칙)은 고사하고 속임수까지 동원하는 요즘의 일부 마구잡이 골퍼들을 보면 너무 부끄럽기까지 하다. 그러한 골퍼들과 하루 라운딩하면 스트레스가 얼마나 쌓이는지…. 편한 마음으로 갔다가 울분만 쌓여 돌아왔다.

골프! 숱한 애환과 희로애락을 겪으면서 그걸 끊지 못했다. 이젠 정말 안 한다. 완전 자유 분위기가 아니라면….

야생견
물리치기

/

    인도네시아 들개는 정말 무섭게 생겼다. 진돗개 중에도 호랑이 무늬 털가죽을 가진 개가 있다고 하던데, 여기 들개가 그렇다. 전혀 귀엽지도 않고 덩치까지 커서 상당히 위협적으로 보인다. 우리 숙소 캠프에서 남은 밥이 생기고 음식 냄새가 나다 보니 동물들이 슬슬 꼬이기 시작했다. 바다에서 거북이가 올라오기도 하고, 고양이는 어디서 모여드는지 엄청 들끓었다. 뱀도 돌아다니고 하던 중 드디어 야생견이 느지막하게 등장했는데, 그 숫자와 외모는 야생동물 중 단연 맹수의 모습이었다. 처음에는 한국인 근로자 아저씨들이 살살 꼬여서 한두 마리씩 바닷가 쪽으로 데려가서는 모닥불에 그을려서 비닐봉지에 담았는데, 워낙 여러 마리가 생기다 보니 그런 식으로 소비될 정도가 넘어버렸다.

    이 캠프 안에는 우리 가족들 어린아이들이 세 명이나 있는데 이 맹수들과의 동거는 너무나 위협적으로 느껴졌다. 이놈들이 번식기가 되면 숫놈들끼리 싸움이 얼마나 치열한지 밤낮을 가리지 않고 혈투를 벌였다. 한 번은 아주 깊은 밤, 내가 잠자는 방 창문 밖 바로 앞에서 "으왕-으르렁-크악!" 하는 비명, 포효와 함께 엄청난 싸움을 목격했는데, 이긴 놈이 패자의 목덜미를 물고 흔들어 찢어내는 잔인한 광경을 목격했다. 이것들을 도저히 방치할 수 없었다. 직원회의에서 이 문제를 상의했는데 해상 공구 쪽에서 해결책이 나왔다. 잠수 작업팀의 팀장격인 문 반장(해군 특공대 상사 출신)이 이놈들의 소탕 작전을 시작했다는 것이다. 현지에서 구입한 총으로 눈에 띄는 대로 쏘아 맞히면 깨갱대고 도망갔다. 납탄이란 것이 한 방에 죽일 수는 없어도 탄환 상처는 썩게 마련이라 절룩거리며 다니는 놈이 속출했다.

숙소 빈터에 쌓여 있는 강관 파이프 깊은 곳에서 자라는 새끼들을 에어컴프레셔(Air Compressor) 호스를 넣어 강력한 압축 공기로 불어내면 이 강아지들이 밀려 나온다. 어미들과는 달리 귀엽게 생겼지만 어쩔 수 없이 구덩이로 던져 넣고 흙을 덮었다. 문 반장이 저만치서 나타나면 이놈들은 멀리서도 알아보고 즉시 줄행랑을 쳤다. 이쯤 되니 어느 틈엔가 이상하게도 한 마리도 남지 않고 사라져 버렸다. 아마도 그놈들은 본래 살았던 앞산 정글로 간 것 같았다.

크라카타우
화산섬 답사기

/

　인도네시아 국토는 약 17,000여 개의 섬으로 이루어진 나라이다. 별지에 넣어둔 지도를 참조하시기 바란다. 그 많은 섬 중에서 크기가 크고 사람이 많이 거주하는 섬 여섯 개를 들자면 칼리만탄(보르네오), 술라웨시, 수마트라, 자바, 이리안자야, 티모르인데 그중에서 자바섬에 수도 자카르타가 있고 인구 밀도도 높고 문명 수준이 가장 높다.

　지금 내가 있는 곳이 자카르타 서쪽 약 300㎞ 지점, 자바섬의 가장 서쪽 해안, 아주 조그만 마을에 불과한 '수랄라야'라는 촌락인데, 이곳에 대형 화력발전소가 건설 중이다. 우리 현장에서 측량기 망원경으로 바다를 살펴보면 서남쪽 수평선 바다 아지랑이 건너편 조그만 섬이 보이는데 이 섬이 그 유명한 크라카타우 화산섬이다.

　이 섬은 지금부터 약 138년 전(1883년 3월) 대화산 폭발로 인하여 거의 섬 전부가 물속으로 가라앉고 섬 주변의 작은 조각들만 반달 모양으로 남아있는, 현재도 유황 연기를 뿜고 있는 활화산이다. 이곳 철강 회사 이름이 이 섬의 지명을 따서 '크라카타우 제강'이라 한 것도 이런 연유다.

　1983년 안 열 지역에서는 이 섬이 폭발할 때 죽은 섬 주민 수만 명의 100년 위령제가 있었는데, 샤먼 굿판 비슷한 것도 하고 회교도실 기도회도 하고 해서 뜻밖의 구경을 한 적이 있다.

현장 일이 어느 정도 정상적으로 진행되던 어느 날, 당시 현장 소장이던 추 박사님이 우리 직원과 가족, 감리회사인 캐나다 몬트리올 엔지니어의 감독관들, P.L.N. 주요 직원과 가족들, 우리와 관계되는 거의 모든 직원과 가족들을 초대하여 크라카타우섬을 견학하는 좋은 기회가 왔다. 섬까지 가는 교통편은 당사가 보유하고 있는 해상 장비 중 '삼바 호'라는 이름의 약 1,500톤급 작업선이었고, 항만 관계 청에 항해 허가를 받아 날짜를 잡았다. 출발하는 아침에 현장 사무실 앞 공터에는 초대된 손님들의 차가 줄줄이 들어왔다. 모두 기대에 찬 얼굴과 신나는 분위기였다.

드디어 부두에 대기한 삼바 호에 승선하기 시작했다. 추 박사 님을 선두로 우리 간부 직원들은 승선하는 손님들을 영접하였다. 마치 결혼식 하객을 맞는 혼주 같은 자세로…. 배 안에는 중갑판 양쪽에 출장 뷔페를 푸짐하게 차려놓고 하얀 유니폼을 입은 조리사들이 손님 모두에게 직접 서빙을 해주었다. 갑판 앞쪽에는 무대를 만들어 놓고 악사, 가수 10여 명, 댄서 등이 대기하고 있었다.

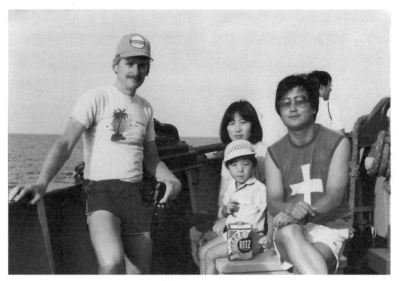
Krakatau 가는 길

　항해의 시작부터 끝까지 계속 노래와 춤, 음악이 흘렀다. 중갑판과 상갑판에서는 그동안 회의실 등에서 일하면서 업무적으로 딱딱하게만 만나던 사람들이 여유롭고 즐거운 모습으로 모두가 친구가 되어 정담을 나누었다.

　쌈바 호는 이렇게 인도양의 시원한 바람을 맞으며 미끄러지듯 항해를 했다. 우리 배에 승선한 손님 중 특별히 상당한 미녀 한 사람이 눈에 띄었다. 추 박사에게 저 여자는 누구냐고 물어보았더니 "당신들 즐거우라고 영화배우 한 사람 초대했으니 말 붙이며 잘 놀아봐." 하는 게 아닌가? 나는 옆에 있는 PLN 직원에게 "저 배우는 인니에서 탑클래스 배우인가?" 하고 물으니 그의 대답이 "얼마 전까지는 탑이었는데 이제는 젊은 배우들한테 밀려서 탑이라고는 할 수 없다."라고 한다. 내가 보기에는 대략 35세쯤 돼 보였다.

"음, 그렇겠지. 이런 건설회사가 주최하는 선상 파티에 참석할 정도면 한물간 인물이겠구나." 이렇게 생각하면서 내 발걸음은 나도 모르게 그녀 쪽으로 걸어가고 있었다.

그녀 앞에 섰다. 댄스파티에서 하듯 깊은 목례를 했다.

"아빠 까바르 부!(안녕하십니까? 마담!) 나는 이 회사의 엔지니어 미스터 신이라고 합니다."

"오우! 그러세요? 이런 멋진 파티에 초대해 주셔서 감사해요."

그녀는 다가서면서 악수를 청했다. 나도 한 발 더 다가서며 그녀의 손을 잡았다. "내 일생에 당신 같은 미인을 만난 건 영광입니다." 했더니 그녀는 활짝 웃으면서 살짝 흔들리는 게 느껴졌다. 바로 그때 내 뒤에 어느새 따라온 아내가 나의 허리춤을 쿡 찌르면서 자그마하게 "이리 와봐."라고 했다. 황급히 몸을 돌려 아래 갑판으로 내려오자마자 내 귀를 잡고 말했다.

"뭐? 내 일생에 뭐가 어째?"

평상시 내 아내는 다른 여자들에게 무슨 농담을 하든 별로 참견하지 않았다. 그러나 오늘만큼은 달랐다. 심히 뭐라고 했다. 아마 상대가 엄청난 미인이어서 그랬는가 보다. 그날 그 긴 항해 시간 동안 나는 다시는 그녀 옆에 얼씬도 못했다.

상갑판에서는 가수들이 교대하면서 팝송, 한국 노래, 인도네시아 노래 등을 끊임없이 불렀다. 댄서들은 백 댄싱을 하다가 누군가가 잡아달라고 하면 무대에서 내려와 날아갈 듯 블루스, 차차차, 디스코 등을 추었다. 배 안에 술기운이 도도하게 올랐다.

약 다섯 시간 만에 크라카타우에 도착했다. 이 섬에는 큰 배를 정박시킬 부두가 없었으므로 우리 배에 달린 상륙정을 내려서 20명씩 타고 몇 번에 나누어 상륙했다. 우리 여직원들은 배에서 수영복으로 갈아입고는 풍당풍당 뛰어들어 하얀 개구리 같은 모양으로 수영하여 섬으로 상륙했다. 우리 직원들은 모든 사람을 상륙시킨 뒤 맨 마지막으로 상륙정의 노를 저어 섬을 밟았다.

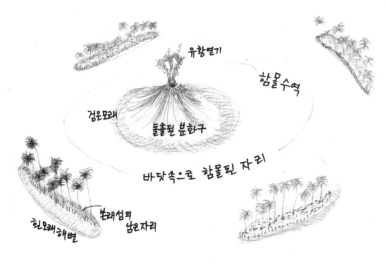

화산섬 스케치

푹신하게 빠져드는 검정색 모래사장을 밟으니 발바닥이 뜨끈뜨끈하였다. 중앙에 있는 분화구 산에 오르니 유황 냄새가 짙게 피어오르고 그 유황 증기로 인해서 분화구 바닥이 보이질 않았다. 100년 전에 폭발한 화산이 아직도 화산 활동을 계속하는 중이었다.

돌아오는 항해는 해류 방향이 바뀌면서 약 여덟 시간이나 걸렸다. 먹는 것도, 춤추는 것도, 누구와 이야기하는 것도 모두들 지쳐 보였고, 바닷바람이 살짝 춥기도 했다. 사람들은 대부분 선실로 들어가고, 아래 갑판에는 배 묶는 로프를 깔고 앉아 있는 사람, 점퍼를 입고 잠든 사람 등 여러 모습으로 지쳐있는 상태에서 배는 현장 부두에 도착했다. 모두 무사히 하선시키고 사무실 앞에 주차된 차들이 모두 떠난 뒤 우리 직원들도 숙소로 돌아왔다. 참으로 멋진 날이었다.

길지 않았던
자카르타 생활

/

　수랄라야 발전소 현장 일이 방파제 캐핑(Capping)까지 끝남으로써 더이상 내가 해야 할 일이 없어졌다. 그 당시 김해근 씨는 자카르타 본사에 자리 잡고 있었고, 홍태훈 씨는 타이 푸켓에 어느 현장 책임자로 열심히 근무 중이었다. 아직까지 이곳 현장에 남아있는 사람은 이석근, 신현승, 그리고 나 신현호였는데, 신현승 씨는 "난 이제 돌아가야 할 때"라고 생각하고 있었고, 이석근 씨는 "나는 어찌할까?" 하고 살짝 고민하는 단계였다. 그러는 중에 나에게 집도 마련해 준다고 하며 JKT 본사에 가 있으라 했다.

　현장 숙소에 있는 몇 개 안 되는 짐들을 작은 트럭에 싣고 J.K.T.의 '뜨벳' 동네로 이사를 했다. 그 집은 작았지만, 우리 세 식구가 살기에는 부족함이 없는 아늑한 단독 주택이었다. 그때 아내는 작은아이를 임신 중이어서 배가 불룩한 상태였다.

　본사로 출근을 시작한 지 얼마 되지 않아 일거리가 생겼다. '동칼리만탄' 지역에 암모니아/우레아 비료 공장이 발주되었는데 발주처는 동칼리만탄 비료(부뿍 칼팀)이고 제너럴 컨트랙터(General Contractor)는 인니 산업성 산하 대형 업체인 '르까야사'였다. 우리가 들어간다면 '르까야사'의 서브 컨트랙터(Sub Contractor) 자격으로 제3 비료 공장의 해상과 육상 토목 공사를 하게 될 것이었다.

이 공사의 수주 작업이 시작될 때 우리 회사(J.S.I.) 내부 상태는 이러 했다. J.S.I.의 인니 현지 사장인 미스터 에카 씨가 싱가포르 사장 미스 터 로우 씨와 결별하고 떨어져 나가면서 새로운 공사 수주가 아주 힘든 여건이었다. 미스터 에카 씨는 인니 사회에서 정·재계를 망라해서 막강 한 영향력을 가지고 있는 분으로서 미스터 로우 씨와 모종의 내막으로 파경을 맞이하고 J.S.I.를 떠났다. 그의 분노는 J.S.I.가 앞으로 어떤 공사 도 수주할 수 없도록 하는 방해 공작이 집요했으므로 이번 칼팀3(Kaltim 3) 비료 공장 수주 작전은 비밀리에 진행해야 하는 실정이었다.

김해근 씨와 나는 Kaltim 3 공사 견적을 시작했다. 해외 공사 견적은 단연 김해근 씨가 선수 중 선수였다. 나도 국내 공사 견적에 대해서는 꽤나 할 수 있는 사람이지만 지금 여기서는 김해근 씨 보조역 밖에는 할 것이 없었다. 그러면서 나는 또 새로운 방식을 어깨너머로 배워나갔다.

공사 견적의 가장 중요한 것은 그 공사를 수행할 수 있는 가장 저렴 한 가격을 산출하는 것인데, 우리식으로 말하자면 실행가 산출이다. 수 행 가능한 최저가를 회사 오너에게 제공해 주는 것이 코스팅(costing)을 하는 기술자의 핵심 임무라고 생각한다. 그 당시 이 회사는 이러한 견 적 일이 생기면 영국인 QS들을 초청해서 사무실을 내주고 비싼 용역비 를 들여서 입찰 금액을 뽑아내는 것이 고작이었다. 우리 기존 직원들의 학력 수준은 석박사가 수두룩했지만, 실무에서 코스팅(Costing)을 하거나 방법(Method)을 제시하거나 하는 역량이 이상하리만큼 약했다. 사정이 이러하니 사장 미스터 로우는 김해근 씨와 내가 입찰 금액을 내놓겠다고 하니 놀라워하며 걱정을 많이 하였다.

마침내 우리들의 공사 실행가가 나왔다. 발주처 계획 가격과 비교하니 41% 정도밖에 안 되었다. 공사비 차이가 이 정도 되다 보니 우리도 긴장하여 처음부터 다시 도면을 검토하고 물량 산출하고 투입 장비와 자재 인력을 모두 검토해서 다시 계산해 봤지만, 그것밖에 안 되었다. 입찰 날짜가 다가와 미스터 로우에게 금액을 보고했다. 약간의 여유분을 첨가하여 46% 정도로. 그러면서 로우 사장에게 말했다.

"이 금액이면 끝낼 수 있습니다. 당신께서 적자를 각오하고 이 공사를 따려면 이 금액 선에서 내리시고, 흑자를 생각하시면 여기서 올린 금액으로 투찰하면 흑자 폭은 정확히 그 차이가 납니다."

사장 미스터 로우는 다시 물었다.

"이 금액에 이 공사를 끝낼 수 있단 말이지?"

"예. 그렇습니다."

"확신하는가?"

"예. 확신합니다."

미스터 로우는 결심했다. "입찰 서류를 51%로 만들라."라고 지시했다. 우리는 꼬박 밤샘하면서 내역서를 바꾸고 입찰 서류를 작성했다. 그때는 컴퓨터가 없고 전동 타이프를 사용하던 시절인데 본사 여직원 미스 '스와니'가 도와주어서 새벽녘쯤 서류를 완성할 수 있었다.

사장님 책상 위에 입찰 서류가 든 가방을 올려놓고 '스와니'를 아직 밝지 않은 이른 새벽에 데려다주느라 그녀의 집까지 갔다. 그녀는 차에서 내려 자기 집 대문을 열고 마당을 가로질러 집 현관까지 갔다. 그런데 운전사는 차를 출발시키지 않았다. "왜 안가니?" 물으니 운전사는 "저 집 현관문이 열리고 가족이 나와서 그녀를 데리고 들어가는 것이 확인

되어야 우리는 출발할 수 있다."라고 했다. 맞는 말이었다. 여기서 우리는 이런 것도 배웠다.

김해근 씨와 나는 어느 호텔 사우나에 가서 고단한 몸을 풀고 집으로 가 쉬었다. 오후에 사무실에 나와 보니 그 공사가 그 금액에 낙찰이 되었다는 것이다. 미스터 에카는 우리가 공사 수주를 못하도록 감시했지만 우리는 해낸 것이다.

이제부터의 문제는 과연 설계가의 51% 금액으로 우리가 해낼 수 있는가였다. 다음날 출근을 하니 미스터 로우 사장이 나를 불렀다.

"이번 Kaltim 3 프로젝트는 당신을 프로젝트 매니저로 보내고 싶다. 동의하는가?"라고 물었다. 나는 뜻밖이어서 선뜻 대답하지 못했다. 로우 사장은 내일 아침까지 대답하라고 했다. 나는 내 자리로 돌아와 이것저것 생각했다. 김해근 씨와도 상의하였다. 이것은 나의 건설 기술자 일생에 첫 현장 소장 임무였다. 솔직히 나는 기뻤다. 그러나 여기는 외국인 회사이고 나와 손발을 맞추어야 할 직원도 없으며, 오로지 나 혼자다. 김해근 씨는 이미 본사에서 중요 직책을 맡은 사실상의 임원이었다. 내가 맡은 현장 일까지 도와줄 수는 없는 일이었다. 가장 중요한 공무 담당도 없었다. 나 자신도 간신히 통하는 영어 실력이며, 영어로 주고받는 문서 싸움에도 자신이 없었다. 또 한편으로는 이 공사에 필요한 공사 전도금이나 자재 구매, 장비의 사용, 인력 고용 등의 운영에 관한 권한을 외국인인 나에게 줄까? 우리 같은 외국인 엔지니어를 고용한 것은 기존의 자체 엔지니어들로서는 수행하기 힘든 현장 일을 하라고 불러들인, 단순 용병으로 와 있는 것이라 생각했는데, 현장 책임자로 보낸다는 것은 그런 문제들을 뛰어넘어야 했다. 과연 그렇게 나를 믿고 밀어줄까 하는 것들이 관건이었다.

나는 다음 날 아침 사장실로 갔다.

"오! 미스터 신, 생각해 봤어?"

"예. 몇 가지 질문과 조건이 있습니다."

"말해보시오."

"첫째, 회사 내에 있는 직원 중 내가 필요로 하는 사람을 지목하면 내 현장으로 보내주십시오."

그의 대답은 오케이였다.

"둘째, 실행 예산을 짜서 보고할까요?"

미스터 로우는 예산 보고는 필요 없고 낙찰 금액 안에서 당신 뜻대로 하라고 했다.(이것은 내가 견적에 참여했고, 확신한다고 했으니 네가 책임져야 한다는 뜻으로 해석됐다.) 또한 매달 필요한 금액을 요청하면 그곳 은행의 내 이름 구좌로 우선적으로 전도금을 보내주겠다고 했다.

그 외에도 미스터 로우는 공사 대금을 기성 청구하고 공사비 수령하는 등 매 건을 결정하는 결재권과 회계 관리까지 모든 것을 내가 결정하라고 했다. 발주처나 Gene Con과의 관계에서 중요 결정 사항을 내 선에서 할 수 있는 사장의 모든 권한을 위임하는 위임장(Authorization Letter)도 문서로 주겠다고 했다. 또한 장비, 인력의 수급, 고용, 해임 권한까지 내가 결정하고, 내가 필요한 장비와 인력도 요청하는 대로 보내주기로 했다. 현지에서 필요한 인력 또한 얼마든지 고용, 해고할 수 있다고 했다. 마지막으로 직원과 기능원의 거주, 급식, 포상, 의료 등 노무 관련 권한까지 모두 내 선에서 하라고 했다.

미스터 로우 사장이 이 정도로 말씀을 해주시니 나로서는 더 이상 할 말이 없었다. 나는 쾌히 이 공사를 맡아서 훌륭히 수행하겠다고 말씀드렸다. 나는 내심 매우 자신이 있었고 기뻤다. 왜냐하면 나는 견적 과정을 통하여 이미 상세한 스터디가 되어 어찌해야 하는지 머릿속에 이미 정리가 다 되어 있었다.

미스터 로우 사장은 이 일을 시작하며 나에게 첫 번째 지시를 했다. 이번 킥오프(Kick off) 미팅이 다음 주에 있으니 출발 준비를 하고 우선 모빌라이제이션(Mobilization) 첫 배 선적 리스트를 작성해 놓고 현지 미팅에 참석하라고 하셨다. 나는 소장이라는 타이틀을 갖고 임무 수행을 하는 것으로 다음 주 킥 오프 미팅에 참석차 추 박사와 함께 J.K.T. 공항을 출발하여 "바릭파판" 공항에 도착했다.

여기 '발릭파판'에서 본땅('Bontang')까지는 대중교통편이 없었다. '본땅'에 있는 LPG, LNG 가스 공장인 뻬떼(P.T.)²⁾바닥('BADAK')사 소속 경비행기를 얻어 타는 길밖에 없었다. 이 비행기는 개인 회사 소속이므로 자기네 직원부터 태우고 그 외 사람들은 자리가 남을 경우만 탑승이 되었다. 그러므로 예약을 받지 않았다. 9인승 경비행기인데 약 50분 정도 비행했다. 짐칸과 승객 칸 구별도 없고 승객 칸 한쪽에 짐가방을 쌓아놓은 후 기다란 밴드로 묶어 그물을 씌워 놓았다. 좌석 번호도 없고 자유석으로 앉았다. 조종석에도 칸막이가 없어 조종석이 다 보였다. 프로펠러 엔진 시동을 걸 때는 밖에서 정비사가 홱 돌려주면 '푸드득-푸드득' 하다가 부르릉 소리를 내며 돌아갔다. 출발 전 기장이 승객들에게 당신은 저쪽으로, 또 당신은 이쪽으로 하며 자리 정리를 해주었다. 작은 비행기라서 무게 중심을 잡는 것이라 했다.

안전벨트를 매고 "자, 이륙합니다." 하자 "부르르릉" 하며 기체가 덜덜

---

2) 참고 P.T.는 인니어식 표기로서 주식회사라는 뜻

덜 몸부림치면서 활주로를 달리더니 어느새 둥실 떠올랐다. 창밖을 내려다보니 울창한 열대 우림(정글)이 얼마나 **빽빽**이 서 있는지 마치 초록색 커다란 융단을 깔아놓은 듯했고, 만약 이 비행기 문을 열고 뛰어내린다면 저 위에 푹신하게 내려앉을 듯한 착각이 들었다. 경비행기는 칼리만탄 정글 위를 멋지게 날아갔다. 뭉게구름은 얼마나 크고 높게 솟아 있는지…, 그 구름의 골짜기를 이리저리 잘도 **빠져나갔다**. 그때 갑자기 구름 골짜기가 막혔다. 조종사는 어쩔 수 없이 구름을 들이받고 그 속으로 들어갔다. 갑자기 창밖이 어두워졌고 기체가 와들와들 떨었다. 터뷸런스(Turbulence, 난기류)가 걸린 것이다.

'이 조그만 비행기가 잘 날아갈까, 이 오지로 들어가 다시 나올 수 있을까?' 이런 생각과 약간의 두려움으로 앞 좌석의 손잡이를 꽉 잡고 있는 나를 발견했다.

드디어 구름을 **빠져나왔다**. 햇빛은 갑자기 찬란하게 정글을 비추었다. 황토색 강물이 길게 굽이쳐 흘렀다. 저 강물에는 어떤 생명체들이 살고 있을까 등등 여러 생각을 하다가 본땅(Bontang) 비행장에 내렸다.

아주 작은 공항 건물 하나뿐이었다. 여기는 공항이 아니고 **뻬떼 PT.** '바닥' 社의 회사 내 간이활주로였다. 지금 내가 비행기로 온 이 길(바릭빠빤~본땅)은 이 비행기를 이용하는 것 외엔 사륜구동차로 약 네 시간 동안 험한 정글을 헤집고 습지와 풀숲을 지나서 와야 하거나, 아니면 약 20인용 Speed Boat를 타고 약 한 시간 반을 들어와야 했다. 말이 보트지 제트 엔진이 달려있어서 물 위를 거의 날아갔다. 그 후 직접 타 볼 기회가 있었는데, 출발하면서 창문을 잠그고 천장 캐노피도 잠갔다. 거의 반 잠수함처럼, 때론 비행기처럼 파도에 탕탕 부딪히며 겁나게 달려갔다. 내릴 때쯤 되면 꽉 다문 어금니가 아플 지경이었다.

본땅(Bontang)이란 곳은 바로 이런 오지에 있었다. 위도상으로는 딱 적도의 위치에 있다. 현장에 먼저 도착해 있는 운전사가 차를 가지고 우리를 데리러 나와 있었다. 빨간색 도요타 랜드크루저 지프. 추 박사와 나는 이 차를 타고 내가 일해야 할 칼리만탄 비료 공장 현장으로 갔다. 1공장과 2공장은 이미 비료 생산을 하고 있고, 이번에 내가 맡은 이 공사는 제3공장이었다. 그래서 이 공사 명칭은 '칼팀3(Kaltim 3)[3]'이라고 불렀다.

암모니아, 우레아 비료를 만드는 인도네시아 산업성 소속 공장이다. 제1공장은 독일 '루무스사'가 세웠고, 제2공장은 미국 '켈로그사'가 세웠다.

자! 이제 35살 젊은 한국인 엔지니어가 제3공장을 짓겠다고 이곳 본땅(Bontang)에 도착했다. 힘을 주시옵기를 마음속으로 기도드리며 그날 밤은 칼팀(Kaltim)에서 제공하는 게스트하우스에 짐을 풀고 쉬었다.

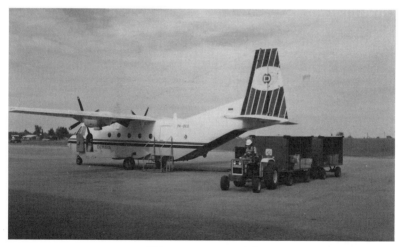

19인승 P.T. BADAK社비행기

---

3) '칼팀'이란 '칼리만탄 티모르'란 뜻이고 '티모르'는 동쪽이란 뜻. 즉 〈동칼리만탄〉이 된다.

제3장

/

칼리만탄의 동쪽

KALITIM3 암모니아,
우레아 비료 공장

본땅(BONTANG)
생활을 시작하다

/

    칼팀공장 게스트하우스는 이곳을 찾아오는 회사 손님을 숙박시키는 숙소 시설인데 크게 좋거나 불편하지 않을 정도였다. 아침 식사는 서양식으로 빵과 버터, 우유, 와플, 주스 정도로 준비해 놓았다. 이곳에서 간단히 아침을 해결하고 추 박사와 칼팀(Kaltim), 치요다(Chiyoda), 르까야사(Rekayasa) 사무실을 방문하여 관계 인물들을 만나 상호 인사하고 명함을 주고받았다. 그쪽 관계자들이 한결같이 물었다. J.S.I.는 인도네시아 회사라고 알고 있는데 소장이 한국 사람이냐고. 더욱이 이렇게 젊은 사람이 현장 소장을 해낼 수 있겠느냐고. 추 박사는 나 대신 열심히 대답했다.

    "미스터 신은 젊지만 일을 추진하는 힘이 좋은 사람입니다. 잘 지켜보시고 어려움이 생기면 도와주십시오."

    나는 매우 고마웠다. 추 박사는 자기 본향이 북중국이라고 나에게 말한 적이 있었다. 주나라 주(周) 씨의 시조는 고려 왕조와 같은 혈통이라면서 자기에게도 한국인의 피가 있다고 스스로 말했다. 역사적으로 동의하지는 못하겠지만, 이분이 내 편에서 열심히 도와주는 것은 사실이었다. 다음날 킥오프(Kick-off) 미팅에 참석해서도 열심히 나에게 힘을 실어주기도 했다.

그다음 날 추 박사는 J.K.T.로 돌아갔다. 나를 위해 내 편에서 열심히 응원을 아끼지 않는 그를 본땅 비행장까지 배웅해주었다. 조그마한 경비 행기에 탑승하고 혼자 남겨진 나에게 창문을 통해 손을 흔드는 그의 모습은 지금도 잊을 수가 없었다. 잘 해낼 것을 믿는다는 무언의 손짓임을 나는 가슴에 새겼다.

이제부터 이 낯선 땅 칼리만탄에 한국인이란 오직 나 혼자만 남았다. 이 열대 고도에서 저 크나큰 프로젝트를 완성해야 한다는 무게감이 묵직하게 밀려왔다. 이 공사를 내 힘으로 끝까지 해내지 못한다면 기술자로서 나 자신을 내가 용납하지 않을 것이다. 내 인생에서 나를 시험할 기회가 온 것이라 생각했다. 나는 할 수 있다. 해낼 수 있다고 굳게 각오했다.

배웅하고 다시 현장으로 돌아왔다. 현재 나의 직원이라고는 내 차를 운전하는 운전사 한 명밖에 없었다. 칼팀에서 우리에게 현장 사무실을 지을 때까지 임시로 사용하라고 내어 준 창고에 들어가 보았다. 언제 지어졌는지도 모를 낡은 목재 창고였다. 창고 구석구석에는 큼직한 나무상자들과 화학 공장에서 쓰일 법한 파이프, 펌프류의 기계, 플랜지 등의 기계 부속 등이 쌓여 있었다.

나는 운전사와 둘이 빈 상자들을 한쪽으로 치우고 쓰다 버린 헌 책상과 의자들을 한곳으로 모아 정리했다. 그리고 칸막이로 쓸 만한 것들을 옮겨 책상 옆에 세우니 아쉬운 대로 사무실 같은 모양새가 되었다. 그곳에 나는 본사에서 가져온 공사도면을 펴놓고 공사 평면도를 벽에 붙이니 제법 사무실다워졌다. 우리는 청소도 깨끗하게 하고 창문까지 말끔하게 닦았다. 창문도 활짝 열어 환기를 시키니 훨씬 분위기가 훌륭해졌다.

이렇게 임시 사무실을 만들어 놓고 칼팀(Kaltim) 지원 사무실에 전화 신청을 하니 바로 개통이 되었다. 그리고 사택 지원과에 가서 공사가 끝날 때까지 나와 내 가족이 살 수 있는 집을 신청하니 이미 제1공장과 제2공장을 세울 때 미국인, 독일인들이 살던 집 동네가 거의 빈 상태로 50여 동 이상이 있었다.

칼팀 정문을 나서서 오른쪽으로 아담한 단독 주택들이 마치 유럽이나 미국의 어느 마을인 듯한 예쁜 주택 단지가 있었다. 마을 한가운데는 입주자용 수영장과 마을 회관 커미서리(공판장) 등도 있고 주변에는 울타리가 쳐져 있어 아늑해 보였다. 정문에는 군대 위병소 같은 경비실도 있어서 안전과 치안이 확보된 공간이었다. 정문 앞 가까운 곳에 집 하나를 골라 계약을 했다. 안에 들어가 보니 침대, 소파, 식탁, 에어컨까지 기본 가구들과 부엌살림으로 스푼, 부엌칼, 도마, 포크 등이 완벽하게 준비되어 있었다. 관리인이 키를 내주면서 오랫동안 사용하지 않았으니 말끔하게 청소를 해 놓겠다고 했다.

저녁 퇴근 후 계약된 나의 집으로 와서 이제야 제대로 짐을 풀었다. 샤워하고, 잠자리에 들었는데 도무지 잠이 오질 않았다. 우리나라도 아닌 외국 땅, 이 외지고 외진 칼리만탄 동쪽 끝까지 와서 홀로 침대에 누우니 온갖 생각들이 밀려왔다. 내가 누운 방 창문 밖에는 가로등이 하나 켜져 있었는데, 방의 불을 꺼도 환할 정도였다. 아까부터 풍뎅이 같기도 한 주먹 크기의 벌레 한 마리가 유리창에 윙 윙-퉁 퉁! 부딪혔다. 밤에 날아다니는 새인지 박쥐인지 '꽤액꽤액' 하고 끊임없이 울어대었다. 일어나 창문 커튼을 젖히고 밖을 보니 꽤 넓은 바나나 나무숲이 펼쳐져 있고 멀리 비료 공장 불빛이 보였다. 참으로 잠 못 이루는 힘든 밤을 보냈지만, 그래도 아침 일찍 가볍게 일어나 라면을 하나 끓여서 풋고추와 함께 맛있게 먹고 씩씩하게 '나 홀로 사무실'로 출근을 하였다.

본사와 통화가 되니 좋았다. 추 박사께 내 현장으로 들어오는 장비 운반(Mobilization) 선박이 언제 출발했느냐고 묻기도 했고, 임시 사무실이 지만 자리를 잡았다고 보고도 했다. 전화번호도 알려주고 보니 마치 제 대로 일이 시작된 것 같은 생각이 들었다.

오늘은 르까야사(Rekayasa) 실무자들을 사무실로 찾아갔다. 위나르디, 하르소노, 타뤽, 푸죠우, 이마니 등과 인사도 하고 환담을 나누다 보니 하루가 거의 다 지나갔다.

기능공 숙소도 이미 1, 2공장 시절에 지어진 숙소가 아직 멀쩡하게 남 아있으니 우리 현지인 기능공 최대인원이 올 것에 대비하여 '천 명'을 수 용할 수 있는 숙소를 확보하였다. 전체적으로는 삼천 명 수용이 가능한 규모라 한다.

이렇게 공사 준비 단계로 이런저런 일들을 해나갈 때쯤, 드디어 본사 에서 직원들이 도착하였다. 쏘아띠, 찬스핑, 테죠, 츄아렁핑 등 모두 수 랄라야 현장에서 같이 일했던 중국계 말레이 국적의 청년들이었다. 이 들은 당연히 나를 자기들의 상관으로 인식하고 태도도 공손했는데 오직 '쏘아띠'만은 건방진 태도를 보였다. '여기는 중국계 화교회사인데 어디서 굴러온 꼬레안 니가 뭐냐?' 하는 식이었다. 나는, 이런 놈은 자신의 위 치가 어디인지 확실히 가르쳐 놓을 필요가 있다고 생각했다.

"야! 쏘아띠, 공사 도면하고 내역서 가지고 이 공사 공정표 일주일 내 로 작성해."

이렇게 명령조로 말하면 조금은 찔끔하는 척했지만, 본래 인간이 그렇 게 생겨 먹었는지 말귀가 어두웠다. 그의 특유한 혀 짧은 소리로 말했다.

"나 공정표 그런 거 못 해!. 현장 일이나 빨리 하자구요!, 나는 현장 사무실 그런 거 필요 없어!"

먼저 현장에서 쏘아띠 이 녀석이 일하는 것을 보았는데 온몸에 콘크리트 물을 덮어쓰고 무전기 들고 악쓰고 떠들기만 하는 놈이었다. 나는 안다. 저 녀석은 공정표 그런 거 절대로 못 한다는 것을. 그러나 나는 계속 몰고 갔다. "쏘아띠! 너는 엔지니어냐 아니면 십장이냐?" 하면 "나는 엔지니어인데요." 했다. "그렇다면, 너는 공정표부터 작성하고 이것을 못한다면 너를 십장으로 인정할 수밖에 없으니, 이곳에서 나와 함께 일할 수 없다."라고 단호하게 명령하였다.

사실 나는 이미 본사에서 PERT 공정표와 막대식 공정표 두 개를 작성해 왔다. 그러면서도 계속 쏘아띠를 쪼아댔다. 일주일 안에 작성해 오라고…. 결국 쏘아띠는 제출하지 못했다. 나는 더욱 다그쳤다.

"장비가 도착하려면 한 달이나 남았다. 그동안 너는 도면과 내역서 숙지하고 사전 스터디 해라, 스터디의 결과물은 '공정표'이다. 확실히 만들어."

만약 못한다면 왜 못하는지 설명을 하라고 했다. 계속 몰아붙이니 이 녀석 버럭 화를 내며 나가버렸다. 그리고는 내 차를 가지고 어디론가 나가버린 것이다. 이것 또한 괘씸했다.

이런 상황에서 얼마 후 칼팀(Kaltim) 안전부에서 연락이 왔다. 당신 회사 쏘아띠란 사람이 정문 밖 3㎞ 지점에서 차량을 전복시킨 사고가 났다며, 그 사람은 지금 의무실에 있다고 했다. 그러면서 덧붙이는 말은 당신 회사는 안전사고 벌점을 받을 것이라고 했다. 보고를 받는 순간 나는 엄청 화가 났다. 하라는 일은 하지 않고 쓸데없이 외부로 돌아다니다가 사고를 내다니, 괘씸했지만 일단 의무실로 가봤다. 쏘아띠는 얼굴과 다리에 붕대를 감고 누워있었다.

"헤이, You! 어디 갔다가 사고를 냈냐?"

쏘아띠는 정문 밖 3㎞ 지점 유곽 지대에 갔다 오면서 사고가 났다며 아무렇지도 않게 말했다.

"이제부터 너는 여기서 일할 생각 말라."

그렇게 말하니 쏘아띠는 대답은 안 하고 눈망울만 굴렸다. 나는 여기서 결심했다. 이놈을 시범케이스로 잘라야겠다고. 다음에 오는 더 많은 직원의 통제를 위해서라도!

추 박사에게 전화했다. 이놈을 해고하겠다고 알린 후, 이놈이 병원에서 나오기를 기다려 면직 통보를 하고, 비행기표를 손에 쥐여준 다음 J.K.T. 본사로 보냈다. 그 후 추 박사에게서 전화가 왔다. 지금 다른 현장에 보낼 곳도 마땅치 않으니 당신이 좀 데리고 있으면 안 되겠느냐고 말했다. 나는 단호하게 거절했다.

"쏘아띠는 내 통제 밖에 있는 사람입니다. 면직시켜야 합니다."

결국 그는 본사에서도 구제받지 못하고 그의 고향 '말레이시아 사라와크'라는 시골에 가서 '두리안' 농부가 되었다고 들었다.

또 며칠이 지났다. 이곳에 오면서 준비해 온 조그만 병에 담긴 고추장과 된장, 그리고 라면 몇 개가 거의 소진 되어갔다. 칼팀 게스트하우스에서 매일 빵과 버터를 먹는 것도 싫증이 났다. 숙소 안의 공판장에는 고작 무 몇 개, 과일, 양파 정도와 현지 라면, 그리고 과자 부스러기 정도밖에 없었다. 본땅 시내에 가면 '뻬데 바닥회사' 영내의 마트에 제대로 된 식품들이 있다고 하는데 아직 그곳까지는 가보지 못했다. 앞으로 긴 시간 동안 먹고살 일이 걱정될 무렵이었다.

며칠 후 퇴근해서 집에 도착하니 웬 현지인 젊은 여자 한 사람이 현관 앞 계단에 앉아 있다가 일어섰다. 체격이 다소 큰 편이고 피부가 완전히 새카만 아이였다. 눈만 커다래서 흰 동자만 번뜩번뜩했다. 히잡은 쓰지 않았다. 이건 무슬림이 아니거나 가톨릭이란 뜻이었다. 여기 여인들은 영어를 거의 못하는 게 보통인데 이 아이는 제법 영어로 말을 했다.

"미스터 신, 나는 당신을 기다리고 있었어요. 내 이름은 '매리'입니다."

그녀가 자기소개를 했다. 매리는 제1공장과 제2공장을 공사할 때 독일인 가정과 미국인 가정에서 일한 경험이 있다며, 제3공장 공사를 하러온 미스터 신의 집에서 가정부로 일을 할 수 있게 해 달라는 것이었다. 한국 김치를 해 본 적은 없지만 가르쳐주면 자기는 잘할 수 있다고 했다. 자기는 스물두 살이며 결혼은 아직 안 했다고 했다.

여기는 보통 10대에 결혼하여 아이 낳고 하는데, 스물두 살이면 제법 노처녀인 것이다. 머리카락은 흑인들의 곱슬머리이고 둥근 사자머리가 허리까지 뒤덮었다. 살고 있는 집은 여기서 30㎞ 밖 시골에서 엄마하고 산다고 했다. 오늘 자기를 가정부로 받아주면 뒤편에 있는 하인방으로 들어오겠단다. 이 나라의 주택들은 주인이 사는 공간과는 별개로 뒷마당 구석진 곳에 작은 하인방이 있는 구조가 대부분이고, 지금 이 집도 그러했다.

이쪽 인도네시안의 피부색은 엷은 커피색 정도로 가무잡잡한 게 보통인데 매리는 완전 새까만 먹물 색깔을 하고 있었다. 이런 종족을 '아시안 니그로'라고 부르기도 한다는데, 어쨌든 이런 피부색은 처음 보았다. 그렇지 않아도 가정부를 구하려던 참인데 제 발로 찾아와 주었으니 나로선 고맙기도 했다. 매리는 그날부터 하인방에 입주하고 내 집일을 도와주기 시작하니 나는 갑자기 편해졌다. 세탁기도 돌리고 다림질까지 깨끗하게 해주니 출근할 때마다 회사 유니폼을 빳빳하게 입고 나갈 수 있었다. 안전화도 반짝반짝 닦아놓았다. 저녁에 들어오면 따뜻한 밥에 풋고추와 고추장일망정 새 밥을 해 놓으니 나의 생활은 너무 좋아졌다.

아주
위험했던 밤

/

    칼팀(Kaltim) 정문을 지나가다가 게이트를 수리하는 현지 업자들의 작업하는 현장을 보았다. 조잡한 장비와 발판 등이 워낙 위험해 보였다. 아무 생각 없이 차에서 내려 그들이 하는 작업을 잠깐 올려다보는 순간 콱! 내 왼쪽 어깨에 격심한 충격이 왔다. 잠시 아찔하다 그 자리에 주저앉았는데 정문 경비원이 뛰어와 나를 일으켜 세웠다. 게이트를 수리하는 사람들이 세워 놓은 Steel Support 기둥 하나가 마침 내가 있는 쪽으로 쓰러지며 내가 쓰고 있던 안전모를 옆으로 스치듯 때리면서 어깨를 친 것이었다. 회사 약식유니폼을 입고 있었는데 옷 밖으로 피가 솟아났다. 피가 솟는 곳을 한 손으로 누르고 경비원과 운전사가 이끄는 대로 의무실까지 걸어갔다. 치료라고 해 보았자 소독과 연고 바르고 거즈 대어 붕대를 감는 것이 전부였다.

    나는 안전 부서에 보고하지 말라고 했다. 얼마 전 쏘아띠 사고로 공사도 시작하기 전 벌써 벌점을 먹었는데 소장인 내가 이따위 부상으로 또 감점을 먹기 싫었다. 황당하기도 하고 나 자신 화가 나기도 했다.

    긴 세월 동안 건설 현장을 경험하다 보면 사망 사고도 많았다. 앞뒤를 살펴보면 관리 소홀도 있지만, 사고 당사자도 억수로 재수가 없는 경우가 많다. 왜 하필 그 순간에 그곳을 지나갔을까? 단 1초라도 빠르던가 늦었어도 참사는 모면했을 텐데 하는 경우가 많았다. 하여튼 건설 현장이란 곳은 총알이 날아오지는 않지만, 전쟁터와 같았다.

문제는 그날 밤에 일어났다. 새벽 3시쯤 되었다. 잠자리에 누워있는데 얼마나 어깨가 아픈지 잠을 잘 수가 없었다. 골격에는 문제가 없는 것 같은데, 아무래도 붕대를 풀고 약이라도 새로 바르고 자야겠다고 생각하고는 거실로 나왔다. 주방 냉장고 문을 열고 물병을 꺼내 물 한잔을 마시고 있는데 밖으로 통하는 주방 뒷문에서 키를 넣고 '찰카닥'하고 문 여는 소리가 났다. '어, 누구지?' 하는 순간 문이 열리면서 '매리'가 들어왔다. 물 마시러 왔다며 냉장고에서 물병을 꺼내 물을 마셨다. 나는 웃통은 벗은 상태이고 아래는 헐렁한 고무줄 파자마 바람이었다. 매리가 나를 흘깃 쳐다보고는 "미스터 신, 다쳤어요?" 하고 물었다. 마침 잘됐다 싶어 약 좀 발라 달라고 했다.

나는 주방 앞 홈 바에 높은 의자에 앉아 있고, 매리는 내 왼쪽으로 와서 붕대를 풀었다. 소독을 하고 연고를 바르는 중에 나는 곁눈으로 그녀를 보았다. 비록 새카만 아가씨지만 적당한 크기의 몸에 잠옷 속으로 커다란 그녀의 가슴이 흔들흔들 보인다. 아래쪽으로 짙은 색의 팬티도 보였다. 아, 어쩌나! 나의 거시기는 내 의지와 무관하게 갑자기 주-욱 커지고 말았다. 지금 아내는 작은 아이 출산을 위해 한국에 가 있었다. 자카르타에서도 금욕 기간이 꽤 길었다. 매리는 왼쪽에서부터 앞쪽으로 이동하여 천천히 붕대를 다시 감고 있었다. 겨드랑 사이로 더욱 선명하게 보였다. 나의 그놈은 견딜 수 없을 정도로 단단히 화를 내고 있었다. 그 순간 팔만 뻗으면 이 젊은 여자의 몸을 잡을 수 있었다. 왠지 거부할 것 같지는 않았다. 이 깊은 밤, 이 집안에는 아무도 방해될 것도 없었다. 그러나 짧은 시간, 나는 여러 생각이 지나갔다. 먼저 현장에서 J 소장의 추태와 그 옛날 나의 아버지! 여기까지 생각이 미치니까 정신이 번쩍 들었다.

"매리야, 다 했니?"

"예, 끝났어요."

"그래, 고맙다. 가서 자거라."

나는 벌떡 일어나 내 방으로 왔다. 아마 그녀도 내 앞자락을 보았을 것이다.

"네, 안녕히 주무세요(슬라맛 디둘)."

내 방으로 와서 잠을 청하는데 이놈이 아직도 분기탱천이었다. 도저히 용서를 안 했다. 살짝 후회도 됐다. 다시 나가서 불러볼까? 아니야! 샤워실로 들어가 찬물을 뒤집어썼다. 그런데 왜 분노가 치솟을까? 한 손으로 샤워 파이프를 잡고 서서―간신히 나를 이겨냈다. 이렇게 해서 나는 위기를 넘겼다.

한참 후에 인니에 있는 동료 친구에게 이 이야기를 했더니 "에이, 신형도 참! 나 같으면 삼수갑산을 가는 한이 있더라도 저지르고 말겠다." 이러는 게 아닌가? '나는 바보인가?' 생각했다.

얼마 후 아내는 둘째 아이를 안고 이 먼 곳까지 도착했고, 매리는 집사람 옆에 붙어서 '이부4)'라고 부르며 시중을 들었다. 한국 음식도 배우고 하였다. 한국인 기능직원들이 왔을 때는 회사 식당에 들어가서 집에서 배운 한식을 조리하여 아저씨들에게 제공하는 등 집과 회사를 왕래

---

4) '이부'란 본래 뜻은 엄마라는 뜻인데 윗사람의 부인 등을 부를 때 우리식으로 해석하면 "사모님"과 비슷하게 쓰이는 말이다. 줄여서 '부'라고도 한다.

하면서 활약을 하니 한국인 아저씨들도 그녀를 많이 좋아했다.

그러기를 약 3년여. 공사가 끝나가고 현장을 정리할 무렵 그녀는 자신의 경력 증명서를 영어와 인니어로 작성해서 나에게 확인을 해 달라고 했다. 나는 이것을 내 비서에게 타이핑 하라 하고 한글은 내 손 글씨로 써 주었다. 그 내용은 이러했다.

"이 사람은 한국인 식당 보조 요리사로 근무했음. 수준은 만족할 만하니 이 사람을 고용해서 한국 음식 요리사로 일을 시키면 훌륭히 수행할 것입니다."

이렇게 영어, 인니어, 한국어로 써서 회사 직인을 찍고 내가 사인해 놓으니 훌륭한 경력 증명서가 되었다. 아마도 그녀는 내가 떠난 후에도 새로 오는 한국 기업체에 이걸 보여주고 쉽게 취업이 됐을 거라고 생각한다. 상당히 용의주도한 아이가 아닌가?

내가 재직 중에 그녀는 내 현장에서 일하는 현지인 목수반장과 결혼했다. 그 후 그녀는 여자아이를 낳았는데 우리 집은 그녀의 친정집이 되었다. 우리 집 작은딸이 쓰던 기저귀, 속옷, 겉옷, 장난감, 할 것 없이 바리바리 꾸려서 이고 갔다. 이리저리 그녀와의 기억은 지금도 선명하다.

보람이
태어난 날

/

    내가 본땅 현장에 가서 간신히 자리를 잡을 때쯤이었다. 집에도 일하는 아이가 들어오고 먹고사는 문제가 막 해결될 즈음, 86년 8월 말 무렵이다. 만삭으로 한국으로 가 있는 아내가 오늘쯤 출산했을 것 같은 예감이 들었다. 지금처럼 스마트폰도 카톡도 없었고, 사무실 전화는 현장 내 구내 통화만 할 수 있을 때였다.

    퇴근하자마자 본땅 시내에 있는 전화국으로 혼자 운전하여 갔다. 깜깜한 정글 사이로 간신히 포장만 해 놓은 도로를 오르락내리락 꼬불꼬불 대며 한참 동안을 달려갔다. 여기 현지인들이 말하기를 이 길에 비라도 내리는 밤에는 흰옷에 긴 머리카락을 풀어 내린 여자 귀신도 있고, 군복을 입고 칼을 차고 "하나, 둘!" 행군하는 일본군 귀신도 있다고 하는데, 군대 귀신은 하나같이 머리가 잘린 몸통 귀신이라 했다. 그만큼 으스스한 길이란 얘기였다. 지도상 직선거리가 15㎞이지만 실제로는 30분가량 걸렸다. 전화국이라 해 봤자 조그만 판잣집에 불과한데 여기서 '서울 꼬레아 00번' 신청하고 모기에 물려가며 기다리고 있으면 "미스터 신! 꼬레아 연결되었습니다!" 했다.

    얼른 달려가 받으니 장인어른의 목소리가 들렸다. 아이 엄마가 출산했느냐고 물으니 조금 작은 목소리로 "응. 낳았어." 하신다. 번뜩 내 머릿속에 예감이 스쳤다. 큰아이가 여자아이였으니 이번에는 남자아이였으면 하는 바람이 나에게 있었나 보다. 이름도 내가 미리 지어 보냈다. '보람'이라고. 남녀 공히 쓸 수 있는 이름이 아닌가?

장인어른의 "어! 그래 낳았어!" 이 말씀은 아들이 아니라는 뜻이었다. 만약 아들이었다면 "신 서방! 아들 낳았어!" 해야 할 텐데 그 소리가 안 나오는 걸 보니 뻔했다. 그런데도 나는 바보 같은 질문을 했다.

"뭡니까?"

잠깐 동안 대답이 없었다. 아마 장인어른도 내 속을 어느 정도 들여다봤나 보다. 한참 후 "으응! 딸이야!"라는 힘없는 대답이었다. "애 엄마랑 아이 건강하면 됐지요. 뭐!"하고 대답은 했지만, 솔직히 내 맘은 '쓰아'하니 섭섭했다. 보람이가 나하고 똑같은 범띠니까 그때 내 나이 만 36세 때였다.

세월이 많이 지나서 이 얘기를 보람이에게 했더니 우리 씩씩한 둘째 딸 "아빠, 걱정마세요. 제가 아들 노릇 다 할게요." 했다. 그로부터 또 36년이 지난 지금 보람이는 아들 노릇을 잘하고 있다.

현장
사무실 입주

/

제네콘(GeneCon) 르까야사는, 이 공사에 참여할 서브콘(SubCon) 중 이 공사에 기여도, 규모, 공사 금액, 참여 인원 등을 고려하여 현장 입구에 남아있는 공터에 사무실과 창고부지를 분할해 주었다. 그중 우리 회사(J.S.I.)는 입구 맨 첫 번째 가장 넓은 자리를 할당받았다. 가급적 창고와 야적장으로 충분한 공간을 두고 사무실은 가장 검소하고 실속 있는 형태로 지었다. 소장실은 맨 뒤쪽으로, 간부 직원들의 방은 그 옆으로 잇대어 만들고, 측량반 사무실은 입구 쪽으로 측량 기구 창고와 더불어 배치했다. 평소 내가 구상하고 있던 현장 사무실 배치였다. 간단히 평면도를 만들어 '미스터 테죠'에게 설명하니 그는 기막힌 드로잉 솜씨로 도면과 조감도까지 며칠 안에 완성하여 그 정도 공사를 수행할 수 있는 현지 업체에 발주하여 착공이 되었다.

내부에 들어갈 책상, 의자, 소파, 회의 탁자, 냉장고, 에어컨, 조명, 커튼, 탕비실 소요품, 여직원 휴게실, 화장실, 샤워실까지 손색없는 현장 사무실이 완성되었다. 소장실도 전혀 과하지 않게 평범한 책상, 소파, 의자, 책장을 들여놓고 내 자리에 앉으니 나름 감개무량했다.

내 기술자 인생에 첫 현장 소장이었고 그 소장실에 입주해서 그동안 펼쳐놓지 못한 평면도, 공정표를 꺼내서 벽에 걸었다. 나는 현장에 가면 항상 책상 두 개를 썼다. 한 개는 두꺼운 도면을 펴놓고 수시로 볼 수 있게 했고, 또 하나의 책상은 일반 결재 서류를 보는 책상이었다. 나는 책상을 기역 자로 배치하고 그 중간에 앉아서 서랍 정리, 필통, 전화기, 무전기, 계산기 등을 내가 쓰기 좋게 차곡차곡 정리했다. 한쪽 벽 전체는 상세한 퍼트(PERT) 공정표를 걸고 날짜별로 해야 할 액티비티(Activities)를 색연필로 일목요연하게 정리했다. 이제야 체계적으로 현장 관리를 할 모든 준비가 완료되었다.

나의 현장 생활의 근무 지침은 동아건설 시절 스스로 완성했다. 첫째, 직원 출근 전 내가 먼저 출근하여 내 방문 밖 자리에서 직원 출근 상태를 살펴보기만 해도 사무실은 저절로 작업 준비에 분주했다. 둘째, 현장으로 모두 나가고 사무실이 조용해지면 현장을 한 바퀴 돌아보았다. 이때 반드시 수첩과 필기도구, 카메라를 지참하고 눈에 띄는 시정 사항을 적고 기록했다. 현장을 돌아보면 어느 공구에 작업 인력이 넘치고 모자라는지 한눈에 다 보이기 때문에 재정리할 필요가 있었다. 셋째, 소모 자재가 적당히 쓰이고 있는지, 과다하게 투입되어 있는지, 담당 공구장에게 신경 쓸 수 있게 지시 내용을 메모했다. 넷째, 위험한 요소는 없는가, 안전 장비는 잘 착용하고 작업하는가 대충 이런 것들인데, 이상할 정도로 그런 것이 내겐 잘 보였다.

인부까지 내 밑의 소속 인원이 700명이 넘었다. 한국인은 오직 나 하나였다. 나의 일거수일투족은 100% 공개될 수밖에 없었다. 직원들도 우리 한국 직원이라면 현장에서 바로 "야! 너 이거 뭐하는 거냐? 저건 뭐야?" 이렇게 나무라면 그만인데, 여기 외국인(보통 중국계 말레이 국적 혹은 싱가포르 국적)들은 서양식 교육을 받아서 그런지 한국 직원 다루듯

하면 무척 싫어했다. 그래서 나는 '액션 메모'라는 메모 전달 방식으로 지시를 했다. 각 공구장에게 보내는 메모를 내 책상에 써 놓으면 내 방 바로 밖에 있는 여직원이 수시로 가져가서 각 공구장 책상 위로 배달하는 식이었다.

말이 나온 김에 여직원 이야기도 좀 해야겠다. 현장 위치가 칼리만탄 동쪽 끝이다 보니 '술라웨시' 섬이 가까웠다. 인도네시아에서 최고 미인의 고장이라고 소문난 곳이다. 하지만 내 비서 여직원이 '술라웨시' 출신인데 전혀 미녀가 아니었다. 엄청 착할 뿐이었다. 가끔 내가 뭐라고 말하면 그 까만 얼굴이 빨개졌다.

아무튼 술라웨시, 특히 북동쪽 '마나도'(Manado) 지방이 최고 미인 고장이라 했다. 고급 정보이니 참고들 하시기 바란다.

현장
구내식당

/

　한국식으로 현장 구내식당을 아직까지도 일본식 명칭 한바(食場)라고
들 한다. 이곳은 외부인이 들어와서 '영업'을 하며 현장 인원에게 먹거리
를 제공하고 돈을 받는 형태이다. 그때 그곳은 회사 직영으로서 급여 외
로 무상급식을 해주는 곳이었다.

　외부에 나가봐야 매식을 할 곳도 없고, 워낙 오지이다 보니 극히 몇
명을 제외하고는 회사 숙소 캠프에 거주해야 해서 단체 급식소를 운영
해 주는 것이 통례라 할 수 있었다. 그런데 이것이 그렇게 간단치 않았
다. 다국적인들이 취식을 해야 하는데, 식성이 다르니 음식도 제각각이
었다.

　식당으로 사용할 수 있는 건물은 과거 1, 2차 공장을 건설할 때 사용
했던 건물이 여전히 남아있어 활용할 수 있었다. 우선 주방을 네 칸으로
나누고 인원 비례대로 주방 인원과 비품을 준비시키고 배식처를 네 군
데로 했다. 즉 한국식, 중국식, 인도네시아식, 양식. 이 중에 한국식이래
야 겨우 6명, 중국식 20여 명, 인도네시아식 약 700여 명, 서양식 10여
명 미만이었다. 처음 개시할 때 충분한 양의 식사를 준비시키고 시작했
는데, 어딜 가나 먹는 문제는 참으로 어려웠다. 소장이 한국인이니까 한

국인 기능공은 굉장히 잘 먹여주나 의심도 했다. 인도네시아인 식성은 동서로 몇 시간 비행거리다 보니 동쪽 사람과 서쪽 사람들의 식성이 판이했다. 우리같이 작은 나라도 영남과 호남이 다른데 여기는 너무 차이가 났다. 양식은 우리 현장을 찾아오는 외국 손님용으로 준비해 놨지만, 평소에는 그 창구가 한가했다.

모든 배식처는 모두에게 개방했다. 누구든지 먹고 싶은 배식구로 가라 했더니 처음엔 한국식 배식구가 바빴다. 그러나 막상 먹어보니 밥, 김치, 된장국이 전부이니 이것 별거 아니구나 하고 슬슬 조용해졌다. 일본인 감독관들에게 우리 식당을 이용하라고 문을 열었다. 처음에는 뇌물성이 아닌가 하고 사양하더니만, 사람은 먹는 것에는 별수 없었다. 일본 감독관은 모두 10여 명인데 자체적으로 식당을 운영할 만한 인원이 아니다 보니 차츰차츰 우리 회사 식당으로 모여들었다. 처음에는 서양식 빵과 버터만 먹더니 얼마 후엔 한식 배식구로 모두 몰렸다.

나는 한국 건설회사 출신이다. 감독관들에게 '월례비'는 못 줄망정(그 사람들 받지도 않지만) 이 정도 식사 제공쯤이야 오히려 즐겁게 생각했다. 우리 해상 기능직(잠수요원)들이 작업 중 좋은 물고기를 잡으면 배에 딸린 식당에서 회 뜨고, 맥주나 보드카를 준비했다. 작업선으로 초대하면 점심 한 끼 잘 먹고, 배 안 침실에서 한숨 자고, 오후 늦게 사무실로 돌아오는 점심 파티도 자주 열었다. 내 집에서 김치를 가져오면 "오! 강꼬꾸노 옥상(한국 부인)이 만든 혼또 기무치!" 하면서 좋아했다. 이런 과정을 통해 까탈스럽기 짝이 없는 일본 감독관들은 나에게 전혀 태클을 걸지 않았다.

중국식 배식 창구는 거의 문제가 없었다.

현지인 숙소 울타리 밖에는 고향에서 처자식을 데려와 집을 얻어서

'영외 거주'(?)하는 현지 인부들이 꽤 있었는데, 내가 식당 관리를 여유롭게 한 탓인지 식품이 외부로 유출되는 경우가 많았다. 예를 들면 회사 식당에서 닭고기가 나오는 날은 온 동네가 닭고기를 먹고, 생선을 구우면 온 동네가 생선구이 냄새를 풍겼다. 그러나 이런 것들은 약간의 기강의 문제지 비용상 전체 운영에 치명적인 것은 아니었다.

그 외에 후식으로는 수도꼭지로 음료를 제공했는데 검은 파이프는 커피, 흰색 파이프는 우유, 노란색 파이프는 주스였다. 세 가지 색깔이 섞이면 회색물이 되어 하수구로 흘러나갔다. 하지만 '르까야사' 직원들은 끝내 자존심 세우고 우리네 식당에 출입을 안 했다.

한국인 기능직 식당에는 우리 집에 있던 '매리'를 '보조 요리사'라는 직책으로 투입하여 자연스레 해결했다. 가끔 내 집에서 삼계탕이나 냉면을 해서 일본인 감독관들을 초대해 먹이면 정말 좋아들 했다.

르까야사
미스터 이마니

/

해외 공사를 경험해 보신 분들은 '제네콘'이라면 어떤 시스템인지 금방 아실 것이다. 보통의 경우 제네콘(GeneCon)들은 실제적 공사 일에는 손대지 않고 서브콘(SubCon)을 두어서 공정별로 일을 시키고 기성 검사, 준공 검사, 품질, 안전관리 등을 오너 입장에서 진행했다. 한국 내에서 흔히 부르는 '원도급' 업체와는 개념이 다르다. 설계 및 감리자는 일본의 '치요다(千代田)'라는 회사였다. 이들은 설계적이고 공학적 입장에서의 원칙 감리만 했다. 어쨌든 르까야사(Rekayasa)는 나에게 상당한 비중을 가진 위치였고 상전이었다.

이 르까야사에는 토목직 감독관이 몇 명 있었는데 그중 미스터 이마니는 흰 피부와 큰 키를 가진 인도네시아 명문 공대 출신이었다. 말을 할 때 앞에 난 덧니 사이로 침방울이 고이는 이상한 구강 구조를 가지고 있고, 말투가 조근조근해 조심스레 말을 한다.

이 사람이 어느 날 오전 별도로 내 사무실을 찾아왔다. 그 사람이 내게 볼 일이 있다면 전화로 부르면, 내가 가야 하는 입장인데도 말이다. 내 방(소장실)을 노크하며 조심스레 약간의 미소까지 머금고 "아빠, 까바르. 미스터 신"하고 인사를 하며 들어왔다. 나는 자리에서 일어나 그를 맞이하며 자리에 앉기를 권했다. 그러나 그는 내 책상 옆 보조 의자를 손수 들고 내 책상 옆으로 바싹 다가앉았다.[5]

그는 내 책상 위에 자기가 들고 온 업무 수첩을 내려놓고 그 위에 손을 얹은 자세로 말했다. "미스터 신, 아주 중요한 내용을 상의하려구요." 하면서 그가 가지고 온 현장의 평면도와 종단도를 펼쳐놓고 말을 시작했다.

그의 말을 요약하면 칼팀3공장이 들어서는 자리는 바다를 메꾸어서 만든 매립지 위에 건설하게 되어 있었다. 매립 계획고는 +6.5로 설계되어 있었다. 그의 주장은 +6.0까지 해도, 즉 0.5m를 낮추어도 공장 입지로서는 아무 문제가 없다고 판단된다는 것이다. 현장까지 끌어온 T.B.M(벤치마크)를 50cm만 높여 놓으면(레벨값은 그대로 두고) 설계에 손대지 않아도 실공사 엘리베이션(Elevation)이 50cm 낮아지는 것이라고 그는 열심히 설명했다.

이건 나도 너무나 잘 아는 얘기였다. 내가 사우디 공사할 때 수도 없이 써먹던 방법이 아닌가. 미스터 신 당신과 나만 알고 T.B.M을 50cm만 높이자고 했다. 그러면 너희 회사는 50cm 공사를 하지도 않고 매립 공사가 완성되는 것이고, 그 준공 검사는 내(이마니)가 한다는 것이다. 그러므로 50cm만큼 공사하지 않고 공사 금액을 공짜로 받게 되는 것이니 그 공사의 차액(내 기억으로 한국 돈으로 약 20억 원 정도였다)을 우리 둘이서 나누어 먹자는 것이었다. 이러한 이야기를 이마니는 겁도 없이 아주 심각하게 하고 있었다.

이것을 읽는 독자들이 쉽게 이해하도록 하기 위해 다시 설명해 본다. 예를 들어 담장공사로 벽 쌓기를 한다면, 설계에는 가슴 높이까지 쌓아

---

5) 지금 내가 여기에 밝히는 이야기는 세월도 많이 흘렀고 이 내용이 인도네시아까지 전해져도 그분께 누가 되지 않을 것이라고 생각하여 이야깃거리로 공개한다.

야 하는데 허리 높이까지만 쌓아라. 그래도 돈은 가슴 높이까지 공사한 만큼 줄 테니 그걸 받아서 허리부터 가슴높이까지의 공사비 차액을 개인적으로 달라는 얘기였다. 높이를 측정하는 기준표(T.B.M)을 조정해 놓으면 아무도 모르게 해치울 수 있다는 그런 뜻이었다. 그 공사의 차액을 자기에게 가져오면 금액의 반을 나에게 주겠다는 것이다.

이 사람 참 머리가 좋은 사람이었다. 나도 잠시 흔들렸다. 이런 어려운 제안을 하려고 아침부터 미소 지은 얼굴로 나를 찾아온 것이었구나. 이런 제안을 일언지하에 거절하면 얼마나 자존심이 상할까 싶어서 "당신의 말을 충분히 이해했으니 이번 주 안에 나의 결심을 이야기하겠다." 하고는 그날은 돌려보냈다.

며칠 후 내가 그의 사무실을 찾아가니 나를 안쪽에 있는 조용한 회의실로 안내했다. 그곳에서 나는 이렇게 말했다.

"미스터 이마니!. 그것 참 멋진 생각이다. 정말 아무도 모르게 해낼 수 있을 거야. 그러나 이렇게 생각해 보자. 지금은 당신과 나, 둘만 아는 비밀일지 몰라도 이 큰 공장이 이 자리에 서 있는 한 언젠가 누구의 손에 의해서라도 설계보다 낮게 설치된 것이 밝혀질 것이다. 우린 젊잖아. 밝혀진 그 후 우리는 어찌할 건가 다시 생각해 보자. 지금은 우리에게 주어진 일에 열중합시다. 나는 동의할 수 없어요."

그는 내가 분명히 입장을 표명을 했는데도 나를 더 설득하려 했다. 그 때문에 그 공사가 끝날 때까지 '이마니'는 사사건건 나를 골탕 먹이고, 일일이 트러블을 만들었다.

장비 도착 : 어마어마한
모빌라이제이션(Mobilization)

/

　여기 칼팀3프로젝트(Kaltim 3 project)를 수행하기 위해서는 엄청난 장비력을 필요로 하는데, 이 공사에 필요한 장비들은 이 근처(바릭파판, 사마린다)에서는 절대 수배될 수 없는 대형 장비일 뿐 아니라 인도네시아 전역을 통해서도 절대로 동원될 수 없는 장비들이었다.

　칼팀이나 르까야사 측도 이런 점을 잘 알고 있었다. 매번 회의 때마다 너희 회사(J.S.I.)가 과연 이런 장비들을 동원할 수 있을까 하는 점이 큰 의문점이라며 번번이 나와 J.S.I.를 의심해 왔다. 나는 내 회사가 가지고 있는 장비력을 너무나 잘 알고 있기에 큰소리를 탕탕 쳤다.

　"우리 회사는 전 세계에서 가장 큰 규모의 해상 파일선을 비롯해서 해상크레인, 준설선, 덤프트럭, 불도저 등을 보유하고 있고, 지금 '싱가포르'와 '웨스트 자바' 지역에서 대형 운반선에 적재 중입니다. 이미 제출된 장비 목록을 참조하시기 바랍니다." 하고 자신 있게 말을 하니 모두들 감탄과 기대를 했다.

　그러나 본사 해상 운송 부서의 이런저런 문제로 인하여 장비 적재와 항해 승인 등에 조금씩 차질이 생기면서 장비 도착일이 차일피일 늦어졌다. 그러니 독촉이 날이 갈수록 심해졌다. 르까야사 감독관 미스터 타획은 그중 고참에 해당하는 사람인데 노골적으로 이죽대기를 잘했다.

"J.S.I.가 거짓말쟁이냐? 아니면 미스터 신이 거짓말쟁이냐? 이러다가 이 공사 언제 하겠냐?"

그럴수록 나도 속이 더 타들어 갔다. 내 사무실에 돌아오면 책상 위에 문책성 독촉 공문서가 수두룩하게 쌓여 있었다. 본사에 또 전화했다. 드디어 이틀 후면 도착이 된다고 했다. 장비를 실은 운반선이 본땅 근해까지 접근했을 터이니 확인해 보라고 했다. 기뺐다. 갑자기 힘이 솟았다. 그사이 새로 들어 온 직원 '림재복'과 함께 무전실로 들어가 무전 키를 잡고 항해 중인 짐배의 선장을 불렀다.

> "썸파일 마리나! 썸파일마리나! 감잡아라 오버(Sumpile Marina! Sumpile Marina! Please Come in over)!"

저 멀리서 대답이 들려왔다.

> "썸파일 마리나 감 잡았습니다. 현재 위치는 '사마린다' 근해 항해 중! 오버(Sumpile Marina. 수다미숙! 로카시냐 드깟 사마린다 오버)!"

선장은 "내일 아침 6시경 본땅외항에 도착이니 입항 허가 신청 지원 바란다."라고 했다. 이렇게 해서 우리 장비 이송 선박이 근처까지 왔다는 것을 확인하고 '림재복'을 항만 사무실로 보내 입항지원을 하라고 지시하였다. 그리고 나는 르까야사 사무실로 가서 이 소식을 전했다. 이 소식을 들은 미스터 타획은 그래도 못 믿겠다고 들어와 봐야 아는 것 아니냐며 끝까지 이죽댔다. 그의 앞에서 나는 "내일 아침 10시까지 입항시켜 놓을 테니 얼마나 대단한지 나와서 보라"고 큰소리쳤다.

　다음날 일찍 출근하자마자 '칼팀' 관계자, '치요다' 관계자, '르까야사' 사람들 모두 바닷가로 나와서 배가 도착하기를 기다렸다. 나는 무전기를 들고 운반선(Sumpile Marina) 선장과 교신했다. 8시경 오른쪽 해안 나지막한 산을 돌아 커다란 바지(Barge)를 끌고 드디어 예인선이 나타났다. 천천히 현장 해안 쪽을 향하여 방향을 틀고 접근해 왔다.

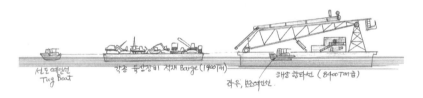

장비이송선단

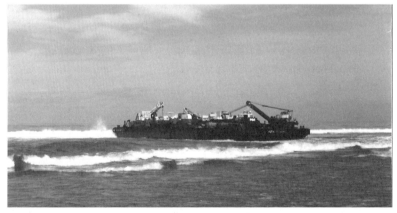

장비이송바지

예인선을 선두로, 평바지선(1,900톤급)에는 크레인, 덤프트럭, 굴삭기, 불도저 등에 J.S.I. 회사 칼라인 흰색과 빨간색이 선명하게 칠해져서 바지선에 차곡차곡 정렬된 채로 서서히 들어왔다. 그 뒤를 이어서 세계에서 가장 큰 해상 항타선(썸파일8호 'Sumpile 8')가 어마어마한 위용을 뽐내며 양쪽 예인선의 도움으로 천천히 다가오고 있었다.

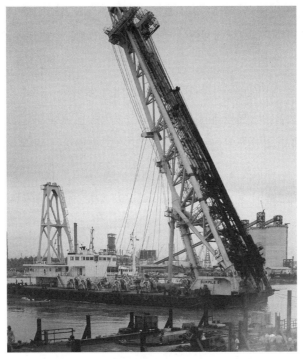

해상항타선

　나는 가슴이 터질 듯 기쁘고 자랑스러웠다.
　"봐라! 저것들이 내가 얘기하던 그 장비들이다. 어떠냐?"
　모인 사람들은 어안이 벙벙했다. 이렇게까지 그 위용이 대단할 줄은 몰랐을 것이다. 치요다 감독소장 미스터 스즈끼는 내게 다가와 어깨를 꼭 끌어안으며 말했다.

"미스터 신, 그레이트! 정말 대단해, 나는 당신 말을 믿고 기다렸어!"

그는 정말 감동했다.

장비 이동선이 바로 코앞까지 다가왔다. 본땅 항의 관리자들이 입항하는 배에 올라가 필요한 점검을 하고, 그들의 안내를 받아 부두까지 접안시키는 데 오전 시간이 다 지나가 버렸다. 오후부터는 하적 허가를 받고 바지선에 결박하여 적재했던 장비들을 와이어를 풀고 천천히 육지로 내렸다.

무한궤도 장비들은 '끼릭끼릭' 굉음을 내며 하나둘 현장으로 들어왔다. 졸지에 흰색과 빨간색이 칠해져 있는 중장비가 현장 마당에 가득 차 있었다. 해상 파일선은 앵커바지의 도움으로 네 방향에 닻을 내리고 와이어를 감아 팽팽하게 당겨서 자리 잡고 파일링 타워(piling Tower)를 세워 놓으니 그 높이가 자그마치 85m였다. 그 위용이 대단했다.

세계 각지에서 꽤 큰 프로젝트에 다녀봤다는 일본의 Chiyoda 감독들도 난생처음 보는 광경에 놀랄 뿐이었다. 이제 파일만 육상에서 이음용접(스플라이싱Splicing)해서 항타선으로 보내주면 암모니아 부두에 항타할 수 있고, Batch plant도 세울 수 있으며, 매립토가 올라오면 덤프트럭으로 매립토공도 할 수 있게 되었다. 육상 파일도, 리더(Leader)를 장착해서 위치마다 배치하고 측량 팀도 서베이 스테이션(Survey Station)별로 투입됐다.

여기까지 본땅 프로젝트는 입찰, 계약, 현장 킥오프 미팅을 거치고 직원, 장비, 자재가 모두 모였다. 사무실도 새로 지어 깨끗이 페인팅하고,

사무 기구와 내부 직원 모두를 갖추었다. 이제부터 진짜 실무의 시작이었다.

건설공사란 여기까지가 어려운 것이다. 해보신 분들은 잘 아시겠지만 큰 건설회사는 모빌라이제이션(Mobilization)만 전문적으로 하는 현장 소장이 따로 있다. 추진력이 강한 사람들이다. 어쨌든 나는 너무 기쁘고 자신에 차 있었고 신바람이 났다.

프릴링 타워
(슈퍼 스트럭처)

프릴링(prilling)이란 비료를 만들어내는 마지막 단계이다. 높은 곳에서 액체 상태의 재료를 노즐로 분사하면 이것이 공기 중으로 떨어지면서 작은 알맹이 모양의 입자로 변하는데, 마치 싸락눈이 내리듯 쏟아지는 과정이다. 이런 과정을 만들어내는 높다란 굴뚝 모양의 구조물을 프릴링 타워(Pilling Tower)라 한다.

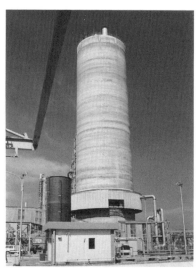
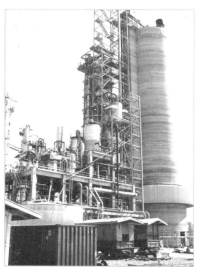

프릴링타워 전경   암모니아 비료 prilling tower

이렇게 만들어진 비료 알갱이(입자)들은 거대한 깔때기 모양의 구조물을 통과하면 컨베이어에 실려서 포장 공정으로 들어간다. 내가 시공한 타워는 지상 높이 74m, 지름이 46m, 벽두께 60cm, 타워 꼭대기에 노즐 관리를 위한 펜트하우스 한 동이 올라갔다. 이 거대한 콘크리트 구조물을 지탱하는 기초는 직경 800㎜ 강관 파일이 60여 개가 들어가고, 콘크리트 기초는 8각형으로 콘크리트 양만 7,000㎥가 타설되어야 했다. 이 공사를 지원해야 할 타워 크레인 한 기가 필요하고 벽체는 슬라이딩 폼(Sliding form)으로 매끈하게 뽑아 올려야 했다.

이런 굴뚝 모양의 콘크리트 구조물을 양생하는 방법은 별도로 강구되어야 하고, 지붕 부분의 콘크리트 타설을 위한 고공스테이지가 준비되어야 한다. 마지막으로 내부 벽체에는 산화 방지 코팅(Aicd proof coating)을 해야 완성되는, 아주 크고 복잡한 슈퍼 구조물('Super Structure')인 것이다. 지금 여기서는 한꺼번에 기술하기가 벅차기 때문에 몇 개의 단락으로 나누어 표현해 보고자 한다.

1단락 : 기초 콘크리트 작업
2단락 : 타워 벽체, 슬라이드 폼 작업
3단락 : Top Slab 와 고공 Support
4단락 : 맨 꼭대기 펜트하우스 설치
5단락 : 내부 Suport 해체 / 내부 벽체 산화 방지 코팅

1단계 : 기초 콘크리트 타설

이 기초 구조물은 직경 800mm 강관 파일 60본 위에 얹히는 8각형 형태의 콘크리트 구조물로서 직경이 60m가 넘고 두께가 약 2.6m, 타설량은 약 7,000㎥의 대형 콘크리트 타설 공사였다.

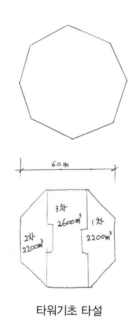

타워기초 타설

타설 순서별로 1차 = 2,200㎥
2차 = 2,200㎥
3차 = 2,600㎥

모두 7,000㎥를 이렇게 나누어 타설하기로 하고 계획을 잡아보니 1차 타설만으로도 믹서트럭 315대 분량이고, 한 대당 10분이라 계상하면

52.5시간, 대략 이틀하고도 반나절이 소요되는 작업이었다. 그것도 중간에 아무 탈 없이 진행한다고 전제됐을 때 얘기였다.

앞쪽에서 이미 말했듯이 우리 현장 배치플랜트 생산량을 고려하면, 고장 없이 계속 이틀 반 즉, 2박 3일간을 연속 가동해야 했다. 하나하나 준비해야 할 체크리스트는 이러했다.

먼저, 배치플랜트에 부속되는 부품과 장비는 모두 여유분 한 개씩 필요 위치에 대기시켰다. 휠로더(Wheel Loader), 전기 모터, 컨베이어, 발전기, 연료, 운전자도 2교대 대기, 사전 전기 장치 점검, 시멘트, 골재, 물, 혼화제 등 재료를 충분히 확보했다.

믹서트럭은 운행 거리가 가까우므로 석 대 정도면 공급이 가능했다. 그러나 여섯 대를 가동 상태 대기하고, 운전자도 여섯 명을 투입했다. 50톤 크레인에 콘크리트버킷'을 달아서 두 대, 콘크리트펌프카(Con'c pump car) 두 대, 현장 발전기 두 대 및 연료 확보, 현장 조명 장치 및 예비 전구를 확보했다.

타설 인부는 3교대 조를 편성해 숙소까지 출퇴근 차량 확보하고 작업반장 3인, 목공반을 비상 대기시켰다. 인부 식사, 간식, 물, 커피 등 현장 공급 물품도 준비했다.

현장 지휘통제소는 대형 천막을 설치하고 구급차 및 의무실을 대기했다. 상황판을 설치하고 물차를 대기시키고, 양생 재료(마대 등)를 준비했다.

이 중에서 장비나 자재 인력에 조금이라도 차질이 발생하면 작업 중단으로 이어지기 때문에 작은 것이라도 소홀할 수가 없었다. 예상될 수 있는 모든 준비를 마치고 D-day를 기다리고 있을 때 칼팀 사장님이 오셨다고 했다. 나에게 타설 현장으로 나오라는 연락이 왔다. 나는 한 번도 본 적이 없는 분이었다. 칼팀 사장님이면 인니 정부에서 꽤나 고위직의 공무원이라고 봐야 했다.

허겁지겁 달려갔더니 눈매가 선량하게 생기고 몸집은 다소 퉁퉁한 아주 점잖게 생긴 분이 칼팀 유니폼을 차려입고 안전 가죽 장화 차림으로, 한 손에 작은 수첩을 들고 서 계셨다. 나는 다가가서 안전모를 벗어 옆구리에 끼고 반듯하게 인사했다.

"안녕하십니까? 저는 J.S.I.에서 이 공사를 책임지고 와있는 미스터 신이라고 합니다. 부르셨습니까?"

사장님은 두툼한 손을 내밀어 반겼다.

"아!, 미스터 신, 반가워요. 나는 칼팀 사장 아르와만이라고 합니다."

이렇게 인사를 나눈 후 사장님은 내일 모래 이곳 프릴링 타워 기초 콘크리트 타설한다는 소식을 들었다면서 검측 받을 때 자기 측 감독관의 별도 지시는 없었는지를 물으셨다. 특별한 것은 없었다고 말씀드리니 "이 구조물은 워낙 중요한 것이라서 내가 한 가지 부탁을 해도 되겠는가?" 하셨다. 그러면서 "타설 도중 큰비가 내리면 어떻게 할 것인가?" 하고 물으셨다. 나는 커다란 캔버스를 준비해 놓았다고 대답했다.

"바로 그거야, 캔버스는 비가 올 때 덮기만 할 뿐 빗물은 결국 콘크리트안으로 흘러 들어가지? 물이 들어가면 콘크리트 품질이 현격히 저하된다는 것 알지?"

사장은 별도의 대책을 마련하라고 지시했다. 나는 어찌해야 하는지 잘 몰라서 그에게 다시 물었다.

"어떻게 하면 되는지 알려주시면 시행하겠습니다."

"인도네시아에는 굵고 기다란 대나무가 얼마든지 있습니다. 그 대나무로 현장을 덮을 지붕을 만들어 옆에 대기해 놓았다가 비가 오면 그걸 들어서 지붕을 덮고 그 안에서 타설하세요."

나는 사무실로 돌아와 그의 말을 실천할 계획을 잡아보니 이것은 말은 쉽지만, 실제적으로는 절대로 될 일이 아니었다. 즉시 아르와만 사장님을 다시 찾아가 조심스레 말씀드렸다.

"사장님 오늘 오전에 말씀하신 비막이 천막에 대해서 생각을 해 보았습니다. 그 큰 구조물을 덮을 천막 지붕이라면 서커스단에서 쓰는 그런 크기가 되어야 하는데 한 자리에 고정 설치하는 것도 아니고, 크레인으로 들어서 이동식으로 만든다는 것은 너무 어렵습니다. 할 수 있는 것이라면 당연히 해야 하겠지만 이것은 정말 어려운 문제라고 생각합니다."

"이 문제는 큰비가 집중적으로 올 경우를 대비하자는 의미이니 미스터 신이 알아서 최선의 방법을 강구하시오."

이 문제에 대해 사장님은 선선히 물러서 주었다. 그러나 나는 그분의 체면을 살려드리기 위해 더 큰 캔버스 시트와 대나무 받침대, 배수용 도랑과 집수정, 수중펌프를 더 준비하여 집중 호우 시 거푸집 내 물 고임을 해결할 대책을 추가로 마련했다. 그리고 사진을 찍어서 즉시 문서로 발송해 두었다. 그로부터 이틀 후 우측부터 제1구간 타설을 2박 3일간 꼬박 작업해서 별 탈 없이 타설을 끝냈다.

이런 것의 양생은 아주 쉬웠다. 거푸집 안쪽으로 모래 마대를 뱅 둘러 놓고 표면에 물을 채워두면 더운 대낮에도 충분한 수분을 유지할 수 있었다. 수평 검사도 자동적으로 되었다.

제2구간 타설 시에도 동일한 준비하에 성공적으로 끝냈다. 단, 인부들

간식 시간을 1회로 줄였다. 우리 측 작업반장에 의하면 먹다가 시간을 너무 많이 소비한다는 것이다.

야간에는 현장을 밝히는 등불이 밝아서 거의 대낮이나 다름없었다. 나 자신도 약간의 요령이 생겼다. 1구간 타설 때는 천막 지휘소에서 꼬박 밤을 새웠는데, 이젠 사무실 내 방에다 야전 침대를 놓고 잠깐씩 잠도 자니 훨씬 편했다.

이런 방식으로 제3구간도 별 탈 없이 끝이 났다. 3일씩 세 번, 중간 휴일 2일 해서 도합 11일 연속 주야간 작업이 끝나니 긴장이 풀렸다. 그 기간에 염려했던 큰비는 없었다. 우리 옛말에 "여름비는 산등성이를 가른다."라는 말이 있는데, 여기 속담도 "밤비는 물소 등 오른쪽 왼쪽이 다르다." 하니 우리 속담과 똑같지 아니한가?

9일간 철야 작업을 하면서 바로 몇백 미터 측방으로 소나기가 두 번이나 지나갔지만, 우리 작업 현장을 아주 묘하게 비껴갔다. 이럴 때는 나도 모르게 종교를 갖고 있지 않으면서도 "감사합니다. 하느님, 부처님." 소리가 저절로 나왔다.

칼팀 사장님이 그 사이에 J.K.T. 본사로 가셨다기에 전화를 드렸다.

"아르와만 사장님! 별일 없이 기초 콘크리트 모두 끝났습니다. 비도 오지 않았습니다."라고 보고하니 "미스터 신 수고했어요. 감사해요." 하셨다.

2단계 : 타워 벽체(Sliding Form)

이 74m를 수직으로 올라가는 굴뚝 형태의 구조에는 슬라이딩 폼 (Sliding Form)을 사용할 것임은 이미 치요다와 르까야사 사이에 합의가 되어 있었다.

당시 J.S.I. 회사나 나 자신도 슬라이딩 폼을 운영해 본 적이 없었으므로 싱가포르에서 전문 하도급사를 선정했다. 현장 책임자로는 '미스터 스와르디'라는 나이가 지긋한 중국계 영감님이 왔다. 이미 타설이 완성된 타워 기초 위에는 벽체와 연결될 돌출 철근(사시낑)이 둥근 형태로 울타리 같은 모형으로 솟아있는 상태였다. 스와르디 팀은 현장에 도착하자마자 준비해 온 슬라이딩 폼을 조립하기 시작하는데 숙련도가 높아 보였다. 나는 이런 시공은 아는 바가 없는지라 스와르디가 하는 대로 진행되는 작업을 구경하는 입장이 되고 말았다.

둥근 벽체의 내부 폼을 조립하고 그 상부에 상부 데크를 깔았다. 수직 철근은 한 바퀴를 단위로 계단식으로 배근했다. 횡 철근은 상부 데크 위에 올려놓고 콘크리트 타설 속도에 따라 그때그때 엮어가며 올라갔다. 방금 타설되어 슬라이딩 폼에서 빠져나온 아래쪽은 하부 데크(deck)를 만들어 놓고 미장공이 표면을 다듬어 매끄럽게 하면 그 뒤를 이어서 양생공이 따라가며 양생 컴파운드를 칠해 나갔다.

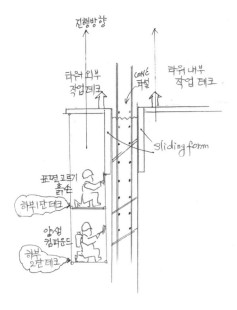

Slip Form 2단작업

아마 요즘에는 수직성, 수평성을 확인하는 기술적 시스템이 자동화되어 있겠지만, 그때만 해도 '수직추'와 '수평물관'으로 계측을 하면서 올라갔다. 이런 현장 작업 모두를 필설로서는 설명이 안 되는 것이 안타깝다. 이런 공정도 요청이 있다면 언제든 필요한 곳에 가서 강의할 용의가 있다.

높이가 약 50m쯤 이르렀을 때의 어느 날 밤, 슬라이딩 폼(Sliding form)이 한쪽으로 기울어지는 일이 벌어졌다. 한밤중 잠을 깨어 급히 현장으로 나와 보니 시각적으로는 큰 오차가 보이지 않았다. 나는 우선 데크(Deck)에 올라가 있는 작업원 약 50명을 구명대를 통하여 지상으로 대피시키고, 수평 게이지를 보는 계측원 한 명만 남겨 두었다. 수직 계측원은 타워 안 바닥 쪽에 있었다. 그들이 무전기로 불러주는 대로 좌우에 와이어를 걸고 이리저리 당겨주니 이젠 됐다고 오케이 사인이 왔다.

혹시 이 글을 보시는 분 중에 건설 기술자가 계시다면 아주 짧은 퀴즈 문제를 드려 보겠다. 이런 슬라이딩 폼을 사용해서 타설하는 콘크리트 의 혼화제는 속결재일까, 완결재일까?

정답은 완결재(Retardant)이다.

연속적으로 타설되어야 할 콘크리트가 어떤 사유로 인하여 지연될 때 를 대비하는 것이다. 자칫하면 수 없는 횡 방향 콜드 조인트(Cold joint)가 생길 수 있기 때문이다. 슬라이딩 폼을 써야 하는 콘크리트 타설은 시작 부터 끝날 때까지 연속 타설해야 하고 이것은 콘크리트 공급이 연속적 으로 되어야 한다는 의미다.

이 프릴링 타워가 74m를 올라가는 도중 세 번을 중지시켰는데, 한 번 은 환기용 '개구부'를 만들 때와 또 한 번은 상부슬래브용 고공 스테이지 를 설치하기 위한 인서트 플레이트('Insert plate')를 설치할 때, 그리고 또 한 번은 수직성이 틀어져서 '바로 잡을 때'였다.

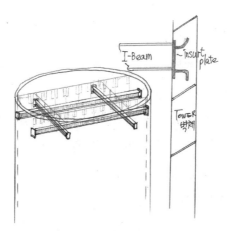

PrillingTower 상부 Support

3단계 : 지붕슬래브와 고공 스테이지 작업

타워 벽체가 순조롭게 올라가고 있었다. 이제는 끝까지 올라가는 것은 전혀 문제가 없다고 판단됐다. 다음 문제는 그 높은 곳에 지붕 슬래브를 타설해야 하는데 바닥부터 그곳까지 동바리를 설치하자니 실로 그 높이가 까마득했다. 여기서부터는 내가 개입하기로 했다.

타워 벽체에 인서트플레이트(insert-plate)를 넣어 H나 I형 형강을 '우물 정(井)' 자로 걸어서 슬래브 콘크리트(Slab Concrete) 동바리 받침대로 쓰기로 했다. 콘크리트 벽체의 두께가 60cm나 되고 강도 또한 충분했다. 단 용접 부위의 전단응력이 충분한지 심각하게 계산해 보니 플랜지, 웨브(flange, web) 모든 면에 용접을 하고 하부에 브래킷(braket)까지 달면 안전계수 2가 넘었다. 이 계산을 "치요다" 엔지니어에게 제출하고 승인을 받았다.

상부가 아직 뻥 뚫려 있으므로 H나 I형강을 집어넣는 작업은 용이했다. 슬래브가 타설된 후 철재를 빼내는 작업은 별도로 연구해야 할 일이었다.

I빔(I-Beam)이 '우물 정(井)' 자 모형으로 단단히 고정되니 그다음은 별 문제 없이 작은 크기의 형강을 깔고 목재와 흔한 Steel Support를 활용하여 Top Slab 콘크리트 거푸집을 만들어내었다. 상부 슬래브, 콘크리트 타설을 앞두고 치요다 감독소장이 나에게 제안했다. '상량식'하자고….

나는 잘못 들었나 하고 재차 물었다. 영어로 톱루프세레머니 ('Top Roof Ceremony)'라고 확실히 말했다. 이것은 '맨 꼭대기 지붕 구조가 올라갈 때 하는 의식'이란 뜻이다. 우리 식으로 상량식(上梁式)과 똑같은 의미였다. 동양인은 물론 서양인도 이런 의식은 한다고 했다. 나는 기꺼이 준비하겠다고 했다. 그렇지 않아도 그간 수고한 싱가포르 하도급 업체

직원들에게 완성 축하 파티를 해주려던 참이었으니까 형식은 인도네시아 전통식으로 하기로 했다. 나도 어느덧 인도네시아 생활 6년 차가 되다 보니 이런 것을 잘 준비했다. 그런 행사는 비용도 얼마 들지 않았다.

일본인 '치요다' 직원과 인니인 '르까야사' 직원, 그리고 우리 직원, 또 현장에 와 있는 여타업자 중 소장급(싱가포르인), 미국인 C.B.I 직원들을 모두 초대했다. 1부는 이슬람식 기도회와 현지 인부들 파티, 2부 행사는 외국인과 간부들에게 초대장을 만들어 모든 업체에 공지하고, 타워 밑에는 이동식 테이블과 전등을 설치한 다음, 우리 숙소 식당에서 일하는 현지인 아줌마들을 도우미로 배치해 놓았다. 숯불 바비큐, 맥주와 위스키, 생선구이, 집에서 끓인 삼계탕, 김치 등 푸짐하게 차리고 지붕 타설이 끝나기를 기다렸다.

74m 꼭대기에서 우리 소속 현장 김 반장의 플래시가 빙글빙글 돌며 긴 호각 소리를 내어 타설이 끝났음을 알렸다. 곧이어 모두가 박수와 환호를 질렀다. 그리고 이어서 이슬람 '하지'의 기도가 시작되었다. 일본인, 미국인, 한국인 등 이교도들도 참여하고, 현지 인니인 모두 기도에 참여했다. 나도 내 마음속으로 기도했다.

'이 거대한 구조물을 우리가 세웠다는 것 감사합니다.'

상량식의 2부가 시작되었다. 술도 잘 못 마시는 내가 선수를 쳤다.

"여러분 무사히 끝나도록 도와주셔서 대단히 감사합니다. 이제부터 한국식 칵테일을 한 잔씩 마셔보십시오. 한국에서는 이 술을 폭탄주(bomb cocktail)라고 합니다."

모두가 너무 즐거워했다. 이런 파티에서는 감독과 업자 관계가 아니라 모두 친구가 되었다. '치요다' 감독소장(미스터 스즈끼)이 취기가 도는지 벌떡 일어나 '아리랑'을 부르면서 덩실덩실 춤을 추었다. 왜 아리랑일까? 아마도 미스터 스즈끼는 자기가 감독 책임자로서 이 공사가 성공적으로 끝나가는 데 대하여 한국인 소장에게 감사의 표시를 한 것이라고 생각한다. 나도 그와 더불어 덩실덩실 춤을 추었다.

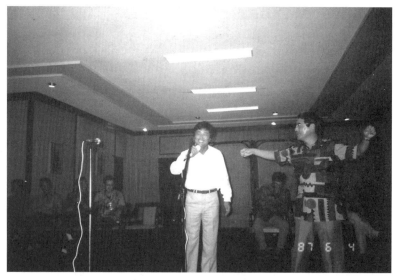

상량기념파티에서 치요다 감독소장의 아리랑 춤사위 (좌측 저자)

4단계 : 타워(Tower) 꼭대기의 펜트하우스(Pent House)

암모니아 노즐이 설치되어 컨트롤룸(Control room)으로 쓰이는 펜트하우스 설치가 아직 남았다. 이 문제를 나는 지상에서 미리 제작(pre-cast)하여 크레인으로 달아 올려 정위치에 앉히기만 하는 것으로 공법 제시(method)를 제출했는데, 이 무렵에는 내가 제안하는 것은 거의 무조건적으로 승인을 해주었다. 실제로도 그 높고 좁은 공간에서 거푸집 철근, 콘크리트 타설 등의 작업은 위험도 하려니와 번거로운 작업이 될 것이 뻔했다.

구조물을 크레인으로 들어서 설치하는 작업은 지난번 현장(발전소)에서 이미 갈고 닦은 전문가가 아닌가? 150톤 크롤러 크레인에 첫 번째 붐(1st Boom)을 달고 그 위에 중간붐(Middle boom) 네 개, 끝붐(Last boom)까지 달아 놓으면 타워 꼭대기까지 안전하게 닿았다. 중량물 양중 작업을 설계할 때는 꼭 '줄인 그림'을 그려봐서 동선을 결정해야 한다. 또한 크레인이 앉을 자리가 지반이 연약한가도 꼭 검토해야 한다. 크레인 뒤쪽에 카운트웨이트(Count-Weight)를 한 개 더 달고 크레인 와이어를 모두 풀어서 흠집이 있나 확인했다. 그러는 사이에 펜트하우스 구조가 완성되었다.

크레인에 걸어 올릴 고리에 샤클을 넣어 묶고 서서히 들어 올렸다. 저 타워 위에는 펜트하우스 앉을 자리를 깨끗이 칩핑(Chipping)한 후 '접합 몰탈'을 올리고 김 반장이 기다리고 있었다. 약 45톤 되는 Con'c 구조물이 서서히 올라갔다. 무전기에서 계속 들렸다.

"올려, 올려, 스톱, 스톱, 우측으로 스윙, 스윙, 스톱, 스톱, 천천히 내려, 내려. 그 상태로 잠시 중지! 위치 잡는 중) 천천히, 천천히 내려, OK, 앉았다!"

"와아!"

또 한 번의 환호가 울렸다.

5단계 : 내부 서포트(Support) 해체, Acid proof coating(산화 방지 코팅)

일본에 있는 '치요다' 본사에서 고위직 엔지니어들이 왔다.

"Top Slab 설치를 위해서 '우물 정' 자로 철골 틀을 해놨다고 들었는데 해체는 어떻게 할 거냐? 해체하는 과정에서 내부 벽체에 부딪히고 떨어지면 구조물에 큰 충격과 결함이 발생하게 될 텐데, 그렇게는 안 된다."

그들은 굉장히 큰일 난 사람들처럼 따지고 물었다. 실은 나도 이 점을 걱정하지 않은 건 아니었다. 그래서 작업원 교육용으로 프릴링 타워(Prill Tower) 윗부분만 1:50 축척으로 목공반에서 교육용 모형을 만들어 놓은 상태였다. 나는 일본인 기술자들에게 오후에 회의를 속개하자고 했다.

"그때 어떻게 할 것인지 말하겠다."

이 사람들은 내 말을 별로 탐탁지 않게 여기는 것이 분명했다. 오후 회의가 시작되었다. 나는 내가 교육한 싱가포르 작업원과 미스터 스와르디를 대동하고, 그 목제 모형을 통해서 보여주기로 했다.

"미스터 스와르디, 나오셔서 실제 해체할 인부들과 함께 연구한 대로 '해체 시범'을 보여 드리십시오."

스와르디 영감님은 아주 자상하게 나일론 끈을 사용하여 어디를 자르고 어디를 묶어서 지붕의 원형 창문으로 하나씩 빼내는 작업을 침착하게 시연해 보였다.

큰일 난 것처럼 달려온 '치요다' 일본인 엔지니어들은 아무 소리 못 하고 그냥 돌아갔다. 이들과 같은 소속 '치요다' 사람인 감독소장 스즈끼는 자기 일처럼 아주 통쾌하게 여겼다.

내부 벽체에 '산화 방지 코팅'을 해야 했다. 이미 벽체에 매립된 고리
에 '곤돌라'를 설치하고 조금씩 밑으로 내려오면서 도장공이 붓으로 칠
하는 공정인데, 이게 간단치가 않았다. 일이 어려운 것이 아니라 인부
들 생명이 위험한 공정이었다. 왜냐면 코팅재와 희석되는 '시너(thinner)
가스'에 인부들이 취해서 맥없이 곤돌라에서 추락하는 사고가 일어나기
때문이다.

안전사고에 관한 문제는 Chiyoda 안전 감독관 미스터 후루따였다. 그
는 예상되는 안전사고에 대하여 언제나 사전에 나와 상의를 해주었다.

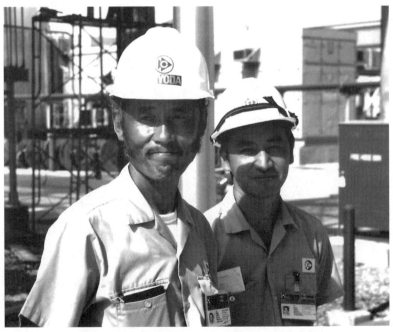

일본 치요다 안전 감독관(좌측), 미스터 후루따(유일한 일본인 친구)

얼마 전 '치요다'는 인도에 이와 똑같은 화학 비료 공장을 세웠는데 코팅 작업을 하던 중 도장공이 여러 명 떨어져 죽었다는 것이다. 생명 벨트를 매고 작업하라고 수도 없이 교육하건만 곤돌라에서 이리저리 움직이려면 불편하니까 거의 다 흉내만 내고 안전 고리 확보를 안 한 채로 작업을 하다가 내부에 꽉 찬 시너(thinner) 냄새에 취하여 맥없이 떨어졌다는 것이다. 이 높이에서 떨어지면 100% 사망이다. 미스터 후루따와 함께 타워 내부에 들어가서 현실을 보니 '시너(thinner) 가스'가 가득 차서 잠시도 숨쉬기가 불편하고 인부들은 안전 고리를 매지 않고 떠들면서 작업을 하고 있었다. 나는 즉시 작업을 중지시키고 모두 내려오도록 했다.

바닥 쪽은 펀넬(funnel), 그야말로 깔때기 모형이다. 철근을 가져다가 방사형으로(부챗살 모형) 주욱 깔아놓고, 횡 방향으로는 원 고리 형태로 약 1m 간격으로 용접했다. 철근 끝에서 끝으로 와이어로 묶고 센터 부분 링에 걸고리를 달아 놓았다. 철근망 전체에 코끼리를 사냥할 때 쓰는 '밧줄 그물'을 깔고 중앙부 고리를 크레인으로 집어 올리니 흡사 우산을 거꾸로 들어 올린 모양이었다. 이 안전망을 아래위로 조정하여 도장공 작업 위치 바로 밑에 깔아놓은 후 이 그물에서 실수로 떨어진 인부 일곱 명을 구해냈다. 죽을 사람 일곱 명을 살렸다는 얘기다.

드디어 코팅 작업도 끝나고 내부에 있는 곤돌라까지 끄집어내니 그제야말로 이 거대 구조물, 슈퍼스트럭처(Super Structure)가 드디어 탄생했다.

미스터 후루따는 나에게 오직 한 명뿐인 일본인 친구가 되었다. 후루따는 자기의 고향이 북해도이고 아이누족이라고 했다. 그리고 보니 얼굴도 길고 수염도 많고 골격이 약간 러시아인 비슷해 보였다. 후루따는 나보다 여섯 살이 많은데 노총각(당시 42세)이었다. 현장 내에 위험한 요소가 있으면 지적을 하는 게 아니고 나에게 상의하듯 이야기해 주었다. 나도 그에게 "안전 관리자는 최선을 다 해봤자 본전 아니냐?"라고 물으면 그도 맞다고 했다. 나와 그는 그곳을 떠나서도 서로 연락을 주고받으며 친구로서 친분을 지켜오고 있다.

일본인들을 지칭하기를 '기록의 귀재'라고 한다. 현장에서 일어나는 하찮은 것까지 사진 찍고 기록해서 본사에 보고하면 본사는 이것을 '자료화'하여 '보존 문서'로 만들어 두고 그 후 유사한 일에는 후임자들이 열람하여 활용할 수 있도록 한다고 한다. 내가 동아건설 시절에 그런 자료를 모아서 자료실에 모아 두었던 기억이 난다. 미스터 후루따는 "당신 덕분에 보고 자료가 많아서 좋다."라고 하였다.

신입 사원

학교를 이제 막 졸업한 새내기 신입 사원 두 명을 뽑았다고 했다. 본사에서 추 박사께서 두 명 모두 내 현장으로 보낼 테니 잘 가르쳐서 써 보라고 했다. 그들이 현장에 도착했다. 한 명은 키가 크고 얼굴이 계집애처럼 예쁘게 생겼으며, '앤드류 씬'이라는 이름을 가졌다. 나이는 22세이며 싱가포르 대학 토목과(씨빌엔지니어링Civil Engineering)를 졸업한 청년이었다. 또 한 명은 자그마하고 두꺼운 졸보기 안경을 쓴 어리디어린 소년 같은 중국계 말레이 국적인 '록칭윙'이란 청년이었다. 군대 의무가 없으니 22세면 대학 졸업 적령이었다. 두 녀석은 내 방에 들어와 몹시 어려운 듯 주저주저하고 서 있더니 앉으라는 말에 두 손을 앞에 가지런히 놓고 아주 공손하게 앉았다.

추 박사 말씀이 미스터 '씬'은 사장님 친척이고, 미스터 '록'은 본사에서 한참 잘나가는 시니어 미스터 '에디 친'의 처남이라고 했다. 이 신입 사원의 트레이닝을 위해 나에게로 보냈다는 것이다. 이 친구들은 다소 거친 듯한 야전군 대장 앞에서 엄청나게 긴장하고 있었다. 마치 신병 훈련 마치고 전방 부대 연대장실에 들어온 듯한 경직된 자세였다.

내가 먼저 말을 걸었다.

"미스터 씬, 네가 졸업한 학교는 아시아에서 알아주는 명문 대학이고 좋은 학과가 많을 텐데 왜 토목공학을 공부했냐?"

나의 질문에 대답을 못 하고 쩔쩔매기만 했다. 실제로 싱가포르에는 대학이 싱가포르 대학(S.U.) 하나뿐이다. 그 학교를 졸업한 중국계 학생은 거의 대단한 수재로 봐야 했다. 그런데 예상치 못한 질문에 할 말을 찾지 못했다.

"그러면 미스터 록, 너는 왜 M.U.(말레이시아 대학)에서 토목공학을 공부했는지 설명해 봐."

그 역시 쩔쩔매기만 했다.

"내 말을 잘 들어보아라. 너희들이 토목공학을 공부한 것은 너희 인생의 첫 번째 실수다."

내 말에 그들은 놀란 얼굴로 서로 마주 바라보았다.

그들이 놀라는 걸 보면서 나도 장난기가 생겼다. 두 번째 질문은, 졸업 후 각자 너희 나라 공무원이나 엔지니어링 컨설턴트에 들어가지 않고 이렇게 작은 건설회사에, 더구나 왜 이렇게 힘든 현장까지 왔냐고 물었다. 역시 대답을 하지 못했다. 나는 그들에게 "이것이 자네들의 인생에서 두 번째 실수이다."라고 말하니 또 한 번 놀랐다. 재미있는 김에 한마디 더 했다.

"우리 회사에서도 여러 현장 소장들이 많이 있는데, 그중 왜 하필 이곳, 꼬레안이 소장으로 있는 힘든 현장으로 왔는가?"라고 물었다. 역시 대답을 못하고 절절매고 있었다.

나는 그들에게 "여기서 나를 만난 것이 자네들의 인생 세 번째 미스테이크다."라고 했더니. 그들의 표정이 묘하게 일그러지면서 미스터 록이 말했다.

"본사에서 추 박사님이 이곳에 미스터 신에게 가서 현장 공부 많이 하라고 했습니다."

"그렇다면 공부는 내가 하는 게 아니다. 자네들이 하는 것이다. 방법은 내가 가르쳐주지. 내일부터 현장을 돌아보며 눈에 띄는 대로 메모해! 예를 들면 용접공이 용접하면 용접기는 무엇을 쓰나, 그 전류는 직류인가 교류인가 또 몇 '암페어'를 쓰나? 용접봉은 어떤 재질인가? 이런 것들을 끊임없이 조사해서 적어라. 파일링 팀에 가서는 리더는 몇 미터인가? 파일 재료는 몇 미터짜리를 쓰나, 오퍼레이터는 몇 명인가? 그 팀원은 몇 명인가, 그 한 팀이 하루에 몇 개를 박을 수 있나? 측량팀과는 어떻게 교신하고 신호는 어찌 받아서 위치를 찾아내는지…. 이런 것들을 끊임없이 적어라."라고 일러 주었다.

"1단계는 석 달 정도 하고, 의문점은 현장기사(Site engineer)에게 묻고, 그래도 정답이 안 나오면 내게 가져와라. 앞으로 그런 자세로 해나가면 너희가 시니어가 될 즈음에는 건설 어느 분야에서도 완벽한 기술인이 되어 있을 것이다."

실제로 현장에서 시공해 나가는 우리 같은 사람이 '진정한 기술인'이 아닌가? 이 순수한 두 젊은이는 내 구라에 이미 감탄하다 못해 녹아버렸다. 이 둘 중 미스터 씐은 상당히 현장 적응력이 뛰어나서 해상 쪽 공구에 공구장 보조로 배치했고, 미스터 록은 사무실로 앉혀서 내 공무비서 역으로 써먹었다. 영어로 주고받는 문서를 담당시켰는데, 회의 때마다 내 옆자리에 앉히고 회의록 기록을 시켰다. 오는 공문은 내가 천천히 읽어서 해독하면 되는데 발송 문서는 내 실력으로는 안 되었다. 나의 영어 실력은 내가 안다. 그래서 미스터 록으로 하여금 회의에 참석하게 해서 내가 반박 공문을 보내야 하는 걸 공감하게 만들고, 내가 내 실력 껏 영작하면 그는 내가 하고자 하는 내용을 정확한 영문으로 만들어 왔다. 여기에 나는 서명하고 발송하면 훌륭한 문서가 되는 것이다.

  그때마다 미스터 록은 내가 잡아준 초안과 자기가 만든 교정안 두 개를 나란히 결재판에 끼워서 나에게 주는데, 나는 이것을 비교하면서 실속 있는 영어 공부를 할 수 있었다.

시장 버스에서의
난투극

현장이 위치한 곳은 말이 본땅(Bontang)이지 본땅 시내에서 약 20㎞ 떨어진 곳으로 행정 지역명으로는 '록뚜안'이란 곳이고, 그곳에 칼팀 공장과 숙소가 있었다. 이곳 '록뚜안'은 바닷물 위에 나무 말뚝을 박고 그 위에 지어진, 동남아 등지에서 흔히 볼 수 있는 수상가옥 마을이다.

본땅 시내 쪽에 나가면 천연가스(LPG, LNG)가 생산되는 미국계 대형 공장이 있고 이 안에는 옛날에 우리가 보았던 미군 부대 PX 같은 매장도 있는데, 출입증이 없으면 사용에 제한을 받았다. 그러므로 칼팀에 소속된 시니어 직원들과 그 가족들은 그곳 이용권과 차량 통행증을 암암리에 발부받아서 출입했다. 또한 그곳 매장에서 제대로 된 식품 등을 쇼핑하면서 일상생활을 하곤 했다.

그러나 이곳 가족들은 차량이 충분치 않아서 각자 남편들이 출근한후 운전사를 집에 보내어 식구들의 장보기 외출을 돕도록 했다. 어느 때는 옆집 식구들도 동승을 하다 보니 매우 비좁고 불편한 점이 많았다. 내가 이 사정을 듣고 옛날 군 시절을 떠올렸는데, 전방 지역에 군부대가 주둔을 하면 오지까지 와서 상주하는 군 가족들은 읍내 장터까지 타고 다닐 차량이 없었다. 이런 문제를 해결하려면 군부대 지휘관이 군 트럭

한 대를 민간인들이 탑승하기 편하도록 철 계단을 설치해서 매일 정규 시간에 배차하여 군 가족에게 편의를 제공하는 경우가 있었는데, 그 트럭을 '진중 버스'라고 불렀다.

칼팀 전체를 통하여 이런 편의를 제공할 수 있는 입장은 많은 차량과 장비를 보유하고 있는 내 회사(J.S.I.)밖에 없었다. 나는 우리 직원들 출퇴근용 45인승 버스 한 대를 '본땅 진중 버스'로 운행하도록 했다.

매일 아침 직원들 출근이 끝나고 현장 작업이 시작되면 아침 10시에 이 버스를 시니어 가족 숙소로 보내어 우리와 관련된 가족들이 장보기에 이용하도록 하였다. 모두들 매우 좋아했다. 가족들은 아이들과 가정부들도 데리고 이 버스를 타고 약 30분 거리의 LPG 회사(BADAK) 매장에 다녀오는 것이 큰 즐거움이 되었다. 퇴근 후 집에 와서 들으니 모두 나에게 고마워하며 무척 즐거워한다고 했다.

이 버스 운행이 한 달쯤 지났다. 자연스럽게 어디에 주차하고, 어디서 누굴 태워주고, 내려주는 규칙 비슷한 게 생겼는데 그중 하나는 운전석 건너편의 선임 탑승 좌석(조금 큰 자리 1인석)은 항상 비워놓고 내 아내가 자연스레 앉게 되었다는 것이다. 아무도 그것에 대해서 이의를 제기할 사람은 없었다. 덕분에 내 아내는 조금 우쭐하기도 했단다.

그런데 어느 날 사건이 생겼다. 내 아내가 차에 올라와 보니 항상 앉았던 자리에 한 여자가 떡하니 앉아 있는 게 아닌가? 이 상황에서 아내는 이러지도 저러지도 못하고 그 자리에 서서 우물쭈물하고 있었다. 그 여자가 누군가 하니 일본인 감리 책임자 미스터 스즈끼 부인이었다. 그 이전부터 이 부인에 대하여 내가 관찰한 바는 이랬다.

보통 일본인의 정상적 부인들(옥상)은 상당히 온순하고 예의바른 사람이 대부분인데 이 스즈끼 부인은 외모부터 별달랐다. 나이는 대략 40 미만인데, 첫째로 영어를 완벽한 미국식으로 너무 잘했다. 머리카락은 묘한 색깔로 염색해서 사자머리를 하고, 군인들이 입음직한 큼직한 국방색 러닝셔츠를 헐렁하게 입고 큰 가슴을 노브라 상태로 심히 출렁거렸다. 짧게 자른 청바지에 발가락 슬리퍼를 짝짝 끌고 다녔다.

이만하면 보통의 일본 부인이 아니었다. 아마도 어렸을 적 미국에서 자랐거나, 아니면 오키나와 미군 부대 기지촌 출신이 아닐까 짐작만 하고 있었다. 이 스즈끼 부인이 내 아내를 휙 쳐다보면서 "왜? 문제 있어?(Why? Any Problems?) 했단다. 아내는 얼버무리면서 "아니요, 괜찮아요(No, No problem)." 했고, 그 자리를 물러나 뒷자리로 왔는데, 이미 뒷자리가 모두 만석이라 그냥 통로에 손잡이를 잡고 서 있었다. 아내는 속이 부글부글 끓었다. 그런데 그 스즈끼 부인이 일어나 다가왔다.

"헤이, 미세스 신, 뭐가 잘못됐어(Somthing wrong)?"

아마 이 부인도, '내가 감독소장 부인인데 니가 뭐야, 업자 소장 마누라가 말이야.' 하는 심정이었으리라. 서로 눈이 마주치는 순간, 누가 먼저라 말할 것도 없이 두 여자는 머리채를 움켜쥐고 뒹굴었는데 열려 있던 버스 문밖으로 굴러떨어졌다. 다른 가족들이 우르르 몰려나와 두 여자를 뜯어말렸다. 피차 분이 안 풀려서 씩씩대고 있는데 버스 운전자는 밖에 있는 사람들에게 "오늘은 운행 취소합니다." 하고 회사로 돌아갔다. 퇴근 후 이 말을 듣고 나는 정신이 아찔했다.

좋으라고 해준 일이 이 꼴이 되다니 "당신이 좀 더 참지 그랬어." 하니까 "그럼 나만 당하고 있어야 하나?" 하고 되물었다. 그날 저녁 나는 이런저런 해결책을 생각했다.

다음날 출근하자마자 미스터 스즈끼 방으로 찾아갔다.

"스즈끼 상, 어제 당신 부인과 내 아내가 벌인 일 얘기 들으셨나요?"

"예. 미스터 신, 들어서 알고 있어요. 그건 지금 우리가 하고 있는 프로젝트와는 아무 관련이 없지요? 당신도 그렇게 생각하십니까?"

"나도 그렇게 생각합니다."

우리는 남자끼리는 아무 문제 없다고 서로 확인하고 나는 조금 가벼운 마음으로 사무실로 돌아왔다. 며칠간 버스 운행을 중단했다가 재개했다. 그 이후로는 그런 일이 더 이상 생기지 않았다.

급식 불만
파업 사태

/

캠프 식당이 평온하게 지내는가 했는데, 어느 날 탈이 났다. 프릴링 타워 공사할 때 타워 옆에서 온갖 지원 작업을 해주던 타워 크레인에서 부터 일어났다. 이 크레인의 중기운전원(operator)은 현지인 '미스터 룩만'이었다. 이 사람은 먼저 화력발전소에서도 일했던 안면이 오래된 사람인데 아주 성실하고 과묵했다.

타워 크레인 운전원은 아침에 물통과 간식을 챙겨서 올라가면 종일 내려올 일이 없었다. 점심 식사는 크레인 고리에 걸어서 올려주면 그 꼭대기에서 받아먹고, 그 자리에서 잠시 쉬다가 오후 작업을 하는 그런 직업이다. 이 사람의 외모는 현지인 중 키가 크고 눈이 부리부리한 검은 피부의 건장한 사내였다. 아프리카 어딘가의 반군 사령관 같은 카리스마가 풍겼다. 전 현장을 통하여 현지인을 대표할 만한 인물이었다.

이 친구가 어느 날 점심시간이 막 시작됐을 무렵 내 방(소장실)으로 다소 무례한 자세로 들어왔다. 한 손에는 그에게 지급된 도시락(봉지밥, 나시붕그스)을 펼쳐 든 채로…. 그는 그 봉지 밥을 내 책상 위에 올려놓으면서 "미스터 신, 당신은 이걸 먹을 수 있나요?" 했다. 그가 내려놓은 도시락을 내려다보니 생선 토막 위에 작은 구더기가 십여 마리 꼼지락대고 있었다. 나는 아주 잠시 생각하고 대답했다.

"나는 먹을 수 없다. 이런 게 왜 여기 들어갔을까?"

나는 내 옆에 불안하게 서 있는 비서 '옴지'에게 미스터 이완을 불러오라고 지시했다. 미스터 이완은 숙소와 식당을 담당하는 직원인데, 중국 영화에 나올 법한, 이마에 한 줌 정도의 머리칼이 달랑대는 그런 소년 같은 중국계 청년이었다. '이완'은 내 방 밖에서 대기하고 있었는지 즉시 들어왔다. 나도 똑같이 물었다.

"미스터 이완, 너는 이거 먹을 수 있나?"

"먹을 수 없습니다."

다른 기능직 직원들은 어찌 되었냐고 물으니 모두 오후 작업을 거부하고 숙소로 돌아갔다고 했다. '아, 이것은 파업 데모로구나' 나는 바로 직감했다.

여기 사람들은 참으로 양순하고 착했다. 그러나 이런 식의 단체 행동에서는 영웅심이 강하고 좀처럼 굴복하지 않는다. 이런 속성을 잘 아는 나는 즉시 기지를 발휘했다.

"이완! 지금 분배된 도시락은 모두 폐기처분하고 다시 식사 준비해서 숙소 식당에서 먹여라. 오늘 오후 작업은 유급 휴무로 하고 대표자 세 명만 내 방으로 오라고 해라."

이렇게 되니까 미스터 룩만도 더 이상 할 말이 없어졌다. 그는 "미스터 신, 마합(미안합니다)!" 하고 물러가 주었다.

인부 숙소로 가보니 이완과 주방 일꾼들이 땀방울을 흘려가며 갑자기 700명 정도의 식사 준비를 하느라 몹시 분주했다. 결국 배식 종이 땡땡 치고 모두 식당으로 와서 식사한 후 오후 휴무로 들어갔다. 불만 있는 얼굴은 더 이상 없었다.

그날 오후 대표자 세 명, 룩만을 포함해서 이완까지 내게 왔다. 나는 그들에게 한 명씩 물었다. 지금 식당에서 주는 음식에 어떤 점이 불만족스럽냐고 물으니, 닭고기를 토막 낼 때 여섯 토막 정도여야 하는데 여덟 토막을 낸다는 것이다. 그러니 먹을 것이 없다는 것이다. 그리고 커피와 과일이 모자란다고 했다. 이 말을 들으니 그 정도라면 별문제가 없다고 판단했다. 나도 말했다.

"내가 알기로는 지금 숙소 밖에 거주하는 가족들도 우리 식당에 와서 취식하고, 아니면 식품을 많이 가지고 나간다고 알고 있는데, 그 점은 어떻게 생각하느냐?"

"그런 녀석이 몇 명 있는데, 이제부터 그런 짓 못 하게 하겠습니다."

나도 제안을 했다. 닭고기는 여섯 토막으로 내고 커피와 과일은 자율 배식으로 하겠다. 그 대신 식품을 반출하거나 직원 외 외부인이 들어오는 것은 너희들 자체적으로 못 하게 하자고 약속했다.

얼마 후 나는 미스터 이완을 해고하고 다른 사람으로 그 자리를 대체했다. 숙소와 식당은 그 후 아무런 문제 없이 끝까지 잘 진행되어 갔다.

냉각수 인입구조물
(Intake STRUCTURE)

／

　본 공사, 즉 암모니아 비료 공장에서 사용하는 냉각수 인입 구조물은
프릴링 타워에서 바다 쪽으로 수면하 −10.2m에서 수면상 +1.6m까지의
콘크리트 구조물로서 쓰레받이 모양이다. 이 구조물의 시공을 위해서는
하상 벌 바닥에 '강널말뚝(Steel sheat pile)'을 사각형 타입으로 건설하는
'가설 물막이 댐'이 필요했다.(coffer dam)

　이번 장도 4개의 단계로 나누어 기술하겠다.

1단계 : 가물막이(coffer dam)
2단계 : 수중 Pile Cutting.
3단계 : 수중 콘크리트 타설
4단계 : Coffer Dam 해체작업

1단계 : 코퍼댐(Coffer Dam)

인입구조물이 설치될 위치의 하상을 조사하니 평균 해수면(MSL) −13m 지점에 모래 섞인 단단한 점토질이었다. 이런 토질에는 강널말뚝(Steel Sheat Pile)을 박아서 물막이를 하면 적격이라고 판단했다. Sheat Pile의 기존 제품 길이는 흔히 '가와사키' 제품 18m짜리가 있지만, 수심 대비 근입 깊이가 너무 짧아서 영국산 라르센(larsen) 제품 25m짜리를 쓰고 해머는 바이브레이션해머(Vibration Hammer)를 쓰기로 했다. 이 해머는 보유 장비가 없어서 'P.T. 바닥(BADAK)'에 들어와 있는 네덜란드 건설사에서 힘들게 임차했다.

코퍼댐 외곽선을 따라 H−빔으로 가이드라인을 만들고 가급적 보기 좋게 일렬로 항타해 보라고 Piling 반장에게 지시했건만 그렇게 예쁜 모양으로 잘 안 되었다. 그러나 걱정 안 했다. 왜냐하면 커퍼댐(Coffer dam)이 완성된 후 내부 해수를 펌핑하면 외부 수압으로 인하여 저절로 일렬 정돈을 해 줄 것이기 때문이었다.

그런데 시트파일(Sheat Pile) 선단 높이가 일정치가 않고 높낮이가 심했다. 높이 차가 2~4m씩 차이가 났다. 보기는 다소 흉하지만, 그것은 중요한 문제가 아니었다. 그 안에서 이루어질 본 구조물의 공사가 훨씬 중요한 것이니까.

안쪽으로 H−빔 450×450을 띠장으로 3단을 대고 스트럿(strut)을 넣은 후 '잭'으로 벌려 고정한다. 그리고 '코너빔'까지 단단하게 용접하고 8″수중펌프 석 대를 넣어 내부에 갇힌 물을 퍼내기 시작했다. 외부와 내부의 수면 차가 약 80cm 정도 되어가면서부터 비뚤어진 강널말뚝은 '꽝꽝' 소리를 내면서 띠장에 맞추어 일렬로 정리가 되었다.

2단계 : Pile Head 수중 Cutting

코퍼댐 내부에는 Intake 구조물을 지지하기 위하여 박아놓은 기초강관 파일(직경 800mm) 56본이 박혀있었는데, 수면 위로 7~8m씩 삐죽삐죽 올라와 있었다. 치요다와 르까야사는 저 파일헤드(Pile head)를 언제 자를 거냐고 걱정이 태산이었다.

나는 우리 잠수팀에게 파일헤드를 높이에 따라 수중 절단하도록 지시해 놓은 상태였다. '수중 절단'이란 공기 중 '산소 커팅'과는 많이 다르지만 기본 원리는 비슷했다. 전기 스파크와 산소 불꽃이 동시에 뿜어지면서 절단을 한다. 톱으로 한 번에 댕강 자르는 것과는 달리, 종이에 절단선처럼 많은 구멍을 뚫린다. 그러면 적은 힘으로도 몇 번 흔들면 똑 떨어져 나오게 되어 있다.

더구나 잠수팀에는 나의 군대 친구인 조원식 씨가 있었다. 그 사람은 한번 한다 하면 하는 사나이가 아닌가. 그는 벌써 "소장님, 걱정마이소. 물속에서는 하마 다 짤라 놨심더." 했다. 이런 것도 모르고 르까야사 책임자 미스터 하르소노는 어쩔 거냐고 닦달했다.

"걱정마세요, 오늘 중으로 모두 잘라 놓겠습니다."

미스터 하르소노는 하루 만에 어떻게 다 해치울 것인지 걱정이 태산이었다. 그러나 다음 날 아침 파일헤드가 하나도 남아있지 않은 상태를 확인하고는 미스터 하르소노는 다시 한번 놀랐다.

3단계 : 수중 콘트리트

수중에서 절단된 파일 헤드 위로 연결되는 구조물 바닥 콘크리트가 수중에서 타설되어야 했다. 그 바닥 두께가 80cm나 되었다. 수중 콘크리트란 말처럼 단순하지가 않다. 필자가 토목 시공 기술사 시험을 응시할 때 단골로 출제되는 문제이지만 실제로 경험자도 적거니와 개념 파악이 잘 안 되는 것 같은 생각이 들었다.

수중 콘크리트라는 것을, 흔히들 그것은 '트레미'를 쓰면 된다고 단순하게 생각하지만 수중 콘크리트 타설의 요점은 '트레미의 선단이 콘크리트 속에 '꼭' 박혀있어야 한다.'라는 것이다. 선단이 밖으로 빠지면 물이 트레미 관으로 역류하기 때문에 콘크리트 구조물 안으로 큰 수포와 기포가 생기게 되고, 그 구조물은 망가지는 것이다. 또한 실험실 직원들이 배합 설계를 잘해주겠지만, 시공자로서의 부탁은 물시멘트비(W/C)에서 물은 다소 적게, 시멘트량은 상당량을 추가해야 한다고 생각한다.

수중 콘크리트는 블리딩(Bleeding)이 많고 그로 인해서 표면에 '레이턴스'가 엄청나게 쌓이는데 이것이 다 시멘트가 빠져나온 결과이다. 트레미 선단이 타설되는 콘크리트 안에 확실히 박혀있을 경우는 현실적으로 '제자리 말뚝 기초 타설' 외엔 어렵다. 지금처럼 Coffer Dam 내부에 평평하게 일정 두께로 타설할 경우는 트레미를 끌고 다니면서 콘크리트에 박아 넣을 수 없으므로 약 10×10m로 구획을 나누어서 현재 시공되는 코퍼댐의 규격이 20×40m이므로 8개 구간으로 나누어 8점을 타설 포인트로 삼았다.

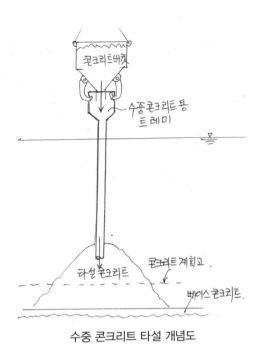

수중 콘크리트 타설 개념도

　타설 후 '대략 고르기'는 H-빔을 크레인에 달아서 쌍끌이 어망 당기기 식으로 했다. 레벨링 표시를 강널말뚝 측면에 걸어서 수평줄 띄우기 줄을 걸어놓은 상태에서 잠수 인력으로 수평 '정밀 고르기'를 했다.

　두께에 맞는 타설량 계산은, $10×10×0.8m=80㎥$/구간이며, 이렇게 해서 수중에서 바닥 콘크리트 타설을 끝내고 1주일 후부터 8″수중펌프 넉 대를 넣어 물막이 내부의 물을 퍼내기 시작했는데, 약 5일 만에 바닥 콘크리트 면이 드러나고 코퍼댐 내부가 한눈에 모두 보이는 단계까지 왔다.

　con'c 표면에는 예상한 대로 '레이턴스'가 약 20cm 정도의 두께로 올라와 있어서 사람이 걸어 다닐 수 없을 만큼 미끄러웠다. 삽으로 퍼내고 강력한 물 호스로 쏘아내어 모두 걷어낸 후 콘크리트의 순수한 속살을 찾아내 벽체 공사를 이어서 진행했다.

이 당시의 코퍼댐의 상태는 외부 수압이 엄청 강하게 밀고 있었으므로 조그만 틈만 있어도 물줄기가 '쭉~' 뻗치고 들어왔다. 우리 잠수팀들이 어선에서 사용하는 땜질용 떡밥을 찰지게 만들어 마대 쪼가리와 함께 바깥쪽에서 막으면 누수가 뚝 그쳤다.

물막이 안쪽에는 대낮에도 조명등을 밝혀야 할 정도로 어두웠다. 그렇다 보니 밤에는 인부들이 무섭다고 작업을 안 하겠다고 했다. 하긴 수심 -10m가 넘는 곳을 인력으로 물을 막고 그 속에 들어가 일을 하자면 두렵기도 했을 것이다. 귀신을 봤다는 얘기가 점점 많이 들려 왔다. 밤이면 아예 야간작업이 안 되었다.

나는 이 문제를 현지인 노무 담당자 '미스터 시몬'과 상의하니 마을의 종교 지도자 '하지[6]'를 불러서 양과 닭을 잡고 기도회를 해야 한다고 했다. 우리로 말하면 무당을 불러 굿하는 것과 다를 바 없었다. 나는 이 문제에 대해 르까야사의 미스터 하르소노에게 이런 기도회를 해도 되겠느냐고 물었더니 그는 대환영이었다.

바로 날짜를 잡고 기도회를 했는데 여기서 난 또 새로운 것을 목격했다. 양 두 마리와 닭 두 마리를 대기시키고 하지가 와서 기도회를 이끌었다. 현지인 인부들은 주변에 가득 앉아서 기도문을 합창했다.

"아~아 함두릴라 이스밀라~ 일라힘~~~"

야아~! 이것은 중동에서 본 것과 똑같았다. 나도 곁에서 아무 소리 못 하고 기도 자세를 취했다. 그래! '알라'면 어떻고, '부처님'이면 어떠랴! 나는 그저 내 일꾼들 다치지 않고 이 엄청난 구조물을 완성만 할 수 있

---

6) 하지란 '이슬람 성지 순례'란 뜻인데, 여기서는 순례를 다녀온 이슬람 지도자란 뜻으로 쓰인다.

다면야! 내 소원은 거기까지였다.

1차 기도가 끝나자 양 한 마리가 끌려왔다. 본능적으로 두려운 발걸음이었다. 둥글넓적한 돌을 베개 삼아 옆으로 눕혔다. '하지'는 양의 목에 물을 적시고 날카로운 반달칼을 가지고 단칼에 양의 목을 댕강 잘라서 머리를 쟁반에 담았다. 몸통만 남은 양을 안아 들고 줄줄 흘러나오는 피를 우리가 기초 공사용으로 박아놓은 강관 파일 안쪽으로 흘려 넣으면서 연신 뭐라고 중얼거렸다. 기도를 하는 모양이었다. 피가 그쳤다.

그리고 또 한 마리가 마저 끌려왔다. 이놈은 지금 앞에서 벌어진 일을 목격한 놈이었다. 그래서인지 약간 저항했다. 그러나 소용이 없었다. 이놈도 그 돌베개를 베는 순간 목이 떨어져 나갔다. 양은 참으로 순했다. 얼마나 순하게 죽음을 받아들이는지, 그래서 희생양이라고 하는가 보다.

'하지'가 중얼거리는 중에 내가 알아들은 몇 마디는 "이 양의 피를 마시고 여기 있는 인간의 피를 보호해 달라."는 그런 말이었다. 나는 그때 구약성서에 나오는 한 장면을 본 것이다. 그 후 한동안 그 양이 마지막으로 내지른 '매~애' 하는 소리가 환청으로 들리는 듯했지만, 그 기도회 이후에는 일꾼들이 그 깊은 곳까지 내려가 야간작업도 해내기 시작했다. 잘린 양의 머리는 쇳덩이를 달아서 깊은 바닷물에 내가 던졌다.

4단계 : 코퍼댐 해체 작업

본래가 코퍼댐이란 본 구조물 시공을 위한 가설 시설물에 불과하기 때문에 별로 어려울 것이 없다. 그러나 나는 이것을 해체할 때 분명히 문제가 생기리라 짐작하고 있던 작업이었다. 문제의 발단은 이러했다.

"르까야사"에는 '미스터 보세'라는 인디아인 고문 기술자 한 분이 와 있었다. 그런데 그가 나에게 지시하기를 강널말뚝 선단 높이가 높은 것도 있고 낮은 것도 있으니 저것을 나란히 높이를 맞추는 게 좋겠다는 것이었다. 이 문제를 엔지니어 식으로 말하자면 바브레이션 해머(Vibration Hammer)가 파일을 박을 수 있는 깊이는 그 해머가 가지고 있는 '기진력' 까지이다. 이것은 뽑을 때에도 그 해머가 박은 깊이의 것만 뽑을 수 있다는 것이다.

그런데 보기가 흉하다고 해서 드롭 해머로 쾅쾅 박아 넣으면 절대로 그 바브레이션 해머(Vibration Hammer)로는 뽑아내기가 불가능하다고 봐야 한다. 더구나 이 바브레이션 해머는 임차해 온 것이었다. 사용료를 사용 일자별로 주기로 계약되어 있었다. 이런 이야기를 미스터 보세에게 설명했다.

"만약 더 박으면 '회수'될 수 없다. 또한 저 강널말뚝은 우리 회사의 자산이며 12회까지 사용해야 한다. 새로 사들인 가설 재료비는 손실을 보게 된다."

나는 그 지시를 철회할 것을 요구했지만 미스터 보세는 이상하리만큼 나와 기술 대결을 하려 했다. 견디다 못해 드롭 해머로 조금씩 항타해서 Sheat Pile 높낮이 선단을 보기 좋게 맞추고 본 공사를 했다.

나는 그에게 "정 그러시다면 이 내용을 문서로 지시해 달라."라고 했다. 훗날 정식으로 싸울 준비를 할 때는 문서 근거가 중요했기 때문이었다. 지시 문서가 왔다. 나는 즉시 반박 공문을 보냈다. 나의 주장대로 가설 자재가 회수되지 않으면 르까야사에서 배상해 줄 것을 명시했는데 그렇게 하겠노라 답신이 왔다. 그렇다면 사실상 우리 회사(J.S.I.)에는 '12회 사용' 그런 규정은 없었다. 동아건설에 있는 규정을 마치 있는 것처럼 써먹은 것이다.

드롭 해머를 장착해서 Sheat Pile 높이를 똑같이 맞추었다. 그리고는 드디어 본 구조물 공사가 끝나고 이제는 해체할 단계가 왔다. 예상했던 대로 바브레이션 해머로 뽑히는 시트파일은 1/3도 되지 않았다. 미스터 보세에게 현장에 나와서 직접 참관해 보라고 요청했다. 그가 현장에 나왔을 때 진동 해머를 장착한 50톤 크레인이 최고의 힘을 기울여 작업하고 있었다. 진동하고 흔들고 잡아당기고 하면서 크레인이 넘어질 듯 위험했다. 그 자리에서 미스터 보세에게 말했다.

"이것이 바로 몇 달 전 내가 걱정했던 바입니다. 빠지지 않는 재료비를 청구할 테니 승인해 주시기 바랍니다."

그러나 그는 항복하기 싫어했다.

"헤이, 미스터 신, 이렇게 합시다."

'르까야사'가 350톤 크롤러크레인(C/crane)을 보유하고 있다는데, 그 크레인을 무상으로 쓰게 해 줄 테니 그것으로 뽑아내자고 했다. 르까야사는 그 큰 장비를 일부러 먼 이곳 현장까지 끌고 왔다. 이걸 사용하자면 파일에 구멍을 뚫고 샤클을 걸어야 했다. 그까짓 구멍쯤이야 쉽게 뚫었다. 드디어 샤클을 걸고 350톤 크레인이 당기기 시작했다. 크레인은 부르르 떨고 와이어는 팽팽해졌다. 파일은 꿈쩍도 안 했다. 와이어가 갑자기 느슨해졌다.

"앗! 이건 뭐야 Stop! 그대로 있어! 당기지 마!"

급히 내려가 살펴보니 파일이 찢어지고 있었다. 미스터 보세도 보았다.

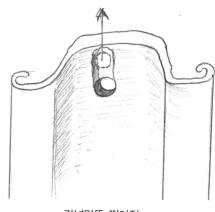

강널말뚝 찢어짐

"조금만 더 당겨서 저 부분이 완전히 찢어졌다면 저 큰 크레인은 뒤로 넘어지면서 바다로 빠졌을 겁니다."

그제야 미스터 보세는 얼굴이 붉으락푸르락 해졌다. 그는 진퇴양난이었다.

첫째, 350톤 크레인에 더 무리하게 작업 명령을 한다면 큰 사고가 날 것이 틀림없었고, 둘째, 어떻게 해서라도 파일을 뽑아내서 미스터 신에게 배상 클레임을 당하지 않게 해야 했다. 그래서 또다시 나온 대안은 파일에 뚫은 구멍 양쪽에 철판을 덧대어 보강 용접하고 다시 당겨 보자고 했다. 이쯤 되면 갈 데까지 가보는 수밖에 없었다. 그래도 안 된다면 그 용접 비용까지 청구하겠다고 문서를 보냈다. 결국 미스터 보세는 항복했다.

철판을 앞뒤로 용접한 파일 몇 장은 추가로 뽑혀 나왔지만, 결국 끝까지 1/3은 뽑아내지 못했다.

한편 현장에서는 웃기는 일이 벌어졌다. 한 장씩 뽑혀 나오면 르까야사 측은 기뻐하고 안 빠져나오면 우리 측이 기뻐했다. 결국 나머지 파일 숫자를 세어서 배상 청구를 했다. 나도 오기가 발동했고 미스터 보세에게 항복을 받아내고 싶었다.

나는 신이 나서 배상 요금을 계산했다. 바지선 사용료, 크레인 사용료, 진동 해머 임차료, 파일 자재비, 현장까지의 운반비, 보관료, 용접공의 인건비(제일 비싼 인건비로). 이런 계산쯤은 내가 선수였다. 르까야사 감독소장은 나에게 "꼭 이렇게까지 할 거냐?" 하고 물었지만, "이건 미스터 보세와의 자존심 싸움이다. 끝까지 책임져라."라며 강력히 밀어붙였다.

본사에서 전화로 내게 물었다.

"이번 별도의 입금은 뭐냐?"

"다음 소장 회의 때 올라가서 설명하겠습니다."

일단은 '기술적 문제로 클레임을 걸어 받아낸 돈'이라고 하니 사장님은 크게 기뻐하셨다.

미스터 보세에 관한 짧은 이야기다. 다른 사람들은 그를 부를 때 '미스터 보지'라고 불렀다. 나는 그렇게 부르기가 민망해서 '미스터 보세'라고 불렀다.

어느 날 그가 나에게 정색을 하고 물었다.

"미스터 신은 왜 나에게 '보세'라고 부르는가? 내가 정확하게 알려줄게."

그는 "내 이름은 '보지'"라고 또렷하게 말했다. 속으로 '쿡' 하고 웃음이 나왔지만 참고 말했다.

"미스터 보세, 내가 그렇게 부르는 이유는 당신 이름 발음이 우리 한국말로는 입에 올리기 쉽지 않은 단어이기 때문이다."

그랬더니 그는 "내 이름이 한국어로 무슨 뜻이냐?"라고 다그쳐 물었다.

"미안합니다. 나는 말을 못 하겠으니 이다음 또 다른 한국인에게 물어보는 게 좋겠습니다."

나는 끝까지 그를 '미스터 보세'라고 불렀다.

일요일의
사고

요즈음 들어서 특별히 야간작업이나 휴일 작업을 별로 시키지 않았
다. 특별히 늦어진 공정도 없고 단지 인테이크(Intake) 구조물에만 조금
속도를 더 내는 의미로 일요일 작업을 시켰다. 그래서 현장은 조용한 일
요일이었다. 나도 다소 한가한 마음으로 쉬기로 했다. 큰딸 보경이가 다
섯 살이었다. 이곳 수영장 어린이 교실에 보냈더니 이젠 제법 수영을 잘
했다.

오늘이 아이들끼리 시합이 있어서 아내와 함께 보경이의 수영 시합을
보러 갔다. 시합에 나온 아이들은 독일 아이, 미국 아이, 인디아 아이,
한국 아이, 일본 아이 등 국적이 아주 다양해서 마치 리틀 국제 시합이
라 할 수 있었다.

보경이의 수영 출전은 선생님이 가르쳐준 대로 시작은 아주 좋았다.
그런데 절반쯤 갔을까 갑자기 동작을 멈추고 누운 자세로 둥둥 떠 있
는 게 아닌가. 조금 기다려 보아도 숨만 헐떡이고 있는 것이었다. 놀라서
"보경아! 뭐해!" 하고 부르니 아빠를 슬쩍 옆으로 보더니 다시 뒤집어 수
영해 나갔다. 겨우 꼴찌는 면했지만 그래도 잘했다고 칭찬을 해 주었다.
수영장 한쪽에서 우리 네 식구가 휴식을 취하고 있는데, 치요다 안전감

독관 미스터 후루따가 현장 복장으로 안전모를 쓴 채 수영장으로 급히 걸어 들어오고 있었다. 나를 찾으러 온 것 같았다. 순간 다소 불길한 예감이 들었다. 사고가 났구나! 하는 생각이 드는 순간, "후루따 상"하며 부르면서 손을 번쩍 들었다.

인테이크 구조물에서 추락 사고가 났다는 것이었다. 급하게 뛰다시피 현장으로 들어왔다. 사고 경위는 우리 회사 전공이 코퍼댐 아래에서 일하는 목공 팀에게 전선줄을 연결해 주다가 젖은 H-빔에서 감전이 되어 10m 아래로 떨어져서 지금 Kaltim 의무실로 이송해 놓았다는 것이다. 급히 의무실로 가보니 일요일인 관계로 의사는 한 명도 없었고, 당직 간호사 한 명이 있을 뿐이었다. 환자는 무릎 부분이 피투성이가 되어 고통에 일그러져 누워있었다. 사고자는 '바이만'이라는 아주 착실한 청년이었다.

"바이만! 내가 누군지 아냐?"

"네. 미스터 신"

아! 일단 의식은 있구나. 입고 있는 바지를 잘라내고 상처를 보니 무릎 부분이 커다란 망치로 맞은 듯 원 모양이 없어졌다. 바이만은 엄청난 고통으로 온몸을 떨었다. 간호원의 말이 의사는 휴가차 고향에 가서 당장 오지 못한다고 했다. 간호원이 본인은 응급처치를 할 수 없다고 했다. 이 상황에는 어쩔 수 없었다.

"간호원! 내가 책임진다. 진통제 주사해!"

간호원은 무척 망설이다 진통제 주사를 양쪽 엉덩이에 놓았다. 바이만은 잠시 후 약간 조용해졌다.

"간호원, 소독약, 솜, 핀셋 가져와."

나는 어느새 응급실 의사가 됐다. 소독약으로 상처를 닦아내고 바셀린 거즈를 붙이고 있는데, 간호원이 부목판을 가져왔다. 그걸 다리 밑에 깔고 압박 붕대를 위아래로 감았다. 그사이에 후루따 상은 전화로 '바닥' 진료소와 비행기 예약했다. 고통스러워하는 바이만에게 "걱정하지 마라. 내가 고쳐줄게." 하며 '칼팀' 앰뷸런스에 태워 보냈다. 그는 바닥('BADAK') 비행기로 '발릭파판'을 거쳐 '자카르타' 큰 병원으로 이송되었다. 그로부터 몇 달 뒤 바이만이 양쪽 목발을 짚고 나타났다. 그나마 한쪽 무릎은 구부리고 펴고 하는 동작이 된다고 했다. 어찌 됐든 살아서 돌아왔다. 회사에서는 그에게 일정 보상을 한 후 고향으로 보내줬다고 한다.

바이만이 현장에서 추락했을 때, 정말 큰일 날 뻔한 것을 모면했다. 그가 떨어진 바닥 콘크리트에는 벽체 시공을 위해서 뽑아놓은 연결 철근(사시낑)이 수직 방향으로 빼곡히 서 있었는데, 바이만은 그 중간 틈 사이(불과 90cm)로 떨어졌다. 만약 철근 위로 떨어졌다면 그 결과는 상상만 해도 끔찍하다.

그다음 주 안전 교육 시간이 왔다. 안전 교육 담당자인 후루따 상에게 내가 강의할 수 있는 시간 10분을 달라고 했다. 현장 내의 모든 근로자가 마당에 모여 앉았다. 나는 단상에 올라가 마이크를 잡았다.

"아빠, 까바르 아낙아낙 사야(안녕하세요. 내 아들님들)?"

"야! 까바르 바익. 빠빡 신(네, 좋습니다. 아버지)."

"여기 있는 후루따 상과 안전요원들이 만날 때마다 안전모 써라, 안전벨트 매어라 하는 것은 당신들 집에 있는 부인과 아이들 때문이야. 우리가 이렇게 위험을 무릅 쓰고 일하는 것은 우리 모두 먹고살려고 하는 짓이다(운뚝 짜리 막칸). 나도 마찬가지다. 열심히 일하고 돈 벌어서 집에 가자! 집에 보내줄 때까지 나는 내 아들들을 손가락 하나라도 다치게 하고 싶지 않다. 다들 몸조심들 합시다."

　미스터 후루따는 내가 현지인 말로 선거 유세하듯 일꾼들에게 교육하는 것을 보면서 엄청 신기하게 여겼다. 오늘의 이 장면도 사진 찍고 기록해서 자기네 본사로 보낼 거리가 생겼다며 좋아했다. 그 후부터 현장의 근로자는 나와 마주치면 나를 '빠빡(아버지)'이라고 불렀다. 나는 이렇게 생각했다.

　'그래 내가 아버지가 되어주마. 다치지만 말아라!'

골프 회원권

내가 일하는 Kaltim 현장에서 약 30분 거리에 있는 LPG LNG 공장인 뻬.데. 바닥(P.T. BADAK) 회사 내에는 9홀짜리 조그만 골프장이 하나 있었다. 이 지역에서는 유일무이한 놀이터였다. 내가 보기에 인도네시아인은 골프에 별로 관심이 없는 것 같았다. 그러나 일본인들은 자기네 국내에서의 골프 환경이 너무 비싸고 자유스럽지 못한 점이 우리네와 비슷해서 그런지 굉장히 골프에 열광하는 편이었다. 나도 그 당시 일요일만 되면 열심히 골프를 하러 다녔다.

일본인 감독관들은 골프가 하고 싶어도 할 방법이 없는 것 같았다. 나도 그들에게 뭔가를 해주고 싶어도 마땅한 것이 없었는데, 마침 골프가 가장 적당하고 생각했다. 골프 회원권 두 개를 샀다. 매주 여덟 명까지만 예약이 가능했다. 매주 금요일쯤 골프 신청서를 만들어 치요다 사무실에 회람을 시키면 그들이 알아서 순번을 바꿔가며 이름을 써넣었다. 그러면 항상 일곱 명을 적어서 보냈다. 마지막 칸은 내 이름 칸이란 것을 그들도 알기 때문이었다. 나는 매번 근처 식당에서 출장 식단을 주문하여 20인분을 준비해 놓고 부인과 아이들까지 오라고 했다. 그들도 이 적막한 현장 생활에서 가족을 데리고 나들이하는 일요일을 무척 좋아했다.

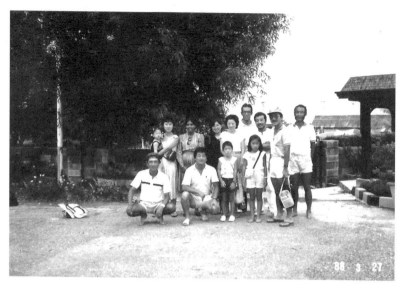

日本 千代田(치요다) 감독원들과 그 가족들. (골프장에서)

아빠들이 골프 칠 동안 엄마와 아이들은 수영장에서 놀고, 점심 먹고, 그날 시합한 것 성적 발표하고, 상품을 수여했다. 빈손으로 가는 사람은 한 사람도 없었다. 하다못해 우산 한 개, 작은 골프공 한 박스라도 받았다. 그날 대회장은 치요다 시니어들에게 일임하고 나는 항상 총무일만 했다. 이런 비용을 다 쓰고도 전체 도급액과 현장 투입액을 비교분석해 보면 여전히 흑자를 유지하고 있었다. 51%란 저가로 시작된 공사지만….

파일 스플라이싱
(PILE-SPLICING)

/

　항만 부두 공사나 대형 구조물, 플랜트 기초 등에 쓰이는 강관 말뚝 (Steel pipe pile) 재료는 '스파이럴 강관'이 주를 이루었다. 이 강관의 길이는 보통 15m씩 정척으로 현장에 도착했다. 파일의 소요 깊이가 15m 이상 되는 경우가 많으므로 이 강관을 이어서 30m나 60m 이상 타입으로 하는 때도 있었다. 따라서 15m짜리 강관 파일을 어떻게 이어서 사용할 것인가도 또 하나의 현장 테크닉 중의 하나였다.

　흔들림이 없는 육상 항타 시는 비교적 간단했다. 로어 파일(Lower pile 아랫단파일)을 지면상 1~2m 남겨 놓고 연결용 철고리(Backing Ring)를 넣어 용접 후 어퍼 파일(upper pile 윗단파일)을 끼워 넣고 다시 용접하면 비교적 완벽한 이음새를 만들 수 있었다. 용접이 완성되면 시약 테스트와 엑스레이 테스트를 거쳐서 코팅하고 연속해서 어퍼 파일을 항타한 후 모자라면 이 방법을 되풀이하여 파일 연장을 늘려갈 수 있었다. 그러나 해상 파일은 항타 장비(항타선)가 물결에 움직이기 때문에 육상에서처럼 항타하면서 파일을 연결할 수가 없으므로, 육상에서 3~4본씩 연장 작업을 해야 했다.

첫째, 연결 작업 장소는 여타 공정에 지장 받지 않는 위치에 평평한 지역을 선정해야 했다. 길이 70~80m 공터가 좋았다. 해안에 가까워야 연결된 파일 재료를 물에 진수(띄우기)시키기 수월하다.

둘째, 수직성을 확보할 수 있는 용접 보조 받침대가 직선상으로 설치되어야 했다. 완성 후 바다 쪽으로 진수가 용이한 방법이어야 한다.

셋째, 육상 파일 용접 방법과 동일한 백킹 링(backing ring)을 넣어 고정하고 한쪽 파이프 파일을 당겨서 맞춘다.

넷째, 체인으로 된 용접기 구동 레일을 따라 작은 구경 32㎜ 용접봉부터 1회전 용접 후 굵은 구경 45㎜의 용접봉으로 파이프 두께 이상 용접을 시행한다. 이때 시약 및 엑스레이 테스트는 필수이며 고무 코팅 씌우기도 해야 한다.

다섯째, 파일 양쪽 '선단 마구리 막기'를 한다. 파일 구경에 맞게 오려진 합판으로 파일 양쪽을 막아 테이프로 고정시킨다. (바닷물에 띄워서 항타선까지 보내는 방법임)

여섯째, 물 위에 둥둥 떠 있는 45m나 되는 장대 파일을 터그 보트(Tug Boat)나 앵커 보트(Anchor Boat)가 잡아당겨 파일 항타선 앞으로 가져다 주기도 하고(진수, 예인단계) 항타선에서 로프로 묶어서 인력으로 당길 수도 있다.

그러면 항타선 파일 리그(pile rig)에 달린 로프로 당겨 올려서 항타 리더(Leader)에 장착하면, 이로써 항타 준비가 완료된다.

이때부터 서베이 스테이션(Survey Station)과 교신을 시작하여 OK가 떨어지면 이미 장착된 장대 파일을 바닷속에 툭 내려놓을 때 파일 양쪽에 막아 놓았던 합판 마구리는 수압과 기압을 견디지 못하고 거의 동시에

'빵빵!' 소리를 내며 하늘 높이 솟구쳐 올라간다. 파일 아래 선단이 뻘층에 박힐 때는 Rammer는 폭발하지 않고 그 자중만으로도 쑥쑥 들어간다. 그러다가 경질토를 만나면 드디어 해머가 폭발하면서 탕탕 소리를 내며 배기가스를 쉭쉭 내뿜다가, 지지 암반에 닿으면 '땡–땡–깽–깽' 점점 고음을 내게 된다. 그때 항타를 중지시키는데, 이 과정에는 중지타이밍이 중요하다.

바다에 빠진
래머(Rammer)

파일을 항타하기 위한 디젤해머는 기계적으로 보면 1기통의 4행정기관이다. Rammer는 해머 내부에 들어있는 절구공이 역할을 하며 또한 엔진의 피스톤이다. 해머 내부에서는 기화된 연료는 래머가 떨어지면 압축되면서 열을 발생시키고 점화 플러그에서 연료 폭발을 시키는 스파크(불꽃)가 일어나 연료폭발의 힘으로 Rammer는 다시 튀어 올라가면서 연소된 가스를 배출하는 4행정 엔진의 모습이었다.(연료 분사 – 압축 – 폭발 – 배기)

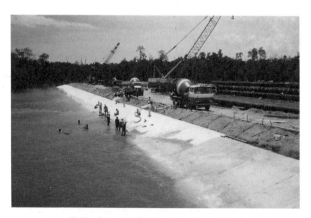

호안 매트 설치(해상파일 연결 작업장)

나는 사무실에 앉아서 무전기만 켜 놓으면 온 현장에서 일어나는 일들을 눈앞에서 보듯 환히 알 수 있었다. 심지어 파일 항타기 소리는 해상 항타 소리와 육상 항타 소리도 구별되고, 어느 장비는 지금 막 항타가 시작되었고, 어느 장비는 언제쯤 항타를 중지해야 하는지, 콘크리트 타설 현장은 앞으로 몇 차가 더 들어가야 끝이 날지 모든 것이 다 들려왔다.

어느 날 일어난 일이었다. 멀리서 들려오는 해상 항타소리는 부드럽게 '탕~탕~' 들리게 마련인데 그날 그 순간 육상 장비들은 조용했다. 해상에서 들려오는 소리가 점점 이상해졌다. 완전히 울부짖는 소리가 들렸다. '깡! 깡!' 조금 더 날카롭게 '깽! 깽!' 소리를 냈다.

아! 저러면 안 되는데! 하며 무전기를 들어 올리는 순간 해머(Hammer) 소리가 갑자기 조용해졌다. 이건 사고다. 무전기에서 "소장님! 소장님!" 하는 한국인 다이버 목소리가 들려왔다. 래머(Rammer)가 바다에 빠졌다는 것이다. 무슨 상황인지 뻔했다.

나는 급히 현장으로 갔다. 파일바지(pile Barge)는 이미 항타된 파일에서 캡(cap)을 벗기고 있는 중이었다. 사고 현장을 목격한 사람은 한국인 다이버 군대 친구 조원식이었다.

그가 말하길 해머(Hammer) 소리가 깽깽대길래 보았더니 르까야사의 젊은 인스펙터가 "더 박아, 더 박아." 하는 바람에 파일링 중지를 못하고 몇 번 더 박다가 래머(Rammer)가 휙 빠져서 미사일처럼 날아가 약 50m 앞쪽으로 풍덩 빠졌다는 것이다. 조원식 씨는 즉시 바닷물 속으로 잠수해서 들어가 래머(Rammer)가 빠지면서 하상에 생겨난 모래구멍을 찾아내고 그 옆에 말뚝을 박고 줄을 묶어서 부표를 띄워 놨다고 했다. 역시 베테랑다운 처사였다. 물에 빠져 펄 바닥 깊이 박혀버린 '래머'는 일본제

'토요멩까' 제품으로, 직경이 자그마치 750mm, 길이가 약 7m 무게가 약 60ton 정도의 쇳덩이 피스톤이었다.

우선 상태를 이 지경으로 만든 꼬마 감독(inspector)들이 원망스러웠다. 오직 설계치까지 박아야 한다는 것 하나밖에 모르는 사람들이었다. 현장 상황은 그때그때 바뀌기 때문에 그것에 맞추어서 시공해야 하는 것을 그 젊은이들이 알 턱이 없었다.

그들은 내게 다가와서 연신 미안하다고 했지만, 그들을 나무란다고 해결될 일이 아니었다. 나 자신도 무척 당황스러웠다. 당장 해상 파일 작업을 못할 것이 당연했다. 우선해야 할 일은 이렇게 대형이고 고가인 장비를 쓰지 못하게 된 상황을 해결하는 것이다. 건져 내야겠다고 마음먹었다. 평소 방식대로 하면 르까야사에 클레임을 걸어서 작업 중단 대기 및 장비 인양에 관한 작업비를 청구해야겠지만 젊은 인스펙터(Inspector)들의 책임 무게가 너무 클 것 같아서 그것은 참기로 했다. 어떻게 인양할 것인가를 우리 잠수팀과 상의한 결과 잠수반장 신현철 씨의 제안을 받아들이기로 했다.

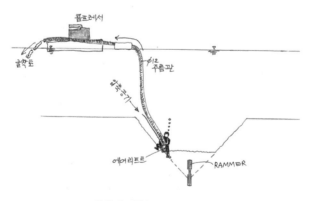

하상에 박힌 래머 인양작업

하상을 굴착하는 방식은 에어 리프트(Air Lift)로 결정되었는데, 현장에서 간단히 제작 가능했다. 수중에서는 부력이 있기 때문에 잠수원 한명이 다룰 수 있는 무게로 제작하면 되었다. 작은 크기의 티스(Teeth)를 달고 약 50Kg 정도의 직경 12인치 파이프로 만들었다. 여기에 750 콤프레셔 한 대를 바지선 위에 실어서 공기 공급을 해주면 에어 리프트에 묶여있는 주름관을 타고 해저 모래와 펄이 엄청나게 빨려 올라온다. 펌프 준설선 원리이다.

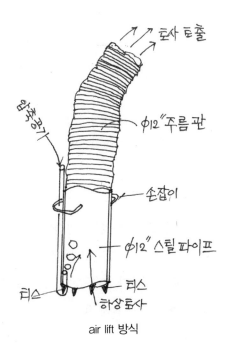

air lift 방식

나의 걱정은 우리 다이버들이 빨리 꺼낼 욕심에 너무 급한 경사로 굴착해 들어가면 붕괴의 우려가 있다는 점이었다. 오래 걸려도 좋으니 넓게 파고 들어가라고 신신당부를 하였다.

굴착한 지 3일 만에 래머(Rammer) 가운데에 끼우는 링(Ring)이 올라왔다. 또 그로부터 2일 후 래머의 허리 부분이 노출되었다. 여기까지 되니 이젠 와이어로 묶을 수가 있었다. 절구공이 허리 부분이 잘록하기 때문에 이곳에 와이어를 묶었다. 파일 바지선(8,000톤급)을 수직상으로 옮겨 고정하고 그 배에 달린 윈치(winch)로 감아 당기니 이 큰 바지선이 앞으로 고꾸라질 듯해도 빠져나오질 않았다.

긴 시간을 두고 두 번째. 세 번째 당길 때 이 큰 덩치의 바지선이 뒤쪽으로 엉덩방아를 찧듯이 철퍼덕하며 떨어졌다. 래머가 펄에서 빠져나온 것이다. 천천히 감아올리니 새카만 펄이 잔뜩 묻어 있는 거대한 래머가 물 밖으로 나타났다. 모두들 박수를 치며 기뻐했다. 이 래머는 바지선 위에서 워터젯(water jet)으로 청소하고 기름칠해서 해머 실린더의 원래 자리에 다시 장착되었다.

또다시 작업이 원상태로 돌아가기엔 1주일의 작업 손실이 있었고, 잠수 인력 등 본 공사와 관련 없이 동원된 장비와 인력이 있었다. 이에 대하여 르까야사에 클레임 없이 일꾼들 '상금'조로 돈을 달라고 하니 아무 이유 없이 $2,000을 내놓았다. 그 사람들도 내게 싸움 걸어 보았자 더 골치 아픈 꼴을 당할 거라 생각했던 것 같았다. 나도 이 정도에서 마무리하기로 했다. 그리고 이 돈을 목숨 걸고 바닷속을 파 내려간 우리 잠수팀 분들에게 상금으로 수여했다. 이때부터 그 인스펙터들은 우리가 하자는 대로 했다. 일이 상당히 수월해졌다.

플랜트 이송 화물선(1)
일본 선적 배

/

　토목 공사가 한창 진행 중일 때쯤 설계 및 감리 회사인 Chiyoda(千代田, 화학공업사)에서 별도 발주된 비료 공장 플랜트가 현장에 도착하기 시작했다. 한국 화물선 한 척과 일본 화물선 한 척이 번갈아 플랜트 덩어리와 부품들을 싣고 내 현장에 들락거리기 시작했다. 그중 일본 배가 들어왔을 때 이야기다.

　큰 배들이 왔을 때는 수심이 깊은 바깥쪽 외항으로 들어와야 하는데, 하역을 쉽게 하려고 그랬는지 아니면 무엇을 잘못 판단했는지 수심이 얕은 내항까지 들어왔다가 항 내에 버려진 로프 한 가닥에 스크루가 감겨서 꼼짝도 못하게 되었다. 선주는 일본인이고 선장은 고용된 한국인이었다. 이들이 나를 찾아왔다. 나에게 이 로프를 풀어달라는 요청이었다. 이 큰 현장에서 이것을 풀어줄 회사는 나의 회사와 나의 인력, 그리고 우리 회사 장비밖에 없었다.

　나는 일단 잠수원을 물속으로 내려보내 상태 파악을 해 보라고 했다. 잠수반장 신헌철 씨는 '커터칼' 하나만 가지고 들어가서 잘라내면 되는 아주 간단한 문제라고 했다. 선주에게는 작업 견적을 내줄 테니 그 견적을 보고 결정을 하라고 했다. 장비 사용료, 공구 사용료, 잠수사 인건비, 잡재료비, 안전 관리비 등을 적용해서 $5,000을 청구했다. 일본인 선주는 너무 비싸니 깎아 달라고 했다. 나는 견적서를 보여주며 깎아 줄 항목이 없으니 선택은 당신이 하라고 했다. 선주는 고민하더니 그렇다면 이 배가 일본의 모항까지 무사히 항해할 수 있다고 보증 각서를 써 달라고 했다.

나는 그런 거 보증할 수는 없다고 했다. 현재 내항의 수심이 얕으니 로프를 푼 다음, 외항까지 우리 터그보트로 밀어내주고, 외항으로 나가서 엔진 걸고, 스크루 돌아가는 거 확인하면 내 책임은 끝이라 했다. 그 일본인 선주는 또 고민하더니 지금 돈이 없다며, 지불각서를 쓸 터이니 자기네 선박 회사에서 송금을 받으라 했다. 나는 한마디로 거절했고, 우리 공사 일도 바쁘니 그냥 가달라고 돌려보냈다.

얼마 후 한국인 선장이 찾아왔다.

"선주께서 현금 마련을 하겠답니다. 작업을 해주시지요."

그 선장은 "저놈들 바가지를 팍 씌우세요. 소장님!"하고 말했다. 나는 그 말을 듣고 다소 화가 나서 "선장님, 나는 장사꾼이 아닙니다. 기술자는 그런 거 안 합니다. 바가지라니요. 그리고 현금을 마련하셨으면 선지불하십시오. 작업은 즉시 하겠습니다."

다음 날 아침, 없다던 돈을 들고 선주가 찾아왔다. 나는 한자(漢字)로 영수증을 써 주고 3일 내로 출항할 수 있게 해주겠다고 적었다. 회사 직인 찍고 나의 개인 서명까지 해주었다. 우리 잠수 신반장에게는 "이러저러한 장비와 보조원 데리고 가서 로프를 풀어주세요." 하고 현장으로 보냈다.

3일째 되는 날 터그 보트(Tug Boat)가 밀고 당기고 해서 외항까지 나왔다. 시동을 걸어보라 했다. 큰 기관이 '깅~깅~깅' 소리를 내며 돌기 시작했다. 선미에선 스크루가 돌아서 하얀 포말이 쏟아져 나왔다. 그들이 "소장님! 감사합니다." 하고 인사를 했다. 나는 "먼 항해길, 안전하게 가시오." 인사하고 배는 떠났다.

돈 5,000불이 생겼다. 완전히 알바 수입이었다. 금액도 크지도 않다. 현금으로 받았으니 아주 잘됐다. 사무실 책상설합에 넣어 두었다. 그 돈은 소장 직무 수행에 들어가는 경비로 요긴하게 썼다. 이 정도는 횡령이라 할 수도 없는 것이다.

그 이후 이 배는 또 다른 짐을 싣고 우리 현장엘 몇 번씩이나 왔었는데 그때마다 나를 찾아와 인사하러 오곤 했다.

플랜트 이송 화물선(2)
한국 선적 배

외항 부두에 짐배가 들어왔다. 멀리서 봐도 먼저 왔던 그 일본 배는 아니었다. 가까이 가보니 선미에 태극기가 휘날렸다. 아~, 한국 배였다. 배 바로 밑에 차를 세우고 내려서서 배를 올려다보니 선원 한 사람이 부두를 내려다보았다.

"여보시오,! 선장님 계십니까?"

나는 고함을 쳐 불러보았다.

선박에 승선할 때는 선장의 승낙을 받는 것이 원칙이었다. 잠시 후 또 한 사람이 나타나더니 "내가 선장이요. 누구십니까?" 했다. 이곳 현장 소장이라고 하니 철계단을 내려주었다. 나는 기다란 철계단을 밟고 갑판에 올라가서 선장과 인사를 나누었다. 선장은 이런 외진 곳에 한국 분이 현장 소장이라니 너무 놀랍다며 나를 이끌고 선장실로 들어갔다. 선장실은 마치 큰 회사의 사장실 같은 수준으로 꾸며져 있었다. 항해사, 기관장, 통신사 등 이 배의 사관급들은 모두 와서 나를 반겼다.

이때 일등 항해사가 내 옆에 오더니 "어? 소장님한테 현지인 냄새가 난다."라며 킁킁대었다. 나는 금방 알아차렸다. 그 당시 나는 흡연자였는데, 인도네시아산 담배 중 '구당가람'이란 담배를 즐겨 피우던 때라 그 냄새가 나에게서 나는 것 같았다.

나는 그 배에서 점심 대접까지 받고, 오후에야 사무실로 돌아왔다. 반갑기는 나도 마찬가지였다. 그 선장님은 해양대를 나왔고, 해군 장교로 복무했다고 했다. 연세가 당시 50세 정도로 보였는데 외모가 당당한 분이었다.

먼 길까지 내 현장에서 쓸 기자재를 싣고 오신 분들 여섯 명을 나는 우리 집에 초대하여 저녁 식사를 대접했다. 그분들은 오시는 길에 된장 한 통을 가져와 선물로 주셨다. 이런 과정에서 나는 이 배의 사관급 선원분들과 친해졌다.

배 안에서의 위계질서는 매우 엄격했다. 예를 들면 식당도 사관 식당과 선원 식당이 구별되어 있었다. 하기는 우리 같은 건설 현장도 직원 식당과 기능원 식당이 따로 있고, 군대도 장교 식당과 사병 식당이 따로 있는 것과 같은 맥락이었다.

해군의 경우 아무리 조그만 전투 함정이라 해도 정장(선장)의 자리에는 해군 참모총장이 승선해도 앉지 않는 규칙 아닌 규칙이 있다 한다. 이 한국 배는 이때 외에도 일본 배와 번갈아서 계속 플랜트 기자재를 실어 날랐다. 그때마다 이 배의 선장님 이하 사관 선원, 하급 선원 할 것 없이 자주 보고 만나니 친구처럼 되었다.

우리 현장 기능원들과도 친해져서 농담을 주고받았다.

"어이! 뱃놈보다는 우리 노가다가 낫다. 그래도 우리는 땅을 밟고 살잖나?"

"뱃놈, 뱃놈 하지 마라! 우리는 '마도로스'다. 정 그렇게 부르고 싶으면 뱃님이라 하여라."

그해 추석이 다가왔다. 인도네시아는 추석 명절이 없다. 단지 중국계 사람들이 많이 살다 보니 시장을 철시하고 중국계 회사들이 추석 휴무를 했다. 우리 회사도 휴무했다. 르까야사 측에 추석 휴무 4일을 통보하고, 잠수반장 신현철 씨, 구조물 반장 김학하 씨, 미국 회사 CBI의 기술자 2명, 그리고 나까지 5명은 '본땅'을 벗어나 '사마린다'로 놀러 가기로 했다. 사륜구동이 되는 내 차에 모두 타고 험한 정글 길을 힘들게 운전해서 '사마린다'에 도착해 보니 '본땅'에는 없는 술집도 있고, 나이트클럽도 있었다. 우리 일행은 모처럼 2박 3일 동안 좋은 시간을 보내고 현장으로 돌아왔는데, 그사이 일이 하나 터져 있었다.

경비대장이 당황스러운 표정으로 내게 보고를 했다. 한국 배가 들어와 있는데 그 선원들이 밖에 나가 사고를 쳐서 지금 본땅경찰서에 잡혀 있다는 것이다. 이 말을 듣고 나는 외항에 선박 중인 한국 배로 갔다.

선장님은 홀로 배에 남아있었다. 그가 자세한 이야기를 했다. 배가 들어와 부두에 정박해 보니 현장이 조용해서 이런 상황일 때는 짐도 내리지 못할 것 같아 사관 선원들과 함께 정문 밖을 나가 오토바이 택시를 타고 약 3㎞ 밖에 있는 유곽 지대를 갔다는 것이다. 이 선원들은 선원수첩은 있지만, 여권이나 인도네시아 입국 비자도 없고, 정당하게 출입국 관리소를 경유한 것이 아니기 때문에 엄밀히 말하면 '불법 입국'을 하게 된 것이었다. 게다가 그 유곽 지대에 도착해 보니 그곳 술집들 대부분이 문을 닫았고, 딱 두 집만 영업하고 있었다. 마침 그날 그곳에서는 Bontang 경찰관들이 단체 회식을 하고 있었단다. 우리 선원들도 그 집으로 들어갔더니 경찰관들이 와글와글하다가 웬 꼬레안들이 대여섯 명 주루룩 들어서니 경찰들은 그들을 주목했다. 그런데다 우리 뱃님들의 태도가 공손하기나 했을까? 말도 안 통하고, 소리를 꽥꽥 질러대며 "야! 술 가져와! 비어말야, 비어!" 그러면서 맥주를 잔뜩 마시고 약간의 주정을 했다. 그때 경찰관 몇 명이 다가와 어쩌고저쩌고 했더니만 우리 뱃님들이 와르르 달려들어 싸움질이 시작되었고, 급기야는 경찰 총을 빼앗아 계단에 걸쳐놓고 발로 밟아 우지끈 부러뜨리는 짓까지 했단다.

인도네시아는 군경, 공무원들이 무지하게 센 곳이다. 이런 짓을 한 이들을 가만 놔둘 리가 없었다. 경찰관들이 모두 달려들어 전원 수갑을 채우고 선원수첩을 빼앗아 그길로 경찰서 유치장에 가두었다. 선장님만 용케 뒷문으로 빠져나와서 오토바이 택시를 타고 항구로 돌아와서 자기 배에 올라와, 나를 애타게 기다리는 중이었다.

내 생각엔 이건 잘못 걸린 사건이었다. 이곳 경찰은 우리가 알고 있는 그런 경찰이 아니라 헌병이다. 경찰서장은 현역 헌병 중령인데 대부분 사관학교 출신 엘리트이고, 공권력을 필요 이상으로 휘두르는 집단이었다. 여기 사람들에겐 공포의 대상이었다.

그나마 다행스러운 것은 경찰서장과 내가 그동안 수시로 놀러 다니기도 하고 골프를 함께 치기도 했던 관계라는 점이었다. 그이는 내가 한국 육군 출신이라는 것을 상당히 흥미로워했다. 내가 서장실에 들어설 때 차렷 경례를 해주면 아주 좋아했다. 우리는 서로 돕는 그런 사이가 되어 있었다.

"미스터 신! 어려운 것 있으면, 언제든지 말하세요." 하면 나도 "서장님도 필요한 것 있으면 부탁하세요. 내가 도울게요." 하고 금일봉도 주는 그런 사이였다. 장인어른이 먼길 오셨을 때 대접할 것이 마땅히 없어서 서장에게 전화로 "산돼지 한 마리 잡아주시죠!" 했더니 불과 30분도 안 돼서 경찰 트럭에다가 산돼지 두 마리를 보내준 적도 있었다. 하긴 이곳은 산길로 들어서면 산돼지가 줄지어 뛰어다니는 곳이었다.

'어쨌든 이번 사건을 해결하는 데에 친분을 한 번 써먹어야겠구나.'하고 생각한 후 "선장님 가십시다. 내가 선원들 모두 빼 드리겠습니다." 하니 선장님은 엄청 기뻐하셨다. 선장님은 "잠깐만." 하시더니, 옷장에서 하얀색 선장정복을 꺼내 입고 흰 구두에 넥타이를 맨 후 모자까지 썼다. 그리고 나니 해군 장성 같은 모습이 되었다.

선장님을 내 차로 모시고 경찰서로 찾아가니 정문 보초가 나를 알아보고 경례를 붙였다. 서장실로 들어서서 서로 인사를 시켰다. 자리에 앉자마자, 선장님이 선수를 쳤다.

"당신 공산주의자 맞지?"

선장님의 영어는 제법 능숙했다. 경찰서장은 펄쩍 뛰면서 전혀 그럴 리가 없다고 했다.

"아니요! 나는 공산주의자가 아닙니다."

이곳은 수하르토 대통령 집권 당시 공산주의자들을 무자비하게 대량 학살하고 숙청한 나라였다. 그러므로 이곳 공직자들은 '공(共)' 자만 나와도 벌벌 떨었다. 그런데 현역 헌병 중령에게 공산주의자가 아니냐고 물으니 아주 크게 놀랄 일이었다. 선장이 계속 말했다.

"우리는 대한민국 사람이다. 그런데 당신이 공산당이 아니라면 나의 스태프(선원)를 잡아 가둘 수는 없다. 이 사건은 우리 정부에 보고해서 국제적 문제로 삼겠다."

선장은 서장을 마구 쥐어박았다. 그러자 서장은 나에게 인도네시아어로 말했다.

"이분(선장)이 나한테 너무 심한 말 하는 것 아니야? 정 그렇다면 나도 하겠다."

서장은 말을 영어로 바꾸어서 "그 사람들은 입국 허가 없이 항만을 나왔다. 이것만으로도 나는 그들을 체포할 권한이 있다."

피차 말을 강하게 했지만 두 사람 다 긴장하고 있었다. 서로 양보할 입장도 아닌 것 같았다. 내가 서장을 달랬다.

"캡틴! 우리 친구 사이 맞지요? 미안합니다. 선장님을 용서해 주세요. 저 사람들은 짐만 내리면 돌아갈 사람들입니다."

내가 이렇게 부탁하니 그는 책상을 '탁' 치며 일어나면서 부관을 불렀다.

"유치장에 있는 한국인 다섯 명과 그날 싸움에 관련된 경찰관 모두 연병장에 집합시켜!"

한참 만에 부관이 들어와 모두 집합시켰다고 보고했다. 서장은 계단을 내려오며 손에 가죽장갑을 끼면서 연병장으로 나왔다. 한국 선원 다섯 명, 경찰 일여덟 명이 횡대로 서 있었다. 서장이 그들 앞으로 성큼 다가가더니 주먹으로 부하 경찰관들 턱을 한방씩 쳤다. 한 대씩 맞은 경찰관은 옆으로 픽픽 쓰러졌다. 그리고 서장은 "미스터 신, 이 사람들에게 통역해 주시오" 하면서 짧고 아주 단호하게 경고했다.

"당신들은 분명히 범죄를 저질렀다. 그래서 우리가 당신들을 체포한 것이다. 미스터 신이 나와 오랜 친구이니 오늘은 당신들을 석방한다. 그러나 다음에 또 이런 일을 저지르면 제대로 체포해서 기소하겠다. 동의하는가?"

선장님에게도 동의하는지 물어달라고 했다.

"선장님 동의하십니까?"

선장님은 아주 큰 소리로 "Agree(동의한다)!" 했다. 서장의 태도는 서장다운 엄격함이 있었다.

"OK! 선원수첩 가져와!"

서장은 아직도 분이 안 풀린 듯 씩씩대며 선원수첩을 하나씩 돌려주며 "미스터 신, 데리고 가시오." 했다. 나는 나도 모르게 긴장하고 "땡큐, 캡틴!"하고는 경례를 했다.

전원 경찰서를 빠져나왔다. 나도 안도가 되었다. 나는 그 뒤로도 한참 더 이곳 현장에 있어야 했다. 서장께 신세 진 것은 내가 별도로 갚아야 할 일이었다.

수하르토
대통령 정권 창출기

/

    인도네시아 영토는 약 7,000여 개의 크고 작은 섬으로 이루어져 있다. 이 섬들 중 사람이 사는 섬은 약 200여 개인데, 그 옛날엔 별도의 소왕국으로 살아왔다고 한다. 풍습과 언어도 조금씩 달랐다. 단 중세 이후 유럽 국가들의 식민지 정책하에 이 섬들이 지배되기 시작했다. 그리고 유럽 열강들끼리 식민지 쟁탈전을 벌이기도 했는데, 2차 세계대전 이후에 독립하면서 네덜란드가 지배했던 대부분의 소왕국들이 인도네시아라는 국가로 통합되어 탄생한 신생 국가였다.

    그 신생국의 초대 대통령이 '수카르노'인데 이분은 민주 진영과 공산 진영을 모두 끌어안고서 신생 인도네시아국을 건설하고 이끌어 나가고 있었다. 따라서 국회도, 군대도, 정당도, 공산 진영 인사들과 민주 진영 인사들이 섞여서 내분이 심한 형국이었는데, 결국 엄청난 일이 벌어지고야 말았다.

    지금부터 여기에 소개하는 이야기는 인도네시아 국영 TV 방송에서 인도네시아 독립기념일(1948년 8월 17일)을 기념하면서 거의 매년 방영되는 다큐멘터리 드라마 내용을 옮긴 것임을 밝혀둔다. 정확한 연도는 생략하기로 한다.

'수카르노' 대통령은 그 당시 구소련(소비에트 연방)을 국빈 방문 중이었다. 그 기간 중 군부 내부에 공산 계열의 장군들이 민주 계열의 장성들을 한날한시에 장소 불문하고 암살하고, 공산 혁명을 시도했다. 자카르타 군부에는 졸지에 엄청난 살상과 테러가 발생했고, 인도네시아는 공산권에 장악되고 말았다. 여기서 등장하는 인물이 '수하르토' 장군이었다.

수하르토는 당시 육군 2성 장군으로서 아직도 인도네시아 주변 이곳저곳에 남아 있는 유럽 지배자들의 잔당들을 토벌하기 위하여 정예 2개 사단을 이끌고 티모르 서쪽에 출전하여 스페인 군대를 완전히 몰아냈다. 그리고 그 지역을 인도네시아 영토에 편입시킨 후 개선하여 '보고르'(자카르타 남쪽 대형 식물원이 있는 곳)에서 대통령이 귀국하면 승전 보고 및 부대 복귀 신고를 하려고 임시 주둔하고 있었다. 그러므로 공산 계열 장성들이 저지른 유혈 사태에서 벗어나 있었다.

수하르토 장군은 민주 계열 장성이었다. 자카르타에서 구사일생으로 살아난 민주 계열 장교들이 급히 수하르토 장군 진영으로 탈주하여 이 상황을 알렸다. 당시 수하르토 장군은 전투에서 승리하여 사기충천한 무장 전투 병력 2개 사단을 지휘할 수 있는 사령관의 입장이었다. 그는 즉시 그 군대를 이끌고 자카르타로 진격하여 반란군 수괴들을 모조리 체포하여 시내 한복판에서 처형하고 질서와 국권을 회복했다.

이러한 극심한 내전 상태를 끝낼 즈음 소련에 갔던 수카르노 대통령이 귀국했다. 이미 나라의 모든 정세는 수하르토 장군이 장악하고 있는 상황에서 수카르노 대통령은 모든 책임을 지고 하야해야 한다는 갈림길에 섰다. 그로부터 얼마 뒤 대통령과 수하르토 장군이 만났다.

대통령 집무실로 권총을 차고 들어간 수하르토 장군은 권총 벨트를 풀어서 대통령 책상 위에 올려놓고 뒤로 삼 보 물러서서 말했다.

"각하! 그 총에는 실탄이 장전되어 있습니다. 그간 제가 한 일이 잘못되었다고 생각하시면 이 자리에서 저를 쏘십시오."

대통령은 잠시 생각하다가 권총을 책상 아래로 내려놓았다.

"수하르토 장군, 티모르 전투에서 승리한 것을 축하하오. 그리고 공산 반란군을 진압한 것 또한 잘하시었소. 나는 오늘부로 대통령직을 사임하고, 하야하겠소."라고 말하면서 앞으로 걸어 나와 수하르토 장군을 얼싸안고 격려했다. 이리하여 인도네시아는 공산당을 철저히 배격하는 수하르토 대통령 시대를 맞이하여 이십여 년이 넘는 집권을 해 왔다.

지금부터는 내가 목격하고 겪어 본 인도네시아의 대통령 선거 풍경을 잠깐 회고해 보겠다.

나의 현장은 완전 오지이고 대규모의 인력이 동원된 현장이다 보니 현장 인원에 대하여 부재자 투표를 하겠다고 선관위에서 통보가 왔다. 며칠 후 선관위 직원들이 현장에 와서 공장 책임자, 현장 책임자는 물론 외국계 대표 직원들까지 모두 회의실로 모이라고 했다. 선관위 직원들은 회의에 참석한 사람들의 성명을 기록하고 자필서명하라고 했다. 그리고 말하기를 "여기서 일어난 일은 외부에 발설하면 안 된다. 당신들이 이곳을 떠나고 시간이 지나도 영원히 말하지 말라. 약속하는 사람은 그 명단에 서명하시오."라며 매우 단호하게 말했다. 무슨 짓을 하려고 이러는가? 지시 사항이 내려졌다.

첫째, 선거 일주일 전부터 모든 근로자에게 유급 휴무를 줄 것.

둘째, 모든 인도네시아인에게는 우리가 지급하는 노란색 티셔츠를 입힐 것.(정당 마크가 그려진 티셔츠는 그들이 가져왔다. 돈은 업자보고 내란다.)

셋째, 정부가 주는 것이라고 홍보하고, 일주일 내내 특별식을 먹일 것.

넷째, 투표장으로는 사무실 앞 공터에 대형 천막을 쳐놓고 책상 의자 등을 충분히 준비해 놓을 것.

이런 내용들인데 회의가 끝나기 무섭게 현지 업자들이 들어와 천막 투표소를 금방 만들어 놓았다. 오늘부터 현장은 온통 노란색 티셔츠 물결이 넘쳤다. 휴무 기간 중 일꾼들은 신이 났다.

투표 당일의 모습은 이랬다. 투표소 입구에는 탁구대 같은 넓은 테이블 위에 투표용지가 상자에 담겨 수북하게 쌓여 있었다. 유권자들은 입장하여, 투표용지를 받았다. 그들은 투표용지에 자기의 이름을 쓰고, 그 용지를 들고 본부석 쪽으로 가면 대통령 출마자의 정당별 투표함이 일렬로 놓여있었다. 그중 '노란색 투표함'에만 넣고 나가면 투표는 끝이었다. 이것을 감시원들이 공공연하게 쳐다보고 있었다.

그날 저녁 국영 TV는 수하르토 대통령이 절대적 지지를 받고 당선되었다는 뉴스가 특별 방송으로 나왔다.

EARLY TURN OVER WORK[7]
(얼리 턴오버 워크)

/

칼팀3 공사를 계약할 때, 칼팀1공장 공사 시절 누락되었던 암모니아 탱크를 추가 발주하면서 3공장 건설에 포함시켰다. 단, 조건은 기초 구조물 공사를 착수하고 45일 안에 해줄 것을 전제 조건으로 3공장 계약이 이루어졌다. 그러니 이 문제는 커다란 숙제가 아닐 수 없었다. 공사 초기이다 보니 장비도 인력도 자재도 준비되어 있지 않은 상태에서 커다란 탱크 기초를 45일 만에 세운다는 것은 참으로 어려웠다.

공사 계약이 되자마자 파일링리그(리더)를 장착한 50톤급 장비 두 대와 강관 파일 용접기 등 우선 급한 장비만 현장으로 보냈다. 이 기초는 생김새도 어마어마했다. 기초 파일만 직경 800㎜ 68개, 기초 직경이 약 60m의 팔각형에다 높이가 2.8m 정도가 되니 콘크리트 타설량만 8,000㎥나 된다. 그리고 더욱 특이한 것은 파일 헤드(Pile Head)를 지상으로 1.2m 올려서 콘크리트 구조를 그 위에 설치하는 구조물이었다.

---

7) EARY TURN OVER WORK : 얼리 턴 오버 워크 : 공사 기간이 끝나기 전, 발주자의 요청에 따라서 공사 일부를 완성하여 납품하는 일

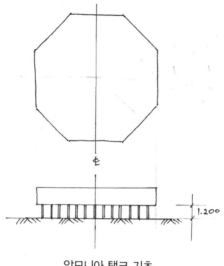

암모니아 탱크 기초

Piling 장비 두 대를 마주 보는 형태로 세워 놓고 뒷걸음치면서 태극무늬 선을 따라 항타하고 원을 넓혀 나갔다. 이런 무리 파일(그룹파일 Group Pile)은 안에서 바깥쪽으로 항타해야 한다. 밖에서 안으로 좁혀오면 토사가 압축되어 가운데 부분은 항타가 불가능해진다.

항타는 끝냈고 파일 헤드(Pile Head) 처리도 콘크리트 팽창제를 넣어 완성했는데, 문제는 이제부터였다. 지상에서 1.2m를 띄워서 콘크리트 구조물을 올리려면 무수한 서포트와 바닥거푸집이 필요하게 된다. 하지만 초창기에 그런 자재와 목공 동원이 어려웠다.

그런데 그 당시 현장 매립토가, 바다에서 준설한 준설사가 올라오고 있었으므로 일단은 그 흙으로 그 높이까지 성토하고 con'c 구조물이 완성되면 그 하부로 들어가서 파내면 되는 것으로 치요다 그리고 르까야 사와 협의했다. 사실 이 방법은 45일이라는 짧은 기간에 완성해야 한다는 상황에서 어쩔 수 없이 결정한 것인데, 이 문제로 그 후 얼마나 어려움을 겪을지 그 당시에는 몰랐다.

　기초 콘크리트 타설이 모두 끝나고 기초 구조 상부는 탱크 전문 회사인 미국 C.B.I.에 약속된 날짜에 넘겨준 후 우리는 밑으로 흙 파내기 작업을 진행했다. 처음에는 굴삭기 버킷으로 파내기 시작했는데 이런 식으로는 가장자리의 첫 파일 위치까지만 가까스로 할 수 있을 뿐 더 깊은 곳까지는 어림도 없었다.

　두 번째 방법으로 인력 파기를 시도했지만, 파내야 할 흙이 바다에서 올라온 산호석과 조개껍데기가 섞인 사질점토인데다가 상부에 타설된 콘크리트 무게에 얼마나 단단히 다짐이 되었는지 한 삽을 찍으면 흙 한 주먹 정도가 간신히 떨어져 나왔다. 떨어진 흙을 퍼내는 것도 만만치 않았다. 무엇보다도 작업 공간의 높이가 1.2m뿐이므로 설 수도 앉을 수도 없는 고약한 공간 조건이었다.

　세 번째로 브레이커를 삼각대에 걸어놓고 때려보니 치즐(노미)만 박히고 빠지지도 않았다. 치즐 끝에 자동차 스프링을 삽처럼 만들어 때려봤는데 마찬가지였다.

　네 번째로 소방 호스와 컴프레서를 연결하여 강력한 '워터젯'으로 쏘아 부수는 방법을 시도했지만, 사람이 그 강력한 반동을 이겨내지 못할 뿐만 아니라 현장은 온통 물바다가 되었다. 감독청 치요다에 자문을 구해봤지만 별 뾰족한 수가 없었다. 걱정스러운 시간을 보내면서 작업이 잠시 주춤하고 있었다.

　이것을 파내지 못하고 암담하게 시간이 흘러갈 때쯤 하루는 키가 커다란 중국인 아저씨가 나를 찾아왔다. 큼직한 부대 자루를 들고 왔다. 그가 말하길 미스터 신이 현장에 흙 파내는 일 때문에 걱정한다는 걸 알고 왔다는 것이다. 그가 해결해 주겠다고 했다. 그는 자루 속에서 등나무 가지로 엮은 사각 소쿠리와 밧줄을 꺼냈다. 그의 주장은 이러했다. 이런 일은 인력 동원이 제일이라면서 일꾼들을 팀별로 나누어 시키면 그들끼리 경쟁이 생겨 상상외로 빨리 끝낼 수 있다는 얘기였다.

또한 그의 방법론은 이러했다. 세 명을 한 개조로 하는데 한 명은 짱꿀[8]파기, 한 명은 삽으로 흙 담기, 한 명은 밖에서 줄 당기기였다. 짱꿀잡이가 제일 힘들기 때문에 두 소쿠리를 담으면 전원 돌아가면서 임무 교대를 하는 방식이었다. 적당히 쉴 시간을 주면서 최고 효율을 올리는 방법이라 했다.

"옳거니!"

너무 반가웠다. 이 사람 말이 일리가 있었다. 나는 그 사람과 하도급 계약을 즉시 체결하고 동원 인원의 숙소, 먹을 것, 출퇴근 문제까지 계약에 첨부시켰다. 그로부터 이틀 뒤 중국인 아저씨가 이끄는 '두더지 군단'이 와글와글 현장으로 들어와 3인 1개 조로 현장에 투입됐다.

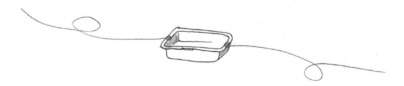

등나무 바구니와 당김로프

3인 1조 작업에서는 짱꿀잡이가 제일 힘들고, 삽잡이는 떨어진 흙을 바구니에 담고 "당겨!" 하기만 하면 밖에서는 당길 뿐이다. 두 바구니가

---

8) 짱꿀이란 이곳 잡인부들이 보편적으로 사용하는 꺾인 모양의 삽 종류

나가면 임무 교대를 했다. 삽잡이는 짱꿀을 잡고 짱꿀잡이는 밖으로 나갔다. 밖으로 나간 흙은 1조당 빈 드럼통을 주고 그곳에 담게 해서 한 드럼당 우리 돈으로 1,000원 정도가 지급되었다. 개미 군단은 한 드럼이라도 더 담으려고 최선을 다했다. 이 인력을 끌고 온 중국인 아저씨에게는 열 드럼당 1,000원씩을 지급했다.

8각형 한 변마다 3개 조, 모두 24개 조가 2교대로 24시간 작업한 결과 불과 2주 만에 절반이 넘게 쑥 들어가 있었다. 사람의 힘이란 참으로 위대했다. 바닥 정지 작업과 천장 청소는 자동으로 됐다. 이제부터는 굴착 조를 절반으로 줄였다. 그래도 남은 양이 적으니 굴착 속도는 빨라졌다. 나는 우리 측량사에게 매일 굴착 진행을 측정해서 소장실 상황판에 그려 넣으라 하고 현장에도 합판 크기의 현황판을 세워 그들도 보게 했다. 흙이 다 치워지면 양 두 마리를 잡아 큰 잔치를 하겠다고 약속했다. 인부들도 신이 났다. 약 한 달 정도 되었을까 그렇게 작업이 진행되던 어느 날, 나보고 나와 보라고 했다. 중심 부분에 흙이 조금 남았으니 그걸 치우는 모습을 보라는 뜻이었다.

"내가 갈 때까지 기다려라."

나는 무전으로 일러놓고 르까야사 사무실로 달려갔다. 이 현장에서 제일 큰 보스 어른을 모시러 갔다. 르까야사 최고 책임자가 지금 현장에 와 있는데 그분이 마지막 굴착 작업을 보고 싶다고 나에게 말한 적이 있어서, 직접 모시러 간 것이었다.

그분은 '위나르디'라는 분인데 그분 말대로 옮기면 중국계 아버지와 말레이계 어머니 사이에서 태어난 혼혈이라 했다. 외모는 완벽한 인도네시아인인데, 말투와 행동이 거칠었고, 호랑이 같은 콧수염과 큰 체격, 큰 목소리 등을 가진 상당히 터프한 인물이었다. 나를 자기 막내아들쯤으로 취급하며 껄껄 웃기도 잘하고 그랬다.

나와는 개인적으로 친했다. 르까야사에서 최고 책임자쯤의 위치에 있다고 생각되는데 정확한 직함은 모르겠다. 나는 그를 '빠, 위나르디.'라고 불렀다. 이름 앞에 '빠'를 붙이면 우리 식으로는 극존칭의 남자 호칭이 된다.

"빠, 위나르디! 암모니아 탱크 기초 흙 파내기 작업이 이제 조금 남았으니 같이 가보시지요."

그는 급히 헬멧을 쓰고 내 차에 올랐다. "마지막 남은 흙을 '빠 위나르디'께서 멋지게 내려쳐 주십시오." 했더니 무척 기뻐하며 알았다고 했다.

현장에 도착해서 그와 나는 기초 밑 공간까지 오리걸음으로 걸어 들어갔다. 한복판에는 흙더미가 종유동의 돌고드름과 석순 모양으로 남아 있었다.

"삽 하나 가져와."

그의 손에 '짱꿀' 한 자루를 쥐여주었다. 그는 무릎을 꿇은 자세로 약간의 예비 동작을 취하더니 '퍽!'하고 내려쳤는데, 흙 한 줌이 떨어져 나왔을 뿐 아직도 흙기둥은 서 있었다.

"내가 한번 해 볼까요?"

"그래 미스터 신이 한번 해 봐."

말이 떨어지자마자 왼손을 바닥에 짚고 몸을 날려서 모두 발 옆차기로 흙더미를 밀어 찼는데 흙기둥이 무너졌다.

"와! 와!"

그 공간에 함께 있는 인부들이 환호를 지르고 박수를 쳤다. 빠 위나르디도 기뻐했다. 그날은 양고기와 맥주로 두더지 군단 인부들의 위안

잔치를 하였다. 기초 위에 올라갈 암모니아 탱크 조립은 미국에서 온 C.B.I.라는 회사가 이미 탱크 조립 작업을 시작한 이후였다.

그로부터 몇 년 뒤 수마트라 지역에 이와 똑같은 프로젝트가 있었고 빠 위나르디는 나에게 참여하라고 초대했는데 그때 못 간 것이 지금 생각해도 아쉽다.

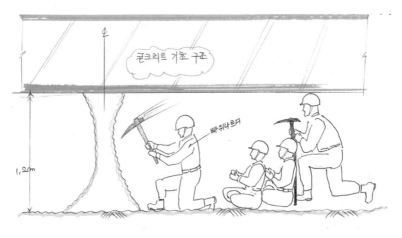

탱크 기초 마지막 인력굴착

노가다
이야기꾼

/

나는 '노가다'라는 용어를 정말 싫어한다. 나만 혼자 싫어하는 게 아니라 기회 될 때마다(신입 사원 연수원에서 강의할 때라든가 어느 대학에서 잠시 시간강사 할 때라든가, 기술인이나 장래 기술인들 앞에서라든가, 강의할 기회만 생기면) 빠짐없이 이 이야기를 해왔다.

"쓰지 말라고…".

그럴 때 나는 그들에게 질문한다.

여러분 "'노가다'가 어디 말인지 무슨 뜻인지 정확히 알고 있나요?"

그러면 어떤 분은 이렇게 대답한다.

"노는 영어의 'NO'이고 '가다'는 일본어 '어깨'란 뜻 아닌가요?"

즉 어깨가 없는 축 처진 인간, 사회적으로 낙후되고 거친 일이나 하면서 근근이 살아가는 인생, 이런 식으로 인식하는 사람도 있으며, 그냥 건설 현장에서 막일하는 사람을 모두 싸잡아 말하는 사람도 있다. 특히 그중에 잡부나 망치, 흙손을 들고 일하는 사람 등으로 인식하는 사람도 많았다.

내가 만난 어느 미대생조차 자기네들도 '노가다'라는 것이다. 심지어는 외과 의사들이 말하길 "우리는 의사 중에 '노가다'"라고 한다. 이런 말들을 종합해서 다시 생각해 보면 몸으로 힘들게 일하는 사람들 부류라는 것으로 들렸고, 그중엔 다소의 '자기 비하'도 있으면서 한편으로는 '우리는 강한 사람이다.'라는 뜻도 들어있다.

어원을 말하자면 일본어에 '도카타(土方)'라는 말이 있다. 언어적 정의는 '삽과 곡괭이를 들고 흙을 파먹는 사람'이란 뜻인데 장비 작업이 불가능한 좁은 땅파기, 골파기 등을 하는 일꾼(아무런 기능도 없이)을 말한다. 이들은 일본식으로 보면 박박 머리에 수건을 동여매고 '당꼬' 바지에 발가락을 끼는 작업화(지까다비) 차림의 모습을 한, 일본 사회에서 가장 하급으로 치는 직업을 가진 자들이다.

일본인 목수나 미장공에게 물었다.

"당신은 도카타냐?"

그러면 펄쩍 뛰며 아니라고 한다.

"나는 목공이다. 내가 왜 도카타냐?"

그들은 엄청 화를 낸다. 하물며 일본인 엔지니어에게 이런 질문을 하는 것조차, 틀린 말이 된다. 그런데 우리는 고급 엔지니어도, 기능공도, 말뜻도 모르면서 '노가다'라고 하고, 그것이 틀린 말인지도 모른 채 남의 말로 자기 비하를 한다. 우리 건설 현장에 숱하게 남아 있는 일본식 용어들을 이젠 정말 버리면 좋겠다. 마치 그 말을 알아야 이 바닥에서 전문가인 듯한 그런 인식을 이젠 진짜로 버리자. 물론 적합한 우리말이 없을 때도 있기는 하지만 말이다. 해외 공사도 그만큼 했으니 영어식 용어도 써보자. 이제는 일본식 잔재는 확실히 몰아내자.

아주 오래전부터 내 이야기를 써봐야겠다고 줄곧 생각해 왔다. 그러나 현실적으로 오붓한 홀로의 시간을 갖고 긴 시간 작업할 기회는 오지 않았다. 나의 은퇴는 어느 날 갑자기 병마와 함께 찾아왔다. (2012.8.) 그것도 62세의 나이에 포항 제철소 인도네시아 현장의 주재 임원으로 있을 당시. 어느 날 저녁 갑자기 저격수의 총탄을 머리에 맞은 듯 옆으로 쓰러졌다. 외국 땅 낯선 병원에 급히 실려 가서 받아낸 병명은 뇌졸중(Brain-Strock)이란다. 그로부터 2020년 8월까지 만 8년간을 병자로 지내고 있다.

젊은 시절, 나름대로 단련한 몸과 정신 덕분에 일어났다. 그러는 중에 또 다가오는 것은 노화였다. 한번 충격을 받은 몸에는 아주 작은 병들이 끊임없이 달라붙었다. 대상포진, 당뇨, 간 질환, 오십견 등등…, 심지어는 병 같지도 않은 병들, 이석증, 변비, 불면증까지….

이제 알겠다. 잘 먹고, 잘 자고, 잘 싸는 것, 이것이 최상의 건강이란 것을. 이번 여름(2020년) 전 세계적 팬데믹으로 공포를 몰고 온 '우한 폐렴 바이러스'를 피하여 집안 구석방에 박혀서 이 글을 쓰기 시작했다. 아무런 자료나 일기, 기록도 없이 순전히 내 기억 속에서 꺼낸 숫자와 이야기이다. 옛 앨범에서 나온 몇 장의 사진이 기억을 끄집어내는 데 큰 도움이 되었다.

이 글을 쓰면서 그 시절의 동료, 선배, 후배들의 모습이 선명하게 떠오른다. 심지어 그 배경까지도. 마치 타임머신을 타고 그 시절로 돌아간 사람처럼 그 당시 내가 타던 자동차 번호판까지 선명하게 보였다. 혹시 그때 나와 같은 공간에 있었던 분들이 이 글을 보시고 "이 부분은 조금 틀렸다."라고 하실지 모르겠지만, 비록 그런 경우일지라도 너그러이 용서해 주시길 부탁드린다.

나는 평생을 토목 기술자로 살아오면서 위에 기술한 냉각수 인입 구조물 공사를 해낸 것은 지금 생각해 보아도 참으로 자랑스럽다. 그러나 돌이켜 생각해 보건대 당시 내가 몸담고 있던 회사 J.S.I.는 비록 몸체는 그렇게 큰 회사는 아니었지만, 그 엄청난 장비력이 없었다면 이 공사는 절대로 이루어지지 못했을 것이다. 이 공사를 이룬 데에는 작업하는 과정과 과정에서 꼭 짚고 가야 할 세부 사항들을 어디에서, 그 누구에게도 자문받을 곳이 없어 홀로 깊이 고민하고, 계산해 보고, 측정해 보았다. 꿈속일망정 수도 없이 되풀이해 생각에 생각을 거듭했던 당시 33살의 열정 가득 찬 젊은 엔지니어가 있었다. 그것이 바로 나였다. 이 일이 끝난 후 모넹코(몬트리올 엔지니어링) 기술 감독관들의 평가는 이러했다.

"이 회사의 장비력과 담당 엔지니어의 헌신적 노력이 이루어낸 결과다."라고 극찬을 해 주었다.

EPILOGUE

   3년간이나 계속된 6 ·25 동란 첫 겨울, 부산행 피난 열차 화물칸에서 태어나 지독하게 가난한 소년 시절을 보냈다. 그나마 정규 교육과정은 어떻게 마쳤으나 참으로 기적 같은 내 청춘이었다.

   추운 겨울, 태권도 도장에서 도복을 몇 벌씩 껴입고 잠드는 것은 예사였다. 영등포 뒷골목에서 골목 형들이 사주는 선지해장국과 소주 한 병이 참 좋았다. 그러다가 지원해서 군대에 다녀왔다. 극한 상황이 닥칠 때마다 "나는 종군기자다."라고 나에게 최면을 걸곤 했다. 내 젊은 날의 일기장에는 온통 반사회적 감정과 복수심으로 가득했다. 그러면서 나의 이 '바닥 인생'을 이겨 낼 궁리를 끊임없이 해 왔다.

   기술인으로서 가장 거칠다는 토목쟁이가 돼서 중동 사막으로 건너갔다. 입술이 닭 똥구멍 같이 오그라들고 모래바람에 얻어맞은 눈동자엔 아직도 날 파리 상처가 남아 있다. 나도 모르는 어떤 돌개바람에 떠돌아 자바의 서쪽으로, 동쪽 칼리만탄으로 내 생활이 이어져갔다. 절대 평범하지 않은 직장생활을 요리조리 잘도 해냈다.

   지독한 역마살은 '수마트라 정글'에서 정점을 찍었다. 십수 년 만에 돌아온 고향엔 집도 절도 없었다. 벌어온 몇 푼으로 땅 한 뙈기 사서 집을 지어 팔았다. 돈이 모였다. 몇 년간 그 일을 반복하다가 조그만 내 빌딩을 지었다. 타이밍이 좋았다. 가난했던 내 인생이 인제 자주 경제가 가능해졌다고 좋아했다.

이번엔 다소 후진 동네에 식당을 열었다. 나와 집사람은 정말 사력을 다했다. 그러기를 20년이 지났다. 이 지역에선 제법 유명세가 붙었다. 뙤약볕에 소금 땀을 흘린 젊은 날의 씨앗 덕이다.

나의 이 이야기를 그냥 묻어버리기엔 너무나 아까웠다. 비약을 꿈꾸는 젊은이들에게 전해 주고 싶다. 가난은 부지런하게 극복하는 거라고…

2020년 11월 9일 탈고하면서

글쓴이 丹動 申鉉浩

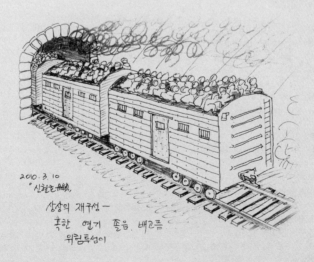

2010. 3. 10
"신현호 再現,
상상의 재구성—
혹한 연기 좋음. 배2픔
위림투성이

사막에서 정글까지

초판 1쇄	2021년 05월 03일
지은이	신현호
발행인	김재홍
총괄 · 기획	전재진
디자인	김다윤 이근택
교정 · 교열	전재진 박순옥
마케팅	이연실
발행처	도서출판지식공감
등록번호	제2019-000164호
주소	서울특별시 영등포구 경인로82길 3-4 센터플러스 1117호(문래동1가)
전화	02-3141-2700
팩스	02-322-3089
홈페이지	www.bookdaum.com
이메일	bookon@daum.net
가격	15,000원
ISBN	979-11-5622-594-2 03510